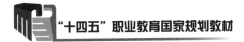
"十四五"职业教育国家规划教材

中等职业教育药学类第三轮教材

供药学类专业使用

医学基础 （第3版）

主　编　李桂兰
副主编　杨　荣　符　娟
编　者　（以姓氏笔画为序）
　　　　孙忠亮（广西中医药大学附设中医学校）
　　　　杨　荣（江苏省常州技师学院）
　　　　李桂兰（江西省医药学校）
　　　　何　清（江西省医药学校）
　　　　陈燕屏（佛山市南海区卫生职业技术学校）
　　　　徐志芳（淮南市职业教育中心）
　　　　符　娟（湖南食品药品职业学院）

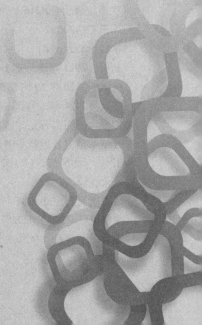

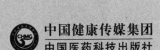
中国健康传媒集团
中国医药科技出版社

内容提要

　　本教材为"中等职业教育药学类第三轮教材"之一，是根据医学基础教学大纲的基本要求和课程特点编写而成。本教材科学地反映了医学基础知识的系统性，使学生能够从认识有形（人体解剖结构）到理解无形（人体生理功能），从认识正常（结构与功能）到认识异常（致病因素和疾病）。为满足不同学校、不同专业的教学需要，本教材所包含的知识点覆盖了医药学校和卫生学校的药剂专业，以及其他药学类专业所必需的医学相关知识，具有语言通俗易懂、图文并茂、理论与实践并重的特点，实用性强。本教材为书网融合教材，即纸质教材有机融合电子教材、教学配套资源（PPT、微课、视频、图片等）、题库系统、数字化教学服务（在线教学、在线作业、在线考试），使教学资源更加多样化、立体化。

　　本教材供全国医药中等职业学校药学类专业教学使用，还可以作为医药技工学校学生及医药相关行业职工的岗位培训用书。

图书在版编目（CIP）数据

医学基础/李桂兰主编 . — 3 版 . —北京：中国医药科技出版社，2020.12
中等职业教育药学类第三轮教材
ISBN 978 - 7 - 5214 - 2123 - 1

Ⅰ. ①医… Ⅱ. ①李… Ⅲ. ①基础医学 - 中等专业学校 - 教材 Ⅳ. ①R3

中国版本图书馆 CIP 数据核字（2020）第 236011 号

美术编辑　陈君杞
版式设计　友全图文

出版　**中国健康传媒集团** | 中国医药科技出版社
地址　北京市海淀区文慧园北路甲 22 号
邮编　100082
电话　发行：010 - 62227427　邮购：010 - 62236938
网址　www. cmstp. com
规格　787mm×1092mm $\frac{1}{16}$
印张　18 $\frac{1}{4}$
字数　399 千字
初版　2011 年 5 月第 1 版
版次　2020 年 12 月第 3 版
印次　2024 年 1 月第 5 次印刷
印刷　三河市万龙印装有限公司
经销　全国各地新华书店
书号　ISBN 978 - 7 - 5214 - 2123 - 1
定价　55. 00 元

获取新书信息、投稿、为图书纠错，请扫码联系我们。

出版说明

2011 年，中国医药科技出版社根据教育部《中等职业教育改革创新行动计划（2010—2012 年）》精神，组织编写出版了"全国医药中等职业教育药学类专业规划教材"；2016 年，根据教育部 2014 年颁发的《中等职业学校专业教学标准（试行）》等文件精神，修订出版了第二轮规划教材"全国医药中等职业教育药学类'十三五'规划教材"，受到广大医药卫生类中等职业院校师生的欢迎。为了进一步提升教材质量，紧跟职教改革形势，根据教育部颁发的《国家职业教育改革实施方案》（国发〔2019〕4 号）、《中等职业学校专业教学标准（试行）》（教职成厅函〔2014〕48 号）精神，中国医药科技出版社有限公司经过广泛征求各有关院校及专家的意见，于 2020 年 3 月正式启动了第三轮教材的编写工作。

党的二十大报告指出，要办好人民满意的教育，全面贯彻党的教育方针，落实立德树人根本任务，培养德智体美劳全面发展的社会主义建设者和接班人。教材是教学的载体，高质量教材在传播知识和技能的同时，对于践行社会主义核心价值观，深化爱国主义、集体主义、社会主义教育，着力培养担当民族复兴大任的时代新人发挥巨大作用。在教育部、国家药品监督管理局的领导和指导下，在本套教材建设指导委员会专家的指导和顶层设计下，中国医药科技出版社有限公司组织全国 60 余所院校 300 余名教学经验丰富的专家、教师精心编撰了"中等职业教育药学类第三轮教材"，该套教材付梓出版。

本套教材共计 42 种，全部配套"医药大学堂"在线学习平台。主要供全国医药卫生中等职业院校药学类专业教学使用，也可供医药卫生行业从业人员继续教育和培训使用。

本套教材定位清晰，特点鲜明，主要体现如下几个方面。

1. 立足教改，适应发展

为了适应职业教育教学改革需要，教材注重以真实生产项目、典型工作任务为载体组织教学单元。遵循职业教育规律和技术技能型人才成长规律，体现中职药学人才培养的特点，着力提高药学类专业学生的实践操作能力。以学生的全面素质培养和产业对人才的要求为教学目标，按职业教育"需求驱动"型课程建构的过程，进行任务分析。坚持理论知识"必需、够用"为度。强调教材的针对性、实用性、条理性和先进性，既注重对学生基本技能的培养，又适当拓展知识面，实现职业教育与终身学习的对接，为学生后续发展奠定必要的基础。

2. 强化技能，对接岗位

教材要体现中等职业教育的属性，使学生掌握一定的技能以适应岗位的需要，具有一定的理论知识基础和可持续发展的能力。理论知识把握有度，既要给学生学习和掌握技能奠定必要的、足够的理论基础，也不要过分强调理论知识的系统性和完整性；注重技能结合理论知识，建设理论－实践一体化教材。

3. 优化模块，易教易学

设计生动、活泼的教学模块，在保持教材主体框架的基础上，通过模块设计增加教材的信息量和可读性、趣味性。例如通过引入实际案例以及岗位情景模拟，使教材内容更贴近岗位，让学生了解实际岗位的知识与技能要求，做到学以致用；"请你想一想"模块，便于师生教学的互动；"你知道吗"模块适当介绍新技术、新设备以及科技发展新趋势、行业职业资格考试与现代职业发展相关知识，为学生后续发展奠定必要的基础。

4. 产教融合，优化团队

现代职业教育倡导职业性、实践性和开放性，职业教育必须校企合作、工学结合、学作融合。专业技能课教材，鼓励吸纳 1～2 位具有丰富实践经验的企业人员参与编写，确保工作岗位上的先进技术和实际应用融入教材内容，更加体现职业教育的职业性、实践性和开放性。

5. 多媒融合，数字增值

为适应现代化教学模式需要，本套教材搭载"医药大学堂"在线学习平台，配套以纸质教材为基础的多样化数字教学资源（如课程 PPT、习题库、微课等），使教材内容更加生动化、形象化、立体化。此外，平台尚有数据分析、教学诊断等功能，可为教学研究与管理提供技术和数据支撑。

编写出版本套高质量教材，得到了全国各相关院校领导与编者的大力支持，在此一并表示衷心感谢。出版发行本套教材，希望得到广大师生的欢迎，并在教学中积极使用和提出宝贵意见，以便修订完善，共同打造精品教材，为促进我国中等职业教育医药类专业教学改革和人才培养作出积极贡献。

数字化教材编委会

主　编　李桂兰

副主编　杨　荣　符　娟

编　者　(以姓氏笔画为序)

孙忠亮 (广西中医药大学附设中医学校)

杨　荣 (江苏省常州技师学院)

李桂兰 (江西省医药学校)

何　清 (江西省医药学校)

陈燕屏 (佛山市南海区卫生职业技术学校)

徐志芳 (淮南市职业教育中心)

符　娟 (湖南食品药品职业学院)

　　本教材是针对目前中等职业教育教学改革的最新成果、中等职业教育学生的特点及医药企业对人才的需求，以项目化教学为主线来编写的。本教材在编写过程中，在保留第 2 版优点的基础上，结合最新的《中等职业学校专业教学标准》规定的知识点，主要做了以下调整。一是再次明确课程定位，即：内容选择对接中等职业学校"1＋X"证书制度的要求，对接全国药士考试知识和技能的要求，满足医药商品购销员等职业技能等级评定的需要，不追求理论的系统性；二是活泼的呈现方式，即：编写体例图文并茂，栏目灵活，语言通俗；三是凸显现代的教学理念，即：坚持以人为本，采用主体性教育模式，学生"乐学、善学、优学"，教师"乐教、善教、优教"。

　　本教材由李桂兰老师负责编写第一章部分内容、第六章及全书的统稿，并对全书做了必要的修改；杨荣老师负责编写第二章、第四章，并对部分教材进行了初审与修改；符娟老师负责编写第三章、第七章，并对部分教材进行了初审与修改；孙忠亮老师负责编写第五章、第十二章；徐志芳老师负责编写第八章、第十三章；陈燕屏老师负责编写第十章、第十一章；何清老师负责编写第一章部分内容和第九章。

　　本教材在编写过程中，得到了参编院校的领导、专家的大力支持，同时也参考了前两版教材的内容，在此对领导、专家们的支持以及前两版教材的编写老师们一并表示衷心的感谢！

　　由于受编者水平所限，书中如有错误或不妥之处，恳请广大师生批评指正。

编　者
2020 年 10 月

目录

熟悉细胞的基本结构，细胞质的组成和功能，细胞膜的物质转运功能，细胞的受体功能；四大基本组织的结构和功能；能量代谢与体温调节方式，能量的来源和去路，影响能量代谢的因素，正常体温及其生理变动，人体的产热和散热方式，体温调节机制。

● 1. 掌握微生物的分类；细菌的形态结构、致病作用及感染过程。

● 2. 熟悉常见寄生虫的致病作用；常见疾病的基本病理变化。

● 1. 掌握血液的组成成分和正常值；血浆渗透压概念和生理意义；红细胞的生成与破坏；血液系统常见疾病的临床表现。

● 2. 熟悉血细胞的功能；血浆蛋白的分类和功能；血型分类原则及分类。

1. 掌握运动系统的组成、骨及骨连结的形态结构和理化特性。

2. 熟悉脊柱、胸廓的组成。

1. 掌握循环系统的形态结构；心的位置、外形、各腔的形态结构；心的传导系统的构成；体循环和肺循环的构成；心脏的泵血过程；心肌的收缩特性；影响动脉血压的因素；影响静脉血液回流的因素。

2. 熟悉心和血管的生理；心电图的构成；心音的组成。

1. 掌握呼吸系统的组成，呼吸道、肺的形态结构；呼吸系统的生理功能，肺通气的动力、阻力，肺通气功能的评价，气体交换，气体在血液中的运输；呼吸系统常见疾病的临床表现。

2. 熟悉呼吸中枢与呼吸节律；急性上呼吸道感染、慢性支气管炎、支气管哮喘、肺炎、肺结核等的病因。

1. 掌握胃液、胰液和胆汁的成分及作用；消化系统常见疾病的临床表现。

2. 熟悉消化系统的组成及各器官的形态结构；消化系统常见疾病的病因。

1. 掌握泌尿系统的组成；肾的形态结构。

2. 熟悉泌尿系统的生理功能；尿的生成过程。

1. 掌握中枢神经系统和外周神经系统的组成；脑、脊髓、脑神经、脊神经、内脏神经的组成；脑、脊髓的主要生理功能；神经系统常见疾病的临床表现。

2. 熟悉脑神经、脊神经以及内脏神经的主要生理功能；神经元之间的信息传递、联系方式；自主神经递质的受体分布和效应；神经系统常见疾病的病因。

1. 掌握甲状腺激素、糖皮质激素及胰岛素的生理功能；甲状腺功能亢进症和糖尿病的临床表现。

2. 熟悉肾上腺素、去甲肾上腺素、生长激素、胰高血糖素的生理功能。

1. 掌握阴道炎、宫颈炎及良性前列腺增生的临床表现。

2. 熟悉性激素的生理功能；月经周期的特点。

1. 掌握视器的层次，各部形态结构；眼球内容物的位置及形态结构；房水循环途径；外耳的形态结构特点；中耳的分部；咽鼓管的位置与功能；皮肤的组织结构特点。

2. 熟悉眼的折光系统及视觉形成的机制；结膜的结构和分部；咽鼓管的特点；感觉器官的常见疾病。

1. 掌握免疫的概念；风湿性关节炎、获得性免疫缺陷综合征的临床表现。

2. 熟悉免疫的三大功能；风湿性关节炎、获得性免疫缺陷综合征的病因。

第一章 正常人体概论

学习目标

知识要求

1. **熟悉** 细胞的基本结构，细胞质的组成和功能，细胞膜的物质转运功能；细胞的受体功能；四大基本组织的结构和功能；能量代谢与体温调节方式，能量的来源和去路，影响能量代谢的因素，正常体温及其生理变动，人体的产热和散热方式，体温调节机制。

2. **了解** 人体解剖学的基本术语；标准解剖学姿势、方位、面的描述；生命活动的基本特征；新陈代谢、兴奋性、适应性和生殖的概念；人体生理功能的调节组成，神经调节、体液调节、自身调节的生理功能；细胞的生物电现象，静息电位、动作电位的产生机制和意义。

能力要求

1. 能使用显微镜观察组织与细胞。

2. 能准确测量体温。

案例引导

案例 小明最近被蚊子送了好几个"大红包"，大红包让小明非常难受。可是小明说自己完全不知道蚊子是什么时候咬的自己。

讨论 为什么小明感觉不到蚊虫叮咬？

第一节 概述

PPT

一、人体解剖学的基本术语

（一）标准解剖学姿势

解剖学所采用的标准姿势：身体直立、面向前，两眼向前平视，两足并立，足尖向前，上肢下垂于躯干两侧，手掌向前。在观察尸体或标本时，无论其如何放置，均要按标准姿势描述。

（二）方位

1. 上和下 用于对部位高低关系的描述。近头侧为上，远离头侧为下。

2. 前和后　离身体腹面近者为前（腹侧），离背面近者为后（背侧）。

3. 内侧和外侧　是对各部位与正中矢状面之间的位置关系的描述，距正中矢状面近者为内侧，距其远者为外侧。

4. 内和外　是对各器官组织与空腔之间关系的描述，距空腔近者为内，远者为外。

5. 浅和深　离皮肤表面近者为浅，远者为深。

（三）面

人体解剖层次还常用三个互相垂直的面予以描述（图1-1）。

1. 矢状面　将人体分成左右两部分的纵切面称矢状面。位于正中线上的矢状面称为正中矢状切面。

2. 冠状面　将身体分成前后两部分的纵切面称冠状面。

3. 水平或横切面　将身体分成上下两部分并与水平面平行的切面称水平面或横切面。

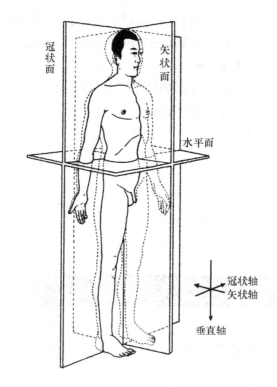

图1-1　人体的解剖面

二、生命活动的基本特征

机体在生存过程中表现出来的功能活动，称为生命活动。非生物没有生命活动，只有生物才有生命活动。生命活动具有四个基本特征：新陈代谢、兴奋性、适应性和生殖。

（一）新陈代谢

新陈代谢是指机体与环境之间进行的物质和能量交换过程，包括同化作用和异化作用。同化作用是指机体从外界环境中摄取营养物质，把它们转化成自身物质的过程，又称合成代谢；异化作用是指机体把自身物质进行分解，并把分解产物排出体外的过程，又称分解代谢。一般来说，物质合成时贮存能量，物质分解时释放能量，前者所需要的能量正是后者所提供的，故二者相辅相成，密切相关。因此，新陈代谢既包括物质代谢，又包括能量代谢。机体只有通过代谢，才能不断实现自我更新，自我完善，因此，新陈代谢是机体生命活动中最基本的特征，新陈代谢一旦停止，生命即告结束。

（二）兴奋性

当机体的内外环境发生变化时，其功能活动也将发生相应改变。生理学上将引起机体做出反应的内外环境的各种变化称为刺激。刺激按其性质分为物理性刺激（声、光、电、机械、温度等）、化学性刺激（酸、碱、各种化学物质等）、生物刺激（细菌、病毒等）。接受刺激后机体发生的功能活动状态的改变称为反应。反应有两种表现形式：一种是由相对静止状态转变为活动状态，或者活动由弱变强，称为兴奋；另一种是由活动状态转变为相对静止，或活动由强变弱，称为抑制。

一切活细胞、组织或机体都具有对刺激发生反应的特性，而这种受到刺激后产生兴奋的能力，称为兴奋性。不是所有的环境变化都能引起机体或组织发生反应，作为能引起反应的刺激必须具备三个条件：一定的强度、一定的持续时间以及一定的强度时间变化率。这三个条件的参数不是固定不变的，它们可以相互影响。在各种刺激中，电刺激的强度、时间和强度时间变化率易于控制，所以实验中常采用电刺激。当强度时间变化率不变时，刺激强度加大，所需的时间就缩短。当刺激的持续时间恒定和足够时，能引起组织发生反应的最小刺激强度称为阈强度或阈值。这个最小刺激称为阈刺激。强度大于阈值的刺激称为阈上刺激，小于阈值的刺激称为阈下刺激。阈值的大小反映组织兴奋性的高低，阈值越大，组织兴奋性越低。不同的组织有不同的阈值。

生理学上常把受刺激后产生兴奋反应的组织或细胞，称为可兴奋组织或细胞，一般特指神经、肌肉和腺体。

（三）适应性

机体对环境的变化不仅能产生反应，并且能随着环境的变化，不断地调整体内各部分的功能和相互关系，产生适应于环境条件的变化，使人体在环境的变化中仍然保持自身的生存，机体这种对周围环境的变化能产生适应的能力称为适应性。同时其适应性有一定的限度，超过此限度，机体就会产生适应不完全，甚至完全不能适应。

适应性有行为适应和生理适应两种。行为适应是生物通过躯体活动来适应环境改变，如冬天的趋热活动、遇到伤害刺激的躲避动作等。生理适应是躯体内部的协调性反应，如高原或因肺部疾病缺氧的人，一段时间后体内红细胞会增加，以增强运氧的能力。

适应性可以使机体更好地生存，是在种族进化过程中逐渐发展和完善起来的，动物越高等，机体对环境的适应越完善。人类不但能被动适应环境，而且还能主动改造自然环境以适应自身的需要。

（四）生殖

机体生长发育到一定阶段，能产生与自己相似的子代，这种功能称为生殖。单细胞生物的生殖过程，就是一个亲代细胞通过简单的分裂或较复杂的有丝分裂，分成两个子代细胞。在此过程中，亲代细胞核内的染色质将均匀分给两个子代细胞，其中的脱氧核糖核酸将亲代的遗传信息带到子代细胞内，控制子代细胞中各种生物分子的合成。子代细胞中的各种生物分子，均与亲代相同。高等动物已经分化为雄性与雌性个体，生殖过程虽然复杂，但父系与母系的遗传信息也是分别由雄性和雌性生殖细胞的脱氧核糖核酸带给子代的。

任何机体的寿命都是有限的，必须通过繁殖子代来延续种系，所以生殖也是生命的基本特征。

三、人体生理功能的调节

机体生活在外环境中，外环境有变化时，机体各系统、器官的活动也将发生相应的变化，一方面对外环境做出一定的应答性反应，另一方面要保持机体内环境的相对稳定。机体内环境是细胞直接生活的环境，指的是细胞外液。内环境的相对稳定，是体内细胞、器官进行正常功能活动的基础。内环境的相对稳定并不是固定不变的，而是一种动态平衡。细胞和器官的活动不断消耗营养物质并排放代谢产物，从而破坏了内环境的稳定，但是通过调节，各有关系统会不断从外界摄取营养物质，并向外界排出代谢产物，继而保持了内环境的稳定。所以适应外环境的变化和维持内环境的相对恒定状态都是通过人体功能活动的调节来实现的。人体功能活动的调节包括神经调节、体液调节与自身调节，其中，神经调节是人体内最重要的调节方式。

（一）神经调节

神经调节的基本过程就是反射。反射是指人体在中枢神经系统的参与下，对内、外环境变化产生的适应性反应。反射活动的结构基础是反射弧，它由感受器、传入神经、神经中枢、传出神经、效应器五个部分组成。反射活动又可分为非条件反射和条件反射。非条件反射是生来就有的、较为固定的反射，如吸吮、进食时的唾液分泌。条件反射是建立在非条件反射基础之上的，是人或高等动物后天在生活过程中所获得的，是不固定的反射，如望梅止渴。神经调节的特点是作用迅速、准确、局限、短暂。

（二）体液调节

机体的内分泌腺和内分泌细胞所分泌的激素经血液或淋巴循环运送到全身各处或某一器官组织，以调节细胞、组织或器官的活动，这种调节方式称体液调节。体液调节的特点是作用缓慢、广泛、持久。

神经调节和体液调节是密切联系、相辅相成的。一般情况下神经调节起主导作用。

（三）自身调节

器官、组织细胞不依赖神经调节或体液调节，而由本身活动的改变产生适应性，称为器官、组织、细胞的自身调节，如骨骼肌或心肌的长度（初长度）能对收缩力量起调节作用。自身调节的幅度和范围小，但对机体的功能活动仍有一定的意义。

（四）生理功能调节的自动控制原理

人体功能活动的调节主要依赖于神经调节和体液调节。神经或体液发出控制信息到达效应器或靶器官，改变其活动状态；而效应器或靶器官也不断有信息送回神经中枢和内分泌腺，纠正和调整神经中枢和内分泌腺的活动，这种反过来的联系方式叫反馈调节（图1-2）。根据反馈信息的作用效果将反馈分为两类，即负反馈与正反馈。

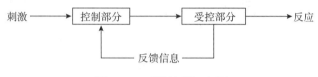

图1-2 反馈控制示意图

1. 正反馈 反馈作用与原效应一致，起到促进或加强原效应的作用，称为正反馈。正反馈一旦发动起来，就逐步加强、加速，直至完成，如人体内的血液凝固、排尿、排便、分娩过程等。

2. 负反馈 反馈作用与原效应相反，起到减弱或停止原效应的作用，称为负反馈。它使被调节对象的状态恢复到变化前的水平。人体内一些相对稳定的生理功能，通常都是在负反馈的调节下得到维持的。如血压、血糖、体温的调节等都是通过负反馈调节完成的。

第二节 细胞的结构和功能

PPT

一、细胞的基本结构

细胞是机体形态结构和生理功能的基本单位。机体所有的生理功能都是在细胞活动的基础上完成的。人体的细胞有200余种，不同的细胞具有不同的功能。人体细胞的体积很小，需要通过显微镜才能看见。虽然细胞的形态和大小千差万别，但在光镜下细胞的基本结构由细胞膜、细胞质、细胞核三部分组成。

（一）细胞膜

细胞膜又称质膜，极薄。每一个细胞以质膜为界，使细胞成为具有一定形态的结构单位。细胞膜不但是细胞和环境之间的屏障，也是细胞和环境之间进行物质交换、信息传递的门户。细胞内部某些细胞器有类似细胞膜的膜性部分，它们是细胞器与细胞质之间的屏障，也进行物质转运。许多药物，在到达预定的作用部位之前，都必须先通过细胞膜，才能发挥其药理作用。

细胞膜的功能是由膜的结构决定的。膜的分子结构，目前较公认的是液态镶嵌模型学说（图1-3）。该学说认为细胞膜是以液态的脂质双分子层为基本结构，其中镶嵌着不同生理功能的球形蛋白质。

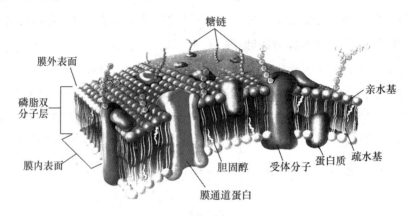

图1-3 细胞膜分子结构示意图

膜的脂质分子以磷脂为主要成分，另有胆固醇、糖脂，它们都是长杆状的两性分子，一端是亲水性极性基团，另一端是疏水性非极性基团。亲水性基团朝向膜内、外两面的水溶液；而疏水性基团则朝向膜中央部，从而构成脂质双分子层。脂质的熔点低，在体温条件下呈液态，使膜具有一定的流动性。

膜蛋白的结构复杂，按其分布部位可分为：表在蛋白附着在脂质双分子层内、外表面；结合蛋白贯穿于脂质分子层中。细胞膜蛋白质具有不同的功能，如与细胞膜物质转运功能有关的蛋白质分别称为载体、通道和离子泵；与"辨认"和"接受"细胞环境中特异性化学刺激有关的蛋白质，统称为受体。

细胞膜所含的糖类较少，以共价键的形式和膜内的脂质或蛋白质结合，形成糖脂和糖蛋白。糖蛋白和糖脂与细胞免疫、细胞识别、细胞连接等方面都有密切关系，如镶嵌于细胞膜上的糖蛋白和糖脂，由于其糖链的化学结构不同，使红细胞膜上的抗原物质具有不同的类型，据此将血液划分为不同的类型。

（二）细胞质

细胞质包括基质、包含物和细胞器三部分（图1-4）。细胞基质是细胞质的液态物质，构成细胞的内环境。包含物是贮存于细胞内的糖原、脂滴、色素等。细胞器则是细胞质内具有一定形态、结构和生理功能的有形成分，包括下列几种。

1. 线粒体 光镜下呈粒状或小杆状。在电镜下可见线粒体是由内、外两层单位膜形成的囊状结构（图1-4）。内膜围成的腔称内腔，充满基质，基质内有许多酶系，参与细胞内物质氧化和形成高能磷酸化合物（ATP）以备细胞生命活动的需要，是供应细胞能量的主要场所，故有"动力工厂"之称。

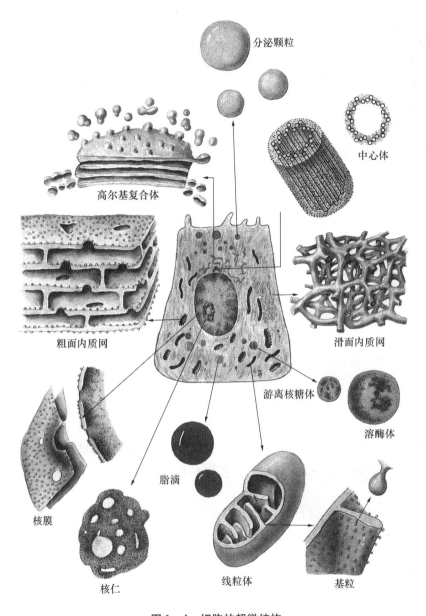

图1-4　细胞的超微结构

2. 核蛋白体（核糖体） 　为微细的球状结构，由核糖核酸和蛋白质组成。在细胞内，有附着于内质网外面的核蛋白体和游离于细胞质中的游离核蛋白体。其功能是合成蛋白质，有"蛋白质加工厂"之称。

3. 内质网 　是细胞质内膜性的管道系统，互相通连呈网状。有的内质网外表面附着很多核蛋白体，称粗面内质网。它既是核蛋白体附着的支架，也是运输蛋白质的通道。有的内质网没有核蛋白体附着，称滑面内质网。滑面内质网的功能在不同的细胞有很大差别，如肝细胞中的滑面内质网，与糖原代谢和肝解毒作用有关了；肾上腺皮质细胞的滑面内质网与合成类固醇激素有关，骨骼肌细胞内的滑面内质网又称"肌质网"，与兴奋 – 收缩耦联机制有关。

4. 高尔基复合体　光镜下高尔基体是位于细胞核附近的一些网状结构。电镜下观察，由数层扁平囊泡、若干大泡、小泡三部分组成。它们的主要功能是参与细胞的分泌活动，并起着加工和运输等作用。

5. 溶酶体　电镜下观察溶酶体为圆球形，周边由膜包绕。溶酶体内含有酸性磷酸酶和多种水解酶。通过吞噬和吞饮作用使进入细胞内的细菌、异物与溶酶体接触，溶酶体的酶便可以对这些异物进行消化分解。溶酶体也能消化细胞本身一些衰老或损伤的结构，以维持细胞的生理功能。所以溶酶体是细胞内重要的"消化器官"。

6. 中心体　多位于细胞核周围，由一对互相垂直的中心粒构成。在细胞分裂时，以中心粒为起点形成纺锤体，参与染色体的分离。有纤毛或鞭毛的细胞，中心粒形成基体，参与微管的形成，参与细胞的运动、胞吞、胞吐、细胞内物质的运送等过程。

（三）细胞核

细胞核是细胞的重要组成部分，它的主要功能是储存遗传信息，控制细胞代谢、分化和增殖活动。人体内除成熟的红细胞外，所有的细胞都有细胞核。每个细胞通常只有一个细胞核，但也有两个甚至多个的。细胞核包括核膜、核仁、染色质（染色体）和核基质等。

1. 核膜　核膜是细胞核与细胞质之间的分界膜，由内、外两层膜组成。核膜上还有许多核孔，是核与细胞质之间物质交换的孔道。

2. 核仁　核仁为核内的球形小体，每个细胞内有一至数个核仁，其化学成分主要是蛋白质和核糖核酸（RNA）。细胞质中核蛋白体主要在核仁处形成，经核孔进入细胞质。

3. 染色质和染色体　染色质是细胞分裂间期核内一种易被碱性染料着色的物质。当细胞进行分裂时，分散的染色质聚集成一定数量和形态的染色体。因此，染色质和染色体实际上是同一种物质。它们的化学成分主要是脱氧核糖核酸（DNA）和组蛋白。二者结合形成染色质结构的基本单位——核小体。因为遗传基因存在于 DNA 分子中，所以染色质是遗传的物质基础。

你知道吗

人体细胞核中的染色体有 46 条，可配成 23 对，其中 22 对为常染色体，1 对为性染色体。性染色体在女性中为 XX 染色体，在男性中为 XY 染色体。

4. 核基质　核基质是核膜内无色透明的胶状物质，其成分与细胞基质相似。

二、细胞的基本功能

（一）细胞膜的物质转运功能

细胞膜能从细胞周围环境中选择性地摄取所需的物质，并将新陈代谢产物排出细胞外，这个过程称为物质转运。细胞膜的物质转运方式可归纳为以下几种（图1-5）。

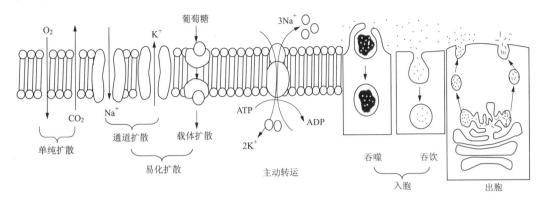

图1-5 细胞膜物质转运方式

1. 单纯扩散 一些脂溶性物质，如CO_2、O_2能溶于膜的脂质中，从浓度高的一侧通过细胞膜扩散至浓度低的一侧，这一过程称为单纯扩散。决定单纯扩散通过量的因素一是细胞膜两侧物质的浓度差，二是细胞膜对该物质的通透性。浓度差越大，通透性越大，扩散通过量越多，速度越快。单纯扩散既不需要载体帮助，也不消耗能量。

2. 易化扩散 一些难溶于脂质的物质，在细胞膜上特殊蛋白质的"帮助"下，由膜的高浓度一侧向低浓度一侧扩散的过程，称为易化扩散。易化扩散可分为两种类型，一种是以载体为中介的易化扩散，一种是以通道为中介的易化扩散。

（1）以载体为中介的易化扩散 如葡萄糖、氨基酸主要通过这种方式进出细胞。易化扩散的特点是：①特异性，每种载体蛋白只能转运具有某种特定结构的物质；②饱和性，每种载体蛋白具有一定的数量，只能转运一定数量的某种物质，若超过这一数量，载体蛋白的转运量就不再增加；③竞争性抑制，如果某载体对A和B两种结构相似的物质都有转运能力，则环境中B的增加将会减弱载体对A的转运，反之亦然。

（2）以通道为中介的易化扩散 可以转运一些离子，如钾离子、钠离子、钙离子等。"通道"也是镶嵌在细胞膜上的蛋白质，称为通道蛋白。通道蛋白可以在某种情况下被"激活"，又称通道开放。此时，物质从高浓度一侧经过通道蛋白迅速向低浓度一侧扩散；也可以在另一种情况下"失活"，又称通道关闭，此时，即使膜两侧存在物质的浓度差，物质也不能通过细胞膜。

神经细胞和其他一些细胞膜内Na^+、K^+通道蛋白的开放和关闭是由膜两侧的电位差所控制的，称为电压依从性通道。而突触后膜、肌细胞中的运动终板膜和某些腺细胞膜内的离子通道的开放和关闭，则由递质、激素或药物等化学物质控制，因此，称为化学依从性通道。

单纯扩散和易化扩散，物质都是顺电-化学差进行的，不需要细胞供给能量，故统称为被动转运。

3. 主动转运 细胞膜通过本身某种耗能环节，将物质逆着电-化学差转运的过程，称为主动转运或泵转运。因此这种转运过程要依靠膜上离子泵的活动。离子泵是细胞膜上的一种具有酶活性的特殊蛋白质。它可以分解 ATP 使之释放能量，并能利用此能量进行离子的逆电－化学差转运。目前研究比较清楚的是 Na^+、K^+ 的主动转运过程，由普遍存在于细胞膜上的钠钾泵完成。它的作用是通过变构把细胞内的 Na^+ 泵出细胞，同时把细胞外的 K^+ 泵入细胞。使细胞内外的 Na^+、K^+ 分布恢复到原来的水平。

4. 入胞和出胞（膜动转运）　大分子物质或团块物质、液体珠滴进出细胞的耗能性转运过程，称为入胞作用或出胞作用，入胞是指大分子物质进入细胞的过程。入胞物若为物质团块，如细菌、病毒、异物或大分子营养物质等，则称为吞噬；若入胞物为液体珠滴，则为吞饮。某些大分子物质由细胞排出的过程，称为出胞作用。如内分泌细胞分泌激素，神经末梢释放神经递质等。

（二）细胞的受体功能

受体主要指细胞中一种特殊蛋白质，能识别化学信息并能与之结合从而引起细胞的生理效应。存在于细胞膜表面的受体称为膜受体；存在于细胞质内的受体称为胞质受体；存在于细胞核内的受体称为核受体。

受体的功能：①能识别和结合体液中的特殊化学物质，从而保持细胞对特殊的化学物质的高度敏感性和不受其他化学物质的干扰，使信息传递精确、可靠；②能转发化学信息，可激活细胞内许多酶系统产生生理效应。

受体的特征：①特异性，受体只能识别并与特定的化学物质结合，产生特定的生理效应；②饱和性，细胞上的受体数量是有限的，因此它结合的化学物质的数量也是有限的；③可逆性，受体既可以与化学物质特异性结合，也可以分离，各种物质与受体结合后，解离的速度有所不同。

三、细胞的生物电现象

细胞在生命活动中所产生的电变化，称为生物电现象。生物电是以细胞为单位产生的，借助于仪器这些电变化可以客观地记录下来，如临床上记录的心电图、脑电图、肌电图等。

（一）静息电位

1. 静息电位的概念　当细胞膜处于相对安静状态下（未受刺激时），存在于细胞膜内、外两侧的电位差称为静息电位。用微电极测量神经纤维膜，结果显示细胞膜表面与细胞内存在电位差，而且膜内比膜外电位低，即膜内相对带负电，而膜外相对带正电。细胞这种稳定的内负外正状态，称为极化状态。当静息电位的膜内侧负电位增大时，称超极化。相反，如果膜内负电位减小，称去极化或除极化。细胞发生去极化后，膜电位又恢复到极化状态的过程，称为复极化。

2. 静息电位的产生机制　正常时细胞内的 K^+ 和蛋白质负离子 A^- 浓度比膜外高，而细胞外的 Na^+ 浓度和 Cl^- 浓度比膜内高。因此，K^+ 和 A^- 有向膜外扩散的趋势，而 Na^+ 和 Cl^- 有向膜内扩散的趋势。在静息状态下，细胞膜对 K^+ 有较大的通透性，因而

一部分 K^+ 顺浓度差向膜外扩散，增加了膜外正电荷；膜内的 A^- 虽有随 K^+ 外流的倾向，但由于分子较大，细胞膜对其几乎无通透性，因而被阻隔于膜内，这就造成膜外为正，膜内为负的极化状态。由 K^+ 外流造成的这种以膜为界的内负外正的电位差，将成为阻止 K^+ 外流的力量。当促使 K^+ 外流的浓度差和阻止 K^+ 外流的电位差这两种拮抗力量达到平衡时，膜两侧的电位差将稳定于某一数值不变，此即 K^+ 的平衡电位。

（二）动作电位

1. 动作电位的概念和演变过程　细胞膜受到刺激时，在静息电位的基础上发生一次快速可逆可扩布的电位变化过程称为动作电位。在测出静息电位的基础上，给予神经纤维一个有效刺激，此时即可显示出一次动作电位（图1-6）。动作电位包括一个上升相和一个下降相。上升相表示膜的去极化过程，此时膜内原有的负电位消失，并迅速变为正电位。即由 $-70 \sim -90mV$，变为 $+20 \sim +40mV$，出现膜两侧电位倒转（外负内正），整个膜电位变化的幅度可达 $90 \sim 130mV$。下降相代表膜的复极化过程，是膜内电位从上升相顶端下降到静息电位水平的过程。在神经纤维，动作电位的上升相与下降相变化幅度大、时程短（不到2ms），电位波呈尖峰形，称为锋电位。

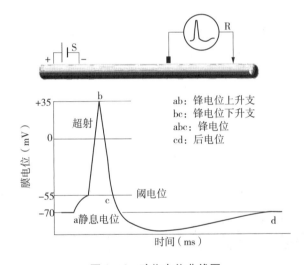

ab：锋电位上升支
bc：锋电位下升支
abc：锋电位
cd：后电位

图1-6　动作电位曲线图

2. 动作电位的产生机制

（1）上升相　动作电位上升相是由于细胞受刺激，膜对 Na^+ 的通透性突然增大，于是膜外 Na^+ 大量内流，膜内电位迅速升高，在膜的两侧形成一个内正外负的电位差。这种电位差的存在，使 Na^+ 的继续内流受到膜内正电荷的排斥和膜外负电荷的吸引，因而 Na^+ 内流量逐渐减少。当促使 Na^+ 内流的浓度差与阻止 Na^+ 内流的电位差所构成的两种力量相等时，Na^+ 的内流停止，此时膜电位为 Na^+ 的平衡电位。

（2）下降相　下降相产生在上升相接近平衡电位时，此时膜上 Na^+ 通道已关闭。与此同时，膜上 K^+ 通道开放，于是 K^+ 顺浓度差和电位差迅速外流，使膜内、外电位又恢复到原来的内负外正静息水平，形成动作电位的下降相。

（3）复极后　细胞膜在复极化后，跨膜电位虽然恢复，但膜内 Na^+ 有所增多，而 K^+ 有所减少，这时便激活了细胞膜上的 $Na-K$ 泵，通过 Na^+、K^+ 的主动转运，重新将 Na^+、K^+ 调整到原来静息时的水平，以维持细胞正常的兴奋性。

3. 动作电位的特点

（1）具有"全或无"现象　即刺激强度只要能达到阈刺激，就会立刻产生动作电位，而且动作电位一旦发生，其幅度、传导速度即达最大值，不会因刺激强度增强而加大。也就是说动作电位要么不产生（无），一旦产生就会达到最大（全）。

（2）传导呈不衰减性扩布　即动作电位的幅度、传导速度不会因传导距离的增加而减小。

（3）相继产生的动作电位互不融合。

4. 动作电位的传导　神经纤维兴奋时产生动作电位，动作电位一旦产生就沿着细胞膜向周围扩布称为传导。沿着神经纤维传导的动作电位，称为神经冲动。

（1）神经冲动传导的机制——局部电流学说　当神经纤维某一局部受到阈刺激或阈上刺激时会发生兴奋，膜外由正电位变为负电位，膜内由负电位变为正电位，但邻近静息部位的膜仍处于内负外正的极化状态。这样，兴奋部位和未兴奋部位之间出现电位差而有电荷移动，形成了局部电流，此电流在膜外由未兴奋部位流向兴奋部位，在膜内侧由兴奋部位流向未兴奋部位，形成局部电流回路。这种局部电流又可刺激邻近未兴奋部位产生动作电位。

（2）传导方式与速度　无髓神经纤维因为轴膜裸露，局部产生的动作电位依次沿神经纤维传导，其传导速度较慢。有髓神经纤维的轴膜外面包有不导电的髓鞘，只在郎飞结处裸露。因此，有髓神经纤维的动作电位只能在郎飞结处产生，称为跳跃式传导，其传导速度比无髓神经纤维或一般细胞快得多。神经纤维的传导速度可因纤维的粗细、髓鞘的厚度和温度不同而异。

第三节　基本组织和功能

PPT

组织是由形态和功能相似的细胞和细胞间质所组成，是构成人体器官的基本结构，根据它们的结构及功能特点可将其分为上皮组织、结缔组织、肌组织和神经组织四大类。

一、上皮组织

上皮组织包括覆盖于人体体表或衬在体内各种管腔性器官的内表面的被覆上皮、具有分泌功能的腺上皮以及接受刺激的感觉上皮。

上皮组织有以下结构特点：①上皮细胞多，排列紧密，细胞间质少；②具极性，一极朝向体表或管、腔内表面，称游离面，另一极为基底面，借一层很薄的基膜与深层的结缔组织相连；③上皮组织无血管，其营养来自深层结缔组织；④上皮组织含有丰富的神经末梢，对外界刺激很敏感。

（一）被覆上皮

1. 单层扁平上皮　又称鳞状上皮，由一层扁平细胞组成，细胞形状不规则，边缘互相嵌合，垂直切面看，胞质很薄。覆盖于心脏、血管和淋巴管腔面的称内皮，表面光滑有利于血液和淋巴液的流动。覆盖于胸膜腔、腹膜腔和心包腔面的称间皮，能分泌少量浆液，保持表面湿润光滑，便于内脏活动（图1-7）。

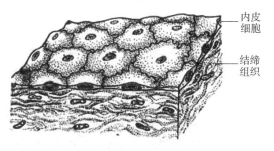

图1-7　单层扁平上皮

2. 单层立方上皮　分布于甲状腺、肾小管的上皮等。有分泌和吸收功能（图1-8）。

3. 单层柱状上皮　衬贴于胃肠道、子宫腔面的上皮，有分泌、吸收等功能（图1-9）。

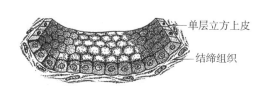

图1-8　单层立方上皮

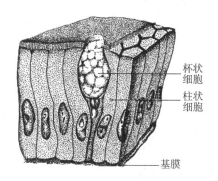

图1-9　单层柱状上皮

4. 假复层纤毛柱状上皮　这种上皮高矮不等，在垂直切面上细胞核位置高低不同，好像复层，但实际是单层。其游离面有许多纤毛，纤毛能节律地朝一个方向摆动，使一些分泌物及表面的灰尘、细菌等异物得以清除。主要分布于呼吸道的腔面，有保护和分泌功能（图1-10）。

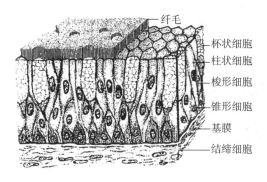

图1-10　假复层纤毛柱状上皮

5. 变移上皮 衬贴于排尿管道的腔面。随着排尿管道容积的变化，上皮的层数和形状也相应改变。如膀胱缩小，上皮变厚，层数较多，当膀胱充盈扩大时，上皮变薄，层数变少，细胞形状也变扁（图 1 - 11）。

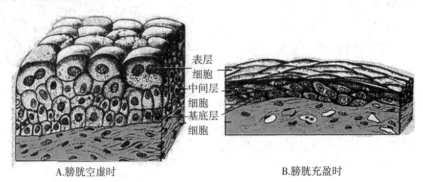

A.膀胱空虚时   B.膀胱充盈时

图 1 - 11 变移上皮

6. 复层扁平上皮 又称复层鳞状上皮，由十余层或数十层细胞组成。最表面为扁平状，基底细胞能不断分裂增生，以补充表层衰老或损伤脱落的细胞。分布于皮肤表面、口腔、食管、阴道等器官的腔面，具有耐摩擦、防止异物侵入等保护作用，受损伤后，上皮有很强的修复能力（图 1 - 12）。

（二）腺上皮

凡是具有分泌功能的上皮称腺上皮。以腺上皮为主要成分构成的器官称为腺体或腺。腺可分为外分泌腺和内分泌腺两大类。

1. 外分泌腺 具有导管与上皮表面相连通，其分泌物可经导管排到身体表面或器官腔内。因此，外分泌腺又称为有管腺，如唾液腺、汗腺等。

2. 内分泌腺 无导管，其分泌物可直接渗入周围血管，经血液运往全身，又称无管腺，如甲状腺、肾上腺等。

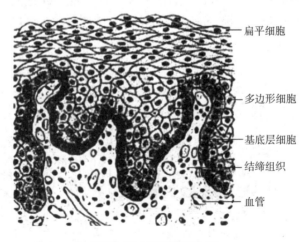

扁平细胞

多边形细胞

基底层细胞

结缔组织

血管

图 1 - 12 复层扁平上皮

（三）感觉上皮

感觉上皮为能接受体内、外刺激形成神经冲动的上皮细胞。

二、结缔组织

结缔组织由细胞和大量细胞间质构成。其结构特点是：①细胞种类较多，但数量少，细胞间质多，间质包括纤维和基质两种成分；②无极性；③含大量丰富的血管。

结缔组织在人体内分布很广，起着支持、连结、营养、保护、防御、修复等作用。结缔组织包括疏松结缔组织、致密结缔组织、网状组织、脂肪组织、骨和软骨、血液和淋巴结等。前四者称为固有结缔组织。这里主要介绍固有结缔组织。

1. 疏松结缔组织 充填在组织或器官之间，松软而富有弹性和韧性。纤维排列疏松，相互交织呈网状，故又称蜂窝组织。它由细胞、纤维和基质三种成分组成（图1-13）。

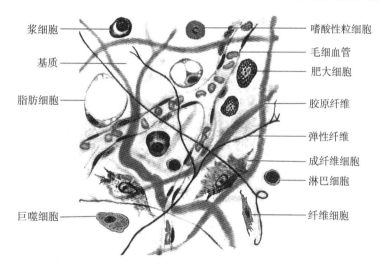

浆细胞
基质
脂肪细胞
巨噬细胞

嗜酸性粒细胞
毛细血管
肥大细胞
胶原纤维
弹性纤维
成纤维细胞
淋巴细胞
纤维细胞

图1-13 疏松结缔组织

（1）成纤维细胞 细胞中成纤维细胞是疏松结缔组织的主要细胞成分，细胞常呈多突起的扁平星形。能合成基质和纤维，与创伤的愈合有密切关系。

（2）巨噬细胞 呈圆形、卵圆形或带有短突起的不规则形，具有很强的吞噬能力，能吞噬细菌、异物和衰老死亡的细胞等。

（3）浆细胞 呈卵圆形，胞质嗜碱性。浆细胞主要合成、贮存、分泌免疫球蛋白（抗体），参与体液免疫。

（4）肥大细胞 呈圆形或卵圆形。细胞质内含许多粗大的碱性颗粒，颗粒内含肝素、组胺和慢反应物质。肝素具有抗血液凝固作用，组胺和慢反应物质与变态（过敏）反应有关。

（5）纤维 纤维和基质构成细胞间质。纤维分为三种，胶原纤维是结缔组织中的主要纤维，其韧性大，化学成分为胶原蛋白。在胶原纤维形成过程中需要维生素C，因此，创伤后患者服用维生素C，可促进伤口愈合。弹性纤维弹性大，其化学成分为弹性蛋白。网状纤维较细，分支多交织成网，其化学成分也是胶原蛋白。

（6）基质　为无色透明的胶体物质，其化学成分主要是蛋白多糖（糖蛋白）和水。基质能阻止多种侵入体内细菌的扩散，具有防御功能。

2. 致密结缔组 致密结缔组织的主要特点是纤维成分多，而且排列紧密，细胞和基质都较少，其纤维以胶原纤维为主。致密结缔组织分布于肌腱、韧带、皮肤的真皮及器官的被膜等处，具有连接、支持和保护等功能。

3. 网状组织 网状组织由网状细胞、网状纤维和基质组成。网状细胞有生成网状纤维的功能。人体内没有单独存在的网状组织，作为组成成分主要分布在造血器官、骨髓、脾和淋巴组织等处。

4. 脂肪组织 脂肪组织由大量脂肪细胞构成（图1－14），常被疏松结缔组织分隔为许多脂肪小叶。主要分布在皮下、大网膜、肠系膜、肾脏周围等处。具有贮存脂肪、供给能量、保温、缓冲外界压力的作用。

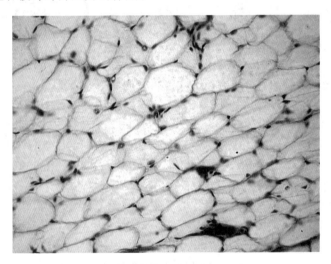

图1－14　脂肪组织

三、肌组织

肌组织由具有收缩能力的肌细胞组成。肌细胞细长呈纤维状，又称肌纤维。肌纤维的细胞膜称肌膜，细胞质又称肌浆，内含大量很细的细丝称肌原纤维。肌原纤维沿肌纤维的长轴排列，是肌细胞进行舒缩运动的基础。在肌细胞之间有少量结缔组织、血管及神经等。根据肌组织的形态、结构和功能特点，可将其分为骨骼肌、心肌、平滑肌三类。

1. 骨骼肌 骨骼肌（图1－15）的肌细胞呈细长圆柱形，肌浆内含有大量的肌原纤维。细胞核数量较多，位于肌膜的深面，肌原纤维呈细丝状，沿细胞长轴紧密排列。每条肌原纤维有多枚明暗相间的横纹，故又称横纹肌。骨骼肌收缩迅速而有力，一般受意识支配，是随意肌。

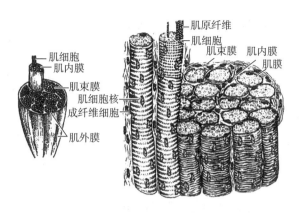

图 1-15 骨骼肌

2. 心肌 心肌的肌细胞为短柱状，有许多分支互相连接，其连接的分界部位称闰盘。此结构连接牢固，有利于心肌细胞间兴奋的传递及心肌纤维的同步收缩。心肌纤维也有横纹，核卵圆形，位于肌纤维的中央（图 1-16）。

3. 平滑肌 平滑肌细胞呈长棱形，中央有一卵圆形的核。主要分布在内脏，如气管、支气管、消化管、血管、膀胱的肌层等处。平滑肌收缩较缓慢而持久，有较大的伸展性，以适应脏器内容物的充盈（图 1-17）。

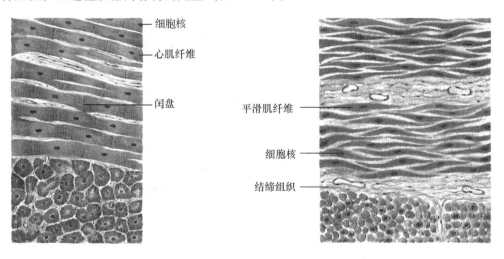

图 1-16 心肌

图 1-17 平滑肌

四、神经组织

神经组织由神经细胞和神经胶质细胞组成。神经细胞又称神经元，它具有接受刺激和传导兴奋的功能。神经胶质细胞起支持、联系、营养和保护神经元的作用。

（一）神经元

1. 神经元的结构 每个神经元包括胞体和突起两部分，突起又分为树突和轴突两种（图 1-18）。

（1）胞体　胞体形态多样，大小不等，细胞核较大，呈圆形，多位于细胞的中央。核仁明显，胞质内含有丰富的线粒体、高尔基体、神经原纤维、尼氏体等。

（2）突起　神经元的突起由胞体发出，分树突和轴突两种。①树突：分支多，呈树枝状，愈向外周分支愈细。树突的功能是接受刺激，将神经冲动传至胞体。②轴突：每个神经元只有一个轴突。轴突从胞体发出的部位呈圆锥形隆起，称轴丘。轴突细长光滑、粗细均匀，可有侧支，其末端分支较多，称神经末梢。它与其他神经元或其他组织广泛联系，功能是将神经冲动由胞体传送到其他神经元或效应细胞。轴突较长，最长的轴突可达 1m 左右。

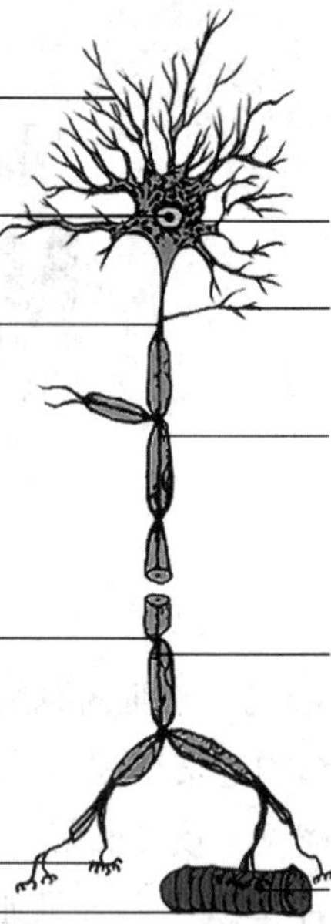

图 1-18　神经元的结构

2. 神经元的功能分类

（1）感觉神经元（传入神经元）　它与感受器相连，能接受刺激，将神经冲动传向中枢（脑、脊髓）。

（2）运动神经元（传出神经元）　将中枢发出的神经冲动传到效应器官（腺体、肌肉）。

（3）联络神经元（中间神经元）　在中枢神经内，位于感觉神经元和运动神经元之间，起传递信息作用。

（二）神经胶质细胞

神经胶质细胞广泛分布于中枢和周围神经系统内，其数量比神经元多 10~50 倍。神经胶质细胞有树突但无轴突，其细胞质中没有尼氏体，也无传导兴奋的能力。

（三）神经纤维

神经纤维由神经元的轴突或长树突，以及包在其外表的神经胶质细胞构成。它可分为有髓神经纤维和无髓神经纤维两种。

（1）有髓神经纤维　其中央为神经元的突起，突起外包有髓鞘，并分节段，每节髓鞘之间的缩窄处称郎飞结。髓鞘具有绝缘性，但在郎飞结处突起裸露，这对动作电位的传导有重大意义，有髓神经纤维神经冲动的传导呈跳跃式传导，传导速度较快。

（2）无髓神经纤维　无髓鞘，只由神经细胞膜包裹。无郎飞结，其冲动传导是连续式的，故传导速度较慢。

第四节　能量代谢与体温

能量代谢是指人体物质代谢过程中所伴随的能量的释放、转移、贮存和利用的过程。人体维持体温的热量来自能量代谢，而体温的相对稳定又保证了体内代谢活动的正常进行，因此能量代谢和体温有着密切的关系。

一、能量的来源和去路

人体能量的主要来源是食物中糖、脂肪和蛋白质的分解氧化。营养物质氧化释放出的能量首先有 50% 直接转变成热能，其余绝大部分以化学能的形式转移给二磷酸腺苷（ADP）使其转变成三磷酸腺苷（ATP），并贮存于 ATP 中。ATP 分解时形成 ADP 和无机磷酸（Pi），同时又放出能量供给人体进行各种生理活动，如肌肉收缩、神经传导、合成代谢、维持体温等。ATP 是体内重要的贮能和直接的供能物质，它的合成和分解是体内能量转移、贮存和利用的重要环节。

二、影响能量代谢的因素

1. 肌肉活动　肌肉活动对能量代谢的影响最为显著，可占总产热量的 75% ~ 80%，其增加的程度与肌肉活动的强度有关。

2. 精神状态　人处于紧张状态时，如激动、愤怒、恐惧、焦虑等，均可使能量代谢增强。这是由于在这些状态下，骨骼肌的张力增高及交感神经兴奋使代谢增强所致。

3. 环境温度　人体在 20 ~ 30℃ 的环境中，能量代谢最为稳定。当环境温度降低或升高时，能量代谢均将增高。这是由于寒冷时骨骼肌的紧张度增高，甚至出现寒战；而高温时体内化学反应加速，出汗增多，呼吸循环功能增强。

4. 食物的特殊动力效应　进食后即使机体的状态和所处的环境不变，其产热量也比进食前增多，从进食后 1 小时左右开始，延续到 7 ~ 8 小时。这种由食物引起机体额外产生热量的作用称为食物的特殊动力效应，其中蛋白质的特殊动力效应最明显。

三、基础代谢

人体在基础状态下的能量代谢称为基础代谢。所谓基础状态是指人体在静卧、肌肉放松、清醒而又十分安静、室温 18 ~ 25℃、空腹的状态。单位时间的基础代谢称为基础代谢率（BMR），常用相对值表示法，即以实际测得的数值与正常人平均值相差的百分率表示，相差在 ±15% 以内的都属于正常，如果相差超过 ±20%，才有可能是病理变化。甲状腺功能亢进时，BMR 可比正常值高 25% ~ 80%；而甲状腺功能低下时，BMR 可比正常值低 20% ~ 40%。因此，BMR 的测定是临床诊断甲状腺疾病的重要辅助方法。

四、正常体温及其生理变动 📱微课

机体深部的平均温度称体温。人和高等动物的体温相对恒定，这是维持机体正常生命活动的重要条件之一。体温过高或过低，都将导致体内酶活性的降低，使酶促反应降低或丧失，新陈代谢发生障碍，从而影响正常生理功能活动的进行，甚至危及生命。

1. 正常体温　测量体温一般在体表进行，而体表温度一般都低于体内深部温度，而且随环境温度的变化而变化。所以，测量体温时要选择接近体内深部温度的体表部位。

直肠温度正常值为36.9～37.9℃，口腔温度正常值为36.7～37.7℃，腋窝温度正常值为36.0～37.4℃。体温虽然比较稳定，但也不是固定不变的。

你知道吗 ————————————

随着科技的发展，测量体温的工具多种多样，有额温枪、耳温枪、电子体温计等，但是误差最小的还是水银温度计。在我国临床上测量人体体温依然以水银温度计测量腋窝温度为准。

2. 体温的生理波动

（1）昼夜变化　在清晨2～6时最低，下午1～6时最高，但变化范围不超过1℃。这种周期性变化，是与人体的昼夜周期活动规律有关，受生物钟的控制。

（2）性别　女性体温比男性高约0.3℃，且随月经周期而波动。月经期和排卵前期体温偏低，排卵日体温降至最低，排卵后体温回升到较高水平。

（3）年龄　新生儿，尤其是早产儿，由于体温的神经调节尚未完善，其体温受外界环境温度的影响较大，故必须加强其体温的护理。幼童的体温略高于成年人，而老年人的体温略低于成年人。这与不同年龄的人基础代谢率不同有关。

（4）骨骼肌活动　随着体力劳动或运动强度的增加，骨骼肌的产热量大幅度增加，体温可短暂轻度升高。但由于散热机制的调节，体温不会过高，并在活动停止后逐渐恢复正常。因此，测试体温前要让受试者安静一段时间。

（5）其他　情绪激动、精神紧张、进食、环境温度的变化等情况对体温都有不同影响。人在情绪激动、精神紧张时体温有所升高，而在进食冷饮、环境温度较低时体温会略有下降。

五、人体的产热和散热

人体体温之所以能经常保持恒定，是由于人体内部存在着调节体温的机制，使机体的产热与散热活动之间保持动态平衡。

（一）人体的产热

人体热量的来源归根结底是糖、脂肪和蛋白质分解产生的。体内各组织器官都在进行物质代谢，都能产生热量。不同器官，由于功能不同，其产热量各异。安静时，内脏器官特别是肝产热量较大；而运动时，骨骼肌产生热量最大。

（二）人体的散热

1. 人体散热的途径　人体通过皮肤、呼吸道、消化道和泌尿道将热量散发到体外。

皮肤调节作用强，皮肤血管扩张，血流量增大，热量散发多，是人体散热的主要途径。呼吸道通过水分蒸发、呼出气和吸入气可散发部分热量。通过粪、尿的排出也可散发出少量的热量。

2. 人体散热的方式

（1）辐射散热 辐射散热是人体以发射热射线的形式将体热传给较冷的物体。辐射散热量受皮肤与环境的温度差以及辐射面积有关。温差越大，有效辐射面积越大，散热量就越多。

（2）传导散热 传导散热是指人体将热量直接传给与它相接触的较冷的物体。传导散热量除与温差和接触面积有关外，还和物体的导热性有关。人体脂肪的导热性较差，所以肥胖者一般传导散热量要少些。水是热的良导体，因此临床上应用冰袋、冷水湿敷给高热患者降温。

（3）对流散热 对流散热是指人体随着空气的流动而散热。人体将体热不断传给周围空气。由于空气不断流动，将加热了的空气带走，人体又与新来的较冷的空气接触，又将体热传给新来的空气。这样通过空气的流动使体热不断发散到体外。对流散热受风速的影响，风速越大，对流散热也越多。

（4）蒸发散热 外界气温等于或高于体表温度时，辐射、传导、对流散热即停止，蒸发便成为人体散热的唯一方式。1g 水从体表蒸发能带走 0.58kcal（1kcal = 4.186kJ）的热量。人体蒸发散热有两个途径：一是通过呼吸道，二是通过皮肤，皮肤是主要的途径。

蒸发散热分为不感蒸发和发汗。不感蒸发是指水分直接透出皮肤和呼吸道黏膜表面而蒸发，因未聚集成明显的水滴，不易被人察觉，所以又称为不显汗。不感蒸发是持续进行的，每日可达 1L 左右。发汗是指汗腺分泌汗液。人在安静状态下，环境温度在 30℃ 左右时即开始出汗。发汗是一种反射活动，从脊髓到大脑皮层都存在发汗中枢，但主要的发汗中枢位于下丘脑。

影响蒸发的因素主要有环境温度、湿度和风速。在温度高、湿度小和风速大的情况下，水分易蒸发，使机体的散热量增加，反之则减少。人在高温、高湿和无风的环境中，辐射、传导、对流散热减少，蒸发散热也很困难，使人感到闷热甚至中暑。发热患者使用酒精擦浴，以增加蒸发散热达到物理降温的目的。

六、体温调节

体温调节是指在环境温度发生变动时，人体通过体温调节机制改变产热和散热过程而保持体温的相对稳定。

（一）温度感受器

温度感受器是感受机体内外环境温度变化并及时向体温中枢发送信息的感受器，根据其分布部位分两类。

1. 外周温度感受器 位于全身皮肤、黏膜和内脏器官。这些温度感受器对皮肤内脏的温度变化敏感,其中冷感受器的数量多于热感受器。故外周温度感受器对寒冷刺激比较敏感。

2. 中枢温度感受器　是一些分布于脊髓、脑干网状结构及下丘脑对血液温度变化敏感的神经元。其中热敏神经元在下丘脑前部和视前区分布较多,故中枢温度感受器对热刺激比较敏感。

(二)体温调节中枢

调节体温的基本中枢位于下丘脑。

(三)体温调节的机制

现在常用调定点学说来解释体温调节。这个学说认为人和高等恒温动物的体温调节类似恒温器的调节。调定点是调定温度的基准。视前区－下丘脑前部的温度敏感神经元起着调定点的作用,调定点数值为37℃左右。如体温超过37℃时热敏神经元放电增多,结果引起散热增加,产热减少,使升高的体温降回37℃。当体温低于37℃时,则冷敏神经元放电增多,引起产热大于散热,使降低的体温回升到37℃。正常情况下调定点的变动范围很窄,但在某些病理情况下如细菌感染,致热原使调定点上移至39℃,开始出现寒战等产热反应,直到体温升高到39℃以上时才出现散热反应。只要致热因素不消除,产热和散热两个过程就继续在此新的体温上保持平衡。临床上应用的解热镇痛药退热的作用机制,就是使调定点下降,从而使体温恢复到正常水平。

实训一　显微镜的使用与组织、细胞的观察

【目的要求】

1. 熟悉普通光学显微镜的构造和维护。
2. 掌握普通光学显微镜的使用方法。

【操作原理】

普通光学显微镜由物镜和目镜组成,均为凸透镜,标本经物镜和目镜两次放大后,形成正立放大的虚像,便于观察细微的结构。

普通光学显微镜的构造可分为机械部分和光学部分。机械部分有镜座、镜筒、物镜转换器、载物台、推进器、调节器等。光学部分有光圈、聚光器和光源(反光镜)。显微镜的物镜有 3～4 个镜头,即低倍镜、中倍镜、高倍镜和油镜。

【操作用物】

显微镜、细胞及组织标本切片若干、笔。

【操作步骤】

1. 观察前的准备 了解普通光学显微镜的构造。

（1）把显微镜平稳地放在实验台上，镜座离实验台边沿约为10cm，镜检者姿势端正，双眼观察。

（2）打开电光源，旋转物镜转换器，将低倍镜对准通光孔，调节光源（将光圈完全打开，升高聚光镜至载物台同样高，调节电光源亮度），使整个视野明亮适度。凡检查染色标本时，光线应强；检查未染色标本时，光线不宜太强。

2. 低倍镜观察 检查的标本须先用低倍镜观察，因为低倍镜视野较大，易发现目标和确定检查的位置。

将标本切片放于载物台上，用标本夹左右夹住固定，旋转推进器移动标本夹，使观察对象处在物镜正下方，从显微镜侧面注视物镜镜头，同时转动粗调节器，使载物台上升到最高，然后一边在目镜上观察，一边缓慢转动粗调节器，使载物台缓慢下降至视野中出现物像。物像出现后再用细调节器调节到物像清晰为止。然后移动标本，认真观察标本各部位，找到适合的目的物并将其移至视野中心。

3. 高倍镜观察 低倍镜观察后，将高倍镜转至正下方，在转换物镜时，需用眼睛在侧面观察，避免镜头与玻片相撞。然后通过目镜观察，调节光圈和电光源亮度，使明亮度适宜，一般不需要用粗调节器，直接用细调节器调节至物像清晰为止，找到最适宜的观察的部位区，将此部位移至视野中心观察（或准备用油镜观察）。

4. 还原显微镜 观察完毕后，下降载物台至最低；旋转物镜转换器使物镜偏离通光孔，取出标本片；使高倍镜与油镜成八字形；下降聚光镜；关闭光圈；标本推进器回位；将电光源亮度调至最暗，再关上电源；盖上外罩；将显微镜放至实验台。

温馨提示

1. 不能用手直接触摸、用口吹显微镜的镜头。

2. 不可随意拆卸显微镜的零部件。

3. 需要更换标本片时，首先下降载物台，然后将物镜头偏离通光孔，方可取下或放置标本片。

4. 转换物镜时应转动物镜转换器，切忌手持物镜转换。

5. 移动显微镜时请手持镜臂，托住底座，严禁手持其他部位移动显微镜。

6. 显微镜使用完毕后，必须还原。

实训二 体温的测量

【目的要求】

1. 学会测量体温的方法。

2. 能正确判断体温的正常标准。

【操作原理】

体温分为体表温度和深部温度，机体表层（包括皮肤）的温度称为体表温度，易受环境温度影响，不稳定，而机体深部温度一般指血液的平均温度，相对稳定。由于血液温度不易测量，常测量腋窝、口腔或直肠的温度代表体温。

【操作用物】

水银体温计、75% 乙醇棉球、弯盘（放置用过的乙醇棉球）、持物钳、消毒液罐（带盖用于放置持物钳）、秒表、记录本、笔。

【操作步骤】

1. 检查体温计刻度及有无破损，将体温计甩至 35℃ 以下，用 75% 乙醇棉球消毒体温计。

2. 将体温计置于腋下最顶端，水银端和腋下皮肤紧密接触并夹紧，测量 5～10 分钟。

3. 取出体温计，读取读数后，用乙醇棉球消毒后放回原处。

温馨提示

1. 腋下如有汗液，需擦干再测量。

2. 若测量时间未到，松开腋下则需重新测量，时间需重新计量。

3. 喝热饮、剧烈运动、情绪激动及洗澡需待 30 分钟后再测量。

【结果与思考】

1. 如果延长测量时间，体温会有什么变化吗？为什么？

2. 为什么喝热饮、剧烈运动、情绪激动及洗澡需待 30 分钟后再测量？

目标检测

一、单项选择题

1. 在生命活动的基本特征中，最基本的特征是（　　）。
   A. 适应性　　　　B. 新陈代谢　　　　C. 兴奋性　　　　D. 生殖

2. 以下哪种生理过程主要是负反馈调节参与的（　　）。
   A. 血液凝固　　　B. 排尿　　　　　　C. 排便　　　　　D. 血压

3. 参与细胞内物质氧化和形成高能磷酸化合物（ATP）以备细胞生命活动的需要，是供应细胞能量的主要场所的是（　　）。

    A. 线粒体　　　　B. 核糖体　　　　　C. 高尔基体　　　　D. 内质网

4. 细胞中主要功能是储存遗传信息，控制细胞代谢、分化和增殖活动的是（　　　）。

    A. 线粒体　　　　B. 细胞核　　　　　C. 核糖体　　　　　D. 内质网

5. 下列没有细胞核的细胞是（　　　）。

    A. 白细胞　　　　　　　　　　　B. 成熟红细胞

    C. 肌细胞　　　　　　　　　　　D. 脂肪细胞

6. 钠离子进入细胞内的转运方式是（　　　）。

    A. 单纯扩散　　　　　　　　　　B. 以通道为中介的易化扩散

    C. 主动转运　　　　　　　　　　D. 以载体为中介的易化扩散

7. 转运葡萄糖的载体化学本质是（　　　）。

    A. 糖　　　　　　B. 蛋白质　　　　　C. 磷脂　　　　　　D. 胆固醇

8. O_2 进入细胞内，二氧化碳到细胞外的转运方式是（　　　）。

    A. 单纯扩散　　　　　　　　　　B. 以通道为中介的易化扩散

    C. 主动转运　　　　　　　　　　D. 以载体为中介的易化扩散

9. 细胞未受刺激，存在于膜内外的电位差是（　　　）。

    A. 静息电位　　　　　　　　　　B. 动作电位

    C. 阈电位　　　　　　　　　　　D. 局部电位

10. 组织是由形态和功能相似的细胞和细胞间质所组成，是构成人体器官的基本结构，根据它们的结构及功能特点可将其分几大类（　　　）。

    A. 3 大类　　　　B. 4 大类　　　　　C. 6 大类　　　　　D. 8 大类

11. 根据人体基本组织的分类特点，脂肪属于哪一类组织（　　　）。

    A. 上皮组织　　　　　　　　　　B. 结缔组织

    C. 肌组织　　　　　　　　　　　D. 神经组织

12. 当环境温度高于体温时，机体的主要散热方式是（　　　）。

    A. 传导　　　　　B. 对流　　　　　　C. 辐射　　　　　　D. 蒸发

13. 安静时，人体主要产热的部位是哪个器官（　　　）。

    A. 脑　　　　　　B. 肝脏　　　　　　C. 骨骼肌　　　　　D. 平滑肌

14. 运动时，人体主要产热的部位是哪个器官（　　　）。

    A. 脑　　　　　　B. 肝脏　　　　　　C. 骨骼肌　　　　　D. 平滑肌

15. 调节体温的基本中枢位于身体哪个部位（　　　）。

    A. 下丘脑　　　　B. 小脑　　　　　　C. 大脑　　　　　　D. 腋窝

16. 健康人腋窝体温的正常范围是（　　　）。

    A. 36.9～37.9℃　　　　　　　　B. 36.3～37.3℃

    C. 36～37℃　　　　　　　　　　D. 36～37.3℃

17. 人体体温昼夜变化波动中，那个时间段体温最高（　　　）。

    A. 清晨　　　　　B. 上午　　　　　　C. 下午　　　　　　D. 晚上

二、思考题

1. 请简述细胞质的组成和功能。

2. 请简述基本组织的结构并举例。

3. 请简述人体散热的方式。

书网融合……

微课　　　划重点　　　自测题

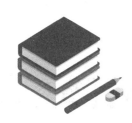

第二章 疾病概要

学习目标

知识要求

1. **掌握** 微生物的分类；细菌的形态结构、致病作用及感染过程。
2. **熟悉** 常见寄生虫的致病作用；常见疾病的基本病理变化。
3. **了解** 健康与疾病的概念；影响健康的非生物性因素；常见疾病的发病机制。

能力要求

学会在病例分析中找出患者的病理变化。

案例引导

案例 小明比较爱美，一次逛街时看见有人在美甲，也忍不住尝试了一次，美甲时师傅用刀片不小心把小明的手指划伤，当时并没在意。过了半个多月，小明感觉手痒，有水疱和脱皮现象。去医院检查，医生说她得了手癣。

讨论 小明为什么会患上这个病？除了用药外，小明还应注意些什么？

第一节 健康与疾病的概念

PPT

一、健康

世界卫生组织（WHO）对健康的定义是："健康不仅是没有疾病和身体虚弱，而且是身体、心理、社会适应的完满状态"。WHO 的健康概念强调，人作为一个社会成员是自然人和社会人的和谐统一，健康是人的躯体状态、心理状态以及社会适应能力的和谐统一。

二、疾病

疾病是指机体在一定病因的损伤作用下，发生的异常生命活动过程。包括形态结构、功能代谢、心理活动及社会行为的异常。临床表现为症状、体征、心理障碍或对环境的适应能力下降等异常状态。疾病发生时患者会出现各种症状、体征、心理障碍和社会行为异常，特别是对环境的适应能力和劳动能力的降低。

三、第三状态

如果将健康作为第一状态，疾病作为第二状态的话，那么人体的第三状态（或称亚健康状态）是指机体处于健康与疾病之间的状态。其主要表现如下。

1. 身心轻度失调状态　表现为情绪低落、注意力不集中、食欲不佳、烦躁失眠等。

2. 潜临床状态　潜伏着发展成某一病理损害的可能。

3. 前临床状态　已有病理改变，但临床症状不明显。

预防的关键是自我保健，主要包括饮食疗法、运动疗法、音乐疗法、心理疗法、纠正个人不良行为以及健康的生活方式等。

请你想一想

请同学们想一想生活中第三状态的表现，并举例说明。

第二节　影响健康的因素——病原微生物

PPT

致病因素即病因，包括引起某一疾病的特定因素和相关因素。特定因素是导致疾病发生的前提，如感染性疾病的病原体；相关因素是影响疾病发生发展的条件或诱因，如免疫功能低下、过度疲劳等。

任何疾病都有相应的致病因素，常见的致病因素可分为生物性因素和非生物因素。生物性因素主要包括病原微生物、寄生虫，是最常见的致病因素。它们可通过一定的途径侵入人体，作用于人体的一定部位，引起一定的病变。

非生物因素有化学因素、物理因素、免疫性因素、遗传性因素、精神心理因素、自然社会因素等。

一、微生物概述

微生物是广泛存在于自然界中的一类肉眼看不见或看不清，必须借助光学显微镜或电子显微镜才能观察到的微小生物。

微生物的种类繁多，根据微生物的进化水平和各种性状上的明显差别，可将微生物分为原核微生物、真核微生物和非细胞微生物三大类群。

（一）原核微生物

原核微生物有细胞结构；细胞核分化程度较低，仅有核质，没有核膜与核仁；细胞器不完整。这类微生物种类众多，细菌、螺旋体、支原体、衣原体、立克次体和放线菌都属于此类。

（二）真核微生物

真核微生物有细胞结构；细胞核分化程度较高，有核膜、核仁和染色体；细胞质内有完整的细胞器。真菌属于此类微生物。

（三）非细胞型微生物

非细胞型微生物体积微小，能通过除菌器；没有典型的细胞结构，亦无产生能量的酶系统，只能在活细胞内寄生。病毒属于此类微生物。

微生物的特点如图 2-1 所示。

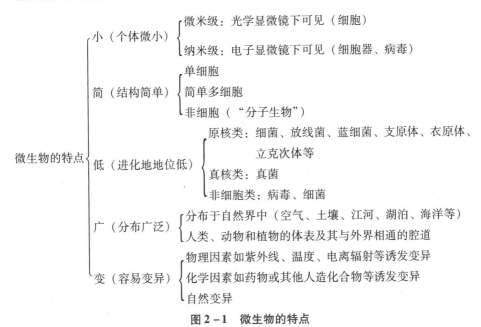

图 2-1 微生物的特点

绝大多数微生物对人类和动、植物的生存是有益和必需的。自然界中氮、碳、硫等多种元素循环是依靠微生物的代谢活动来进行的。例如空气中的大量氮气只有依靠微生物的作用才能被植物吸收，土壤中的微生物能将动、植物蛋白质转化为无机含氮化合物，以供植物生长的需要，而植物又为人类和动物所利用。没有微生物，植物不能代谢，人和动物也难以生存。

有一小部分微生物能引起人类或动、植物的病害，这些具有致病性的微生物被称为病原微生物。如结核杆菌引起结核病、破伤风杆菌引起破伤风、霍乱弧菌引起的霍乱等。许多寄生在人类和动物腔道中的微生物，在正常情况下是无害的，而且有的还具有拮抗外来菌的侵袭和定居，以及提供人类必需的营养物质（如多种维生素和氨基酸等）的作用。

微生物在各行各业有广泛的应用。医学上用微生物生产的菌苗、疫苗及活菌制剂等可以用于疾病的防治或保健；农业上微生物可以用于制造菌肥、植物生长激素等；工业上用于制药、酿酒、制醋、冶金等；环保中用于降解污水中的有毒物质。

请你想一想

请同学们想一想日常生活中的微生物的踪迹，并举例说明。

你知道吗

自古以来，人类在日常生活和生产实践中，就已经发现微生物的生命活动及其所发生的作用。如中国利用微生物进行酿酒，大约在五千年前的龙山文化早期，就开始用谷物生产酒的微生物来进行酿酒；在春秋战国时期利用微生物分解有机物质的作用，进行沤粪积肥等。

二、人体正常菌群

（一）人体常见的微生物群

胎儿是无菌的，出生后与周围环境密切接触，使微生物快速移居。大多数定居于人体的微生物属正常菌群。寄居于人体各部位的正常菌群见表2-1。

表2-1　人体最常见的正常菌群

寄居部位	需氧或兼性厌氧菌	厌氧菌
皮肤	表皮葡萄球菌、类白喉杆菌、非致病性分枝杆菌	丙酸杆菌、消化链球菌
呼吸道	链球菌、奈瑟菌、放线菌、白色念珠菌、肺炎链球菌、金黄色葡萄球菌、脑膜炎球菌	消化链球菌、韦荣菌、梭杆菌
消化道	肠道杆菌、肠球菌、葡萄球菌、沙门菌	双歧杆菌、优杆菌、梭杆菌、类杆菌、产气荚膜杆菌
泌尿生殖道	类白喉杆菌、大肠埃希菌、白色念珠菌	乳酸杆菌、消化链球菌

正常菌群与人体极为密切，有以下生理作用。

1. 生物拮抗作用　正常菌群与黏膜上皮细胞紧密结合，形成一层生物膜、膜菌群或产生大量的乳酸，可抑制病原菌繁殖，对机体起保护作用。

2. 营养作用　微生物在生命活动过程中，能合成维生素类物质供人体利用。在抗生素的应用过程中，由于抑制某些肠道杆菌的生长，可出现维生素 B 与维生素 K 的缺乏。许多动物如啮齿类的兔、犬等都有食粪的习惯。食粪是在长期进化过程中形成的一种方式，靠自身或其他动物粪便补充由微生物合成的营养。食粪现象证明正常菌群对其宿主的营养起了十分重要的作用。

3. 免疫作用　正常菌群的免疫作用十分复杂，可以刺激机体产生抗体，对某些病原菌有一定程度地抑制或杀灭作用；由于正常菌群的刺激，促进了宿主免疫器官的发育成熟。

（二）条件致病菌的主要致病条件

正常菌群的寄宿条件一旦发生改变，即可能致病，成为条件致病菌。

1. 定居移位　正常菌群离开定居部位向周围转移。常见的有上呼吸道细菌向下呼吸道转移；下消化道菌向上消化道或泌尿道转移；泌尿道菌转移至肾等。例如大肠埃希菌进入泌尿道，或通过手术进入腹腔，分别引起尿路感染、腹膜炎等。

2. 菌群失调　长期使用抗生素治疗感染性疾病的过程中，敏感菌大量死亡，不敏感菌乘机大量繁殖，正常菌群间的比例失调，产生新的感染，引起一系列临床表现，称菌群失调症或二重感染。二重感染以金黄色葡萄球菌、革兰阴性杆菌和白色念珠菌为多见。

3. 免疫功能低下 某些慢性疾病或肿瘤患者，机体免疫功能低下，应用大量皮质激素、抗肿瘤药物、放射治疗时，可造成全身免疫功能下降，致使某些正常菌群引起内源性感染，严重者致败血症甚至死亡。

你知道吗

革兰染色法

革兰染色法是细菌学中广泛使用的一种重要的鉴别染色法，属于复染法。这种染色法是由丹麦医生革兰于1884年所发明，最初是用来鉴别肺炎球菌与克雷伯肺炎菌。革兰染色法一般包括初染、媒染、脱色、复染四个步骤。未经染色的细菌，由于其与周围环境折光率差别甚小，故在显微镜下极难区别。经染色后，阳性菌呈紫色，阴性菌呈红色，可以清楚地观察到细菌的形态、排列及某些结构特征，从而用以分类鉴定。染色原理：通过结晶紫初染和碘液媒染后，在细菌细胞壁内形成了不溶于水的结晶紫与碘的复合物，再用95%乙醇脱色。

三、细菌的形态结构及其功能

细菌有相对稳定的形态与结构，经过适当的染色处理，利用光学显微镜和电子显微镜可对细菌细胞进行形态和结构的观察。最重要的染色方法是革兰染色法。各种菌经革兰染色法染色后，能区分成两大类：一类最终染成紫色，称革兰阳性细菌（G^+）；另一类被染成红色，称革兰阴性细菌（G^-）。

（一）细菌的大小形态

细菌是一类细胞细短、结构简单、胞壁坚韧，多以二分裂方式繁殖和水生性较强的原核生物。

细菌的形态及其简单，基本上只有球状、杆状和螺旋状三大类，仅少数为其他形状。在自然界中，杆菌为最常见，球菌次之，而螺旋状的最少（图2-2）。

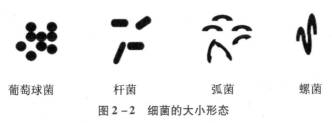

| 葡萄球菌 | 杆菌 | 弧菌 | 螺菌 |

图2-2 细菌的大小形态

（二）细菌的结构功能

细菌的结构主要分为基本结构和特殊结构两部分。基本结构是各种细菌共有的结构，包括细胞壁、细胞膜、细胞质和核质；特殊结构是某些细菌在一定条件下所特有的结构，包括芽孢、荚膜、鞭毛和菌毛（图2-3）。

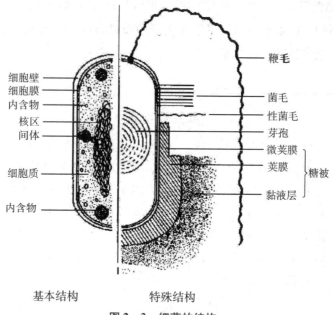

基本结构　　　　　特殊结构

图 2 - 3　细菌的结构

1. 基本结构功能

（1）细胞壁　位于细胞最外层，是一层较厚，具有坚韧性、弹性，质量均匀的网状结构，可承受细胞内强大的渗透压而不破坏。细胞壁的主要成分为肽聚糖，又称黏肽，具有固定细胞外形和保护细胞不受损伤等多种生理功能。

（2）细胞膜　细胞膜是一层紧贴在细胞壁内侧，包围着细胞质的柔软、脆弱、富有弹性的半透性薄膜，由磷脂和蛋白质组成。细胞膜的生理功能主要有：①具有选择通透性，控制细胞内外营养物质和代谢产物的运送；②细胞膜上有多种酶，参与细胞的代谢活动；③是细胞壁各种组分（肽聚糖、磷壁酸、LPS 等）和荚膜等大分子的合成场所；④是细菌鞭毛的着生点，为细菌鞭毛的运动提供能量。

（3）细胞质和内含物　细胞质是被细胞膜包围的除核区以外的一切半透明、胶状体、颗粒体物质的总称，其含水量约为 80%。细胞质的主要成分是核糖体、贮藏物、酶类、中间代谢物、质粒、各种营养物质和大分子的单体等，其中核糖体是合成蛋白质的场所。

（4）核区　是细菌的遗传物质，决定细菌的遗传特征。细菌的核质是由双股 DNA组成的单一的一根环状染色体反复回旋盘绕而成，集中在细胞浆的某一区域，多在菌体中部。在普通光学显微镜下可以看见，一般呈球状、棒状或哑铃状。它与真核细胞的细胞核不同点在于四周无核膜，故不成形，也无组蛋白包绕。一个菌体内一般含有1～2 个核质。

2. 特殊结构功能

（1）荚膜　包被于某些细菌细胞壁外的一层厚度不定的透明胶状物质。荚膜按其有无固定层次和层次厚薄又可细分为大荚膜、微荚膜、黏液层、菌胶团等数种。荚膜能保护细菌免受吞噬细胞的吞噬和消化作用，因而与细菌的毒力有关。荚膜能贮留水分使细菌能抗干燥，并对其他因子（如溶菌酶、补体、抗体、抗菌药物等）的侵害有一定抵抗力。

（2）鞭毛　生长在某些细菌表面的长丝状、曲波的蛋白质附属物。鞭毛的长度常超过菌体若干倍。不同细菌的鞭毛数目、位置和排列不同（图2-4）。鞭毛是细菌的运动器官，往往有化学趋向性，常朝有高浓度营养物质的方向移动而避开对其有害的环境。

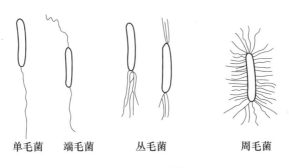

单毛菌　　端毛菌　　　丛毛菌　　　　　周毛菌

图2-4　细菌的鞭毛

（3）菌毛　菌毛是许多革兰阴性细菌菌体表面遍布的比鞭毛更为细、短、直、硬、多的丝状蛋白附属器，也叫纤毛，其化学组成是菌毛蛋白。菌毛与运动无关，在光镜下看不见，使用电镜才能观察到。菌毛可分为普通菌毛和性菌毛两种。普通菌毛具有粘着细胞（红细胞、上皮细胞）和定居各种细胞表面的能力，它与某些细菌的致病性有关。无菌毛的细菌则易被黏膜细胞的纤毛运动、肠蠕动或尿液冲洗而被排除，失去菌毛，致病力亦随之丧失。有的细菌还有1~4根较长的性菌毛，比普通菌毛粗，中空呈管状。性菌毛能在细菌之间传递DNA，细菌的毒性及耐药性即可通过这种方式传递，这是某些肠道杆菌容易产生耐药性的原因之一。

（4）芽孢　某些细菌（多是革兰阳性杆菌）生长到一定阶段，在菌体内形成一个圆形或椭圆形、厚壁、含水量极低、折光性很强的特殊结构，称为芽孢。芽孢一般只在动物体外才能形成，并受环境影响。当营养缺乏，特别是碳源、氮源或磷酸盐缺乏时，容易形成芽孢。芽孢用普通染色法不易着色，经特殊的芽孢染色法染色后可用光学显微镜观察。芽孢在自然界分布广泛，要严防芽孢污染伤口、用具、敷料、手术器械等，杀灭芽孢最可靠的方法是高压蒸汽灭菌。

四、影响细菌致病作用的因素

细菌的致病性是指细菌在人体内定居、增殖并引起疾病的性质。细菌致病性强弱程度以毒力表示。毒力常用半数致死量（LD_{50}）或半数感染量（ID_{50}）表示。半数致死量是指能引起50%实验动物死亡的细菌量或毒素量。半数感染量是指能引起50%实验动物感染的细菌量和毒素量。致病菌的致病作用与其毒力、侵入机体的数量、侵入途径及机体的免疫状态密切相关。

（一）细菌的毒力

1. 侵袭力　致病菌能突破宿主防御功能，进入机体并在体内定居、繁殖和扩散的能力，称为侵袭力。侵袭力主要包括细菌的吸附与侵入能力、繁殖与扩散能力和对宿主细胞防御功能的抵抗能力三个方面。

2. 毒素　按其来源、性质和作用不同，可分为外毒素和内毒素两种。外毒素是致病菌在生长过程中由胞内向胞外分泌的一类毒性蛋白质。内毒素是革兰阴性菌细胞壁的组分之一，其化学成分为脂多糖。细菌在生活状态时不释放出来，只有当菌体自溶或用人工方法使细菌裂解后才释放，故称内毒素。如白喉外毒素抑制蛋白质合成，引起细胞死亡；肉毒杆菌毒素能阻断胆碱能神经末梢传递介质（乙酰胆碱）的释放，麻痹运动神经末梢，出现眼及咽肌等的麻痹；霍乱弧菌使肠液分泌增加，引起腹泻。

你知道吗

最毒的美容明星

药与毒向来都有着不解之缘，如果加以改造和控制，毒物也有可能变成为人类服务的药，许多药物都是由自然界的毒物演变而来的。肉毒素是由肉毒梭菌产生的一类蛋白质毒素，是目前发现的毒性最强的毒素，不到 $1\mu g$ 就能置人于死地。如今，A 型肉毒素已经成为家喻户晓的美容明星，主要发挥两个方面的美容功效：一方面作用于咀嚼肌（主要是咬肌），达到瘦脸效果；另一方面作用于面部表情肌，改善、祛除动力性皱纹。

需要提醒广大的求美人士，注射肉毒素不是一个简单的生活美容项目，而是一个专业的医疗项目。专业医生必须经过一定时间的培训，才能从事注射美容操作。由于肉毒素在美容方面巨大的市场需求，许多没有取得资质的美容机构也暗自提供肉毒素注射服务，而且市面上还存在一些未经审批非法制售的肉毒素产品。不规范的注射操作、不准确的剂量以及缺乏必要的抢救准备等，都会大大增加注射肉毒素的风险，引起毒素扩散，导致肌肉无力、眼睑下垂、吞咽困难和呼吸困难，症状可持续数周，严重时会危及生命。

（二）入侵的数量

病原微生物引起感染，除有一定的毒力外，还必须有足够的数量和适当的侵入路径。有些病原菌毒力极强，极少量的侵入可致病，如鼠疫杆菌，只需数个病菌侵入便可感染致病。多数病原菌需要达到一定的数量方可，如伤寒沙门菌需要侵入几亿至几十亿个细菌才能致病。

（三）入侵的门户

病原菌的侵入部位也与感染发生有密切关系，多数病菌需经特定的门户侵入，才能到达特定的定居部位繁殖，才能造成感染。如破伤风杆菌只能从伤口侵入，厌氧条件才能繁殖，食入不能引入感染。霍乱弧菌食入会感染致病，伤口接触并不致病。

（四）机体免疫力

同种生物的不同个体，当他们与同样的病原体接触后，有的患病，而有的安然无恙，其原因在于不同个体间的免疫力不同，一般机体免疫力强不容易致病，免疫力弱则容易致病。

（五）环境因素

感染的发生与发展除了取决于上述致病菌的毒力、数量、侵入路径和宿主免疫力外，还取决于对上述因素都有影响的环境因素。良好的环境因素有助于提高机体的免疫力，也有助于限制、消灭自然疫源和控制病原体的传播。另外，常见的致病菌和部分条件致病菌也可污染环境，并常以环境为媒介感染人类。

五、细菌感染的过程

病原菌在一定条件下，突破机体防御功能侵入机体，引起不同程度的病理过程称为感染。

（一）感染的来源

1. 外源性感染　指来自宿主体外的病原体的感染，其传染源是患者、带菌者或患病带菌的动物。主要传染源有患者包括恢复期患者、健康带菌者、带菌动物、昆虫媒介等。

2. 内源性感染　指自身体内的微生物引起的感染。内源性感染的病原菌多是体内的正常菌群，少数是感染后以潜伏状态存在于体内的病原菌，如结核分枝杆菌。当机体免疫力下降或者受外界因素的影响，如长期大量使用抗生素等可引发内源性感染。

（二）感染的发展和结局

由于病原菌、机体与环境三方面的力量或影响大小不一样，因此感染的结局也不一样，取决于细菌的致病性与机体免疫力在一定条件下相互斗争的结果。可出现隐形感染、潜伏感染和显性感染，各类感染均可发展成带菌状态。

1. 隐性感染　指机体免疫力较强并且侵入的病原菌数量不多、毒力较弱时，病原菌感染后不出现明显的临床症状。隐性感染后机体可获得特异性免疫力，在防止同种病原菌感染上具有重要意义。

2. 潜伏感染　机体与致病菌都有一定的优势，相互作用过程中长期处于相持状态，致病菌被限制在一定范围内，一旦抵抗力下降，致病菌大量繁殖而致病。

3. 显性感染　指当机体免疫力较弱且侵入的病原菌数量较多、毒力较强时，病原菌感染后可在体内生长繁殖，产生毒性物质，造成机体组织细胞受到一定程度的损坏，表现出明显的临床症状。在体内显性感染的过程可分为潜伏期、发病期和恢复期，这是机体免疫力与病原菌之间力量对比变化所造成的。

显性感染按照病情的缓急可以分为急性感染和慢性感染两类。急性感染发病急、病程短，只有数日或数周，病愈后病原菌从体内清除，如霍乱。慢性感染发病慢、病程长，持续数月或数年，胞内寄生菌常引起慢性感染，如结核分枝杆菌。

显性感染按照感染的部位可分为局部感染和全身性感染两类。局部感染指病原菌侵入机体后局限于一定部位定居、生长繁殖，产生毒性物质引起病变。局部感染是由于机体的免疫作用使得病原菌被限制于局部，如化脓性球菌引起的疖、痈等。全身性感染是指病原菌在与机体相互作用时，由于机体的免疫功能较弱，不能把病原菌限制于局部，以致病原菌及其毒性产物向周围扩散，引发全身感染。

全身性感染在临床上可能出现下列症状：①菌血症，病原菌由病灶部位侵入血液，但不能在血液中大量繁殖，无明显中毒症状，如伤寒早期的菌血症、布氏杆菌菌血症等。②毒血症，病原菌在机体局部生长繁殖，不侵入血液，但其产生的毒素进入血液，引起特殊的中毒症状，如白喉、破伤风等。③败血症，机体防御能力较弱的情况下，病原菌不断侵入血液并在其中大量繁殖，释放毒素，造成机体严重损伤并产生明显的全身中毒症状，如铜绿假单胞菌、鼠疫耶尔森菌可引起败血症。④脓毒血症，化脓性细菌引起败血症的同时，病原菌随血流扩散至机体组织和脏器，如肝、肺、肾等，并引起多发性化脓性病灶，如金黄色葡萄球菌严重感染时可引起脓毒血症。

4. 带菌状态　机体在隐性感染或传染病痊愈后，病原菌可能在机体内持续存在并不断排出体外，称为带菌状态。处于带菌状态的人称为带菌者。带菌者虽然体内带有病原菌，但无临床症状，是传染病流行的重要传染源。健康人（包括隐性感染者）体内带有病原菌，叫健康带菌者，例如，在流行性脑脊膜炎或白喉的流行期间，不少健康人的鼻咽腔内可带有脑膜炎球菌或白喉杆菌。病愈之后，体内带有病原菌的人，叫恢复期带菌者，如痢疾、伤寒、白喉恢复期带菌者都比较常见。医务工作者常与患者接触，很容易成为带菌者，和患者之间互相传播，造成交叉感染。因此，及时查出带菌者，并隔离治疗，是防止传染病流行的重要的手段之一。

请你想一想

　　某市一单位食堂为营造节日氛围，准备在端午节给员工做糖糕吃，厨师在过节前夜将面和好。第二天早晨做成糖糕，上笼蒸了30分钟。员工们吃完糖糕就去岗位工作了。2小时后，一个员工开始出现呕吐，继之腹痛、腹泻，其他吃过糖糕的人也陆续出现同样症状，初步判断为食物中毒。请你想一想最有可能由什么细菌引起的食物中毒？为什么？如何证实你的推测？从这件事件中我们应吸取哪些教训？

六、病毒 🔵微课

病毒是一类体积微小，结构简单，只含有一种类型的核酸，必须在活细胞内寄生并以复制的方式增殖的"非细胞生物"。

据统计，人类传染病中约有75%是由病毒引起的。常见的疾病有肝炎、流行性感冒、腹泻、艾滋病等，不仅传染性强、流行广泛，而且很少有特效药物。除急性传染病外，病毒还可引起持续性感染，有的病毒还与肿瘤及自身免疫病的发生密切相关，因此病毒已成为多学科关注的热点。

（一）病毒的大小与形态

病毒是最微小，结构最简单的微生物。病毒颗粒很小，它们的直径多数在 100nm 左右，大多数病毒必须用电子显微镜放大数千倍到数万倍才能观察到。各种病毒的形态不一，大多数人类和动物病毒为球形，植物病毒多为杆形，微生物病毒呈蝌蚪形（图 2－5）。

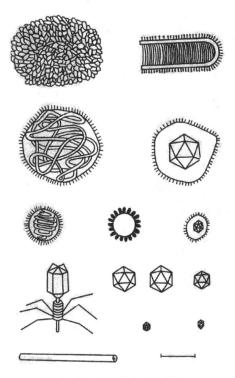

图 2－5 病毒的大小和形态

（二）病毒的构造与特性

一个完整成熟的具有感染性的病毒颗粒称为病毒粒。病毒粒的基本成分是核酸和蛋白质。核酸位于中心，蛋白质包围在核心周围，形成衣壳。病毒的基本结构包括核心与衣壳，两者构成核衣壳，有些较复杂的病毒在核衣壳外还被一层含蛋白质或糖蛋白的类脂双层膜覆盖，这层膜称为包膜（图 2－6）。

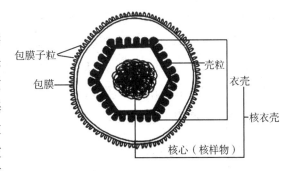

图 2－6 病毒的结构

病毒严格在活细胞内寄生，不能在培养基内生长繁殖，一般耐冷不耐热，对抗生素不敏感。

（三）病毒的增殖

病毒只能在活细胞内寄生，以其独特的方式进行繁殖。其增殖的方式是复制，包括吸附、穿入、脱壳、生物合成、装配与释放 5 个阶段（图 2 - 7）。

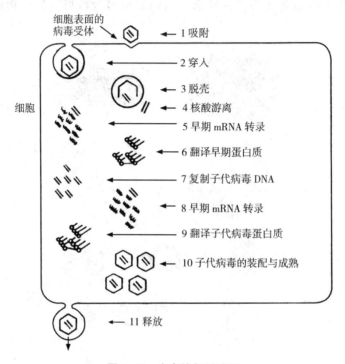

图 2 - 7　病毒的复制过程

（四）病毒的致病性

病毒通过多种传播途径（如呼吸道、消化道、皮肤黏膜、眼、泌尿生殖道、胎盘或产道）进入机体后，吸附于易感细胞表面，被细胞吞饮而入胞。在细胞内，由病毒增殖引起细胞溶解，或由病毒诱导出现变态反应和炎症反应损伤组织。有些病毒感染后，宿主细胞膜上抗原改变。出现特异性新抗原，可刺激机体产生相应的抗体和效应 T 细胞，从而引起病理性免疫应答，导致组织细胞损伤和破坏。病毒感染的结果取决于病毒与宿主之间力量的对比。

七、其他病原微生物

（一）病原性真菌

真菌是一类真核细胞型微生物。具有典型的细胞核和完善的细胞器。真菌广泛分布于自然界，种类繁多，约有 10 万种，多数对人体无害，仅少数对人体有害，约 300

余种，称病原性真菌。近年来真菌感染明显上升，这与滥用抗生素引起菌群失调和应用激素、抗癌药物导致免疫低下有关，应引起注意。

（二）放线菌

放线菌是原核生物中一类能形成分枝菌丝和分生孢子的特殊类群，呈菌丝状生长，主要以孢子繁殖，因菌落呈放射状而得名。与致病有关的放线菌主要是放线菌属和奴卡菌属。放线菌属在自然界分布广泛，并寄居正常人的口腔、肠道、泌尿生殖道。机体对放线菌的免疫主要靠细胞免疫，预防主要是注意口腔卫生，有牙病或口腔黏膜损伤时要及时治疗。

（三）螺旋体

螺旋体是一类细长、柔软、弯曲呈螺旋状、运动活泼的原核细胞型微生物。螺旋体在自然界中分布广泛，常见于水、土壤及腐败的有机物上，亦有的存在于人体口腔或动物体内。对人致病的主要有 3 个属：①钩端螺旋体属：对人致病的主要是钩端螺旋体；②密螺旋体属：对人致病的主要有梅毒螺旋体；③疏螺旋体属：对人致病的主要有回归热螺旋体。其中钩端螺旋体和梅毒螺旋体在临床上的影响较大。

（四）支原体

支原体是一类没有细胞壁、高度多形性、能通过滤菌器、可用人工培养基培养增殖的最小原核细胞型微生物，大小为 $0.1 \sim 0.3 \mu m$。由于能形成丝状与分枝形状，故称为支原体。支原体广泛存在于人和动物体内，大多不致病，对人致病的支原体主要有肺炎支原体（可引起非典型肺炎），其次是解脲支原体（男性不育症与它有关）。此外，新生儿支气管炎、肺炎、男性尿道炎、女性宫颈炎、阴道炎、盆腔炎、流产等也可能与肺炎支原体有关。

（五）立克次体

立克次体是一类严格细胞内寄生的革兰阴性原核微生物。性状类似细菌，具有细胞壁，以节肢动物为传播媒介，可引起斑疹伤寒、斑点热等传染病。人体感染立克次体后，可产生抗原－抗体复合物。以细胞免疫为主，病后有较强的免疫力。

（六）衣原体

衣原体是一组极小的，非运动性的，专在细胞内生长的微生物。衣原体为革兰阴性病原体，是一类能通过细菌滤器、在细胞内寄生、有独特发育周期的原核细胞性微生物。衣原体是一种比细菌小但比病毒大的生物，是专性细胞内寄生的、近似细菌与病毒的病原体，具有两相生活环，称为能量寄生物，多呈球状、堆状，有细胞壁，有细胞膜，属原核细胞，一般寄生在动物细胞内。

第三节　影响健康的因素——寄生虫

PPT

一、概述

（一）共生与寄生现象

共生是两种动物的个体发生互相合作关系，双方获得益处，如牛、马等动物和其胃内生活的纤毛虫。寄生则是一种动物个体寄宿在另一种动物身上，以吸取宿主身上营养物质求得生存，其中损害者一方称为寄生虫，受害的一方称为宿主，如蛔虫寄生于人体的小肠内，夺取半消化的食物，并对人体造成损害，称蛔虫为寄生虫，被寄生的受害人，称为宿主。物种之间只有通过共生或寄生的方式才能完成其生活史，因此动物的共生或寄生是它们在长期的进化过程中获得的适应自然环境的生存方式。

（二）寄生虫的生活史

生活史是指寄生虫完成一代的生长、发育和繁殖的整个过程及所需要的条件。一些寄生虫的特点是发育过程复杂，繁殖能力极强，对各种环境有很高的适应性和抵抗力。寄生虫的整个生活史过程实际包括寄生虫在感染阶段侵入宿主的方式和途径、在宿主体内移行或达到寄生部位的途径、正常的寄生部位、离开宿主机体的方式以及所需要的终宿主、中间宿主或传播媒介的种类等。如疟原虫和丝虫，要通过蚊子的吸血传播。血吸虫要有钉螺作为中间宿主，并在钉螺体内还有胞蚴、雷蚴等几期发育，最后放出尾蚴来感染宿主。华支睾吸虫不但须有沼螺等作为第一中间宿主，还须有鱼作为第二中间宿主，由螺体内放出的尾蚴不直接侵害宿主，先侵入鱼体并在鱼的肌肉内形成囊蚴，宿主吃了没有熟透的鱼而感染。猪肉绦虫寄生到人体内时，必须通过带有猪囊虫（豆肉）的猪肉才能感染，而猪必须吃了有绦虫患者的粪便才染上囊虫病。

（三）寄生虫与宿主间的相互关系

寄生是在一定条件下出现在寄生虫与宿主之间的一种特定关系。寄生虫进入宿主，会对宿主产生不同的损害作用，如夺取营养、机械损伤、毒性和抗原物质的作用等；同时宿主对寄生虫的反应是产生不同程度的免疫力。设法把寄生虫清除，可能导致寄生虫形态与功能的改变，宿主可防御再感染；若不能清除，宿主不能控制寄生虫的生长或繁殖，会出现明显的临床症状和病理变化，如不及时治疗，严重者可以死亡。

二、医学原虫

原虫是能独立完成生命活动全部功能的单细胞原生生物。医学原虫可寄生于人体管腔、体液、组织和细胞内。寄生于人体的原虫有十余种。

（一）溶组织内阿米巴

溶组织内阿米巴即痢疾阿米巴，为阿米巴痢疾及各种阿米巴病的病原体，主要寄生于结肠。溶组织内阿米巴可分包囊和滋养体两个不同时期，成熟的 4 核包囊为感染期（图2-8）。

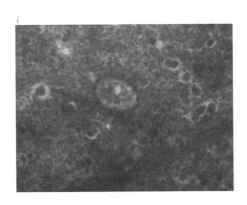

图2-8　溶组织内阿米巴

1. 溶组织内阿米巴滋养体　大小在 10～60μm 之间，当其从有症状患者组织中分离时，常含有摄入的红细胞，有时也可见白细胞和细菌。滋养体借助单一定向的伪足而运动，有透明的外质和富含颗粒的内质，有一个球形的泡状核，直径 4～7μm。纤薄的核膜边缘有单层均匀分布、大小一致的核周染色质粒。但在培养基中的滋养体往往有2个以上的核，核仁小，大小为 0.5μm，常居中，周围围以纤细无色的丝状结构（图2-9）。

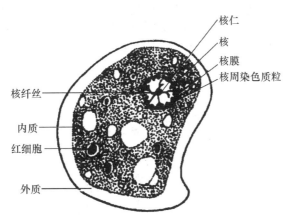

图2-9　溶组织内阿米巴滋养体

2. 溶组织内阿米巴包囊　滋养体在肠腔里形成包囊的过程称为成囊。滋养体在肠腔以外的脏器或外界不能成囊。在肠腔内滋养体逐渐缩小，停止活动变成近似球形的包囊前期，以后变成一核包囊并进行二分裂增殖。胞质内有一特殊的营养储存结构即拟染色体，呈短棒状，对虫株鉴别有意义。在未成熟包囊中有糖原泡。成熟包囊有4个核，圆形，直径 10～16μm，包囊壁厚 125～150nm，光滑。核为泡状核，与滋养体的相似但稍小（图2-10）。

3. 致病性　溶组织内阿米巴滋养体具有侵入宿主组织或器官、适应宿主的免疫反应和表达致病因子的能力。滋养体表达的致病因子可破坏细胞外间质，接触依赖性的溶解宿主组织和抵抗补体的溶解作用，其中破坏细胞外间质和溶解宿主组织是虫体侵入的重要方式。

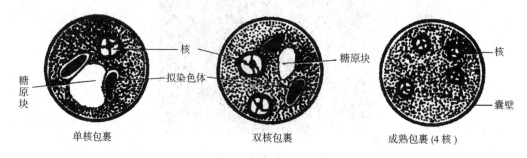

图 2 – 10　溶组织内阿米巴包囊

（二）阴道毛滴虫

阴道毛滴虫是寄生在人体阴道和泌尿道的鞭毛虫，主要引起滴虫性阴道炎、尿道炎和前列腺炎。

1. 形态　阴道毛滴虫的生活史仅有滋养体阶段而无包囊阶段。活体呈无色透明，有折光性，体态多变，活动力强。固定染色后呈梨形，体长 7～23μm，前端有一个泡状核，核上缘有 5 颗排列成环状的基体，由此发出 5 根鞭毛：4 根前鞭毛，1 根后鞭毛。1 根轴柱，纤细透明，纵贯虫体，自后端伸出体外。体外侧前 1/2 处，有一波动膜，其外缘与向后延伸的后鞭毛相连。虫体借助鞭毛摆动前进，以波动膜的波动做旋转式运动。虫体柔软多变，活动力强（图 2 – 11）。

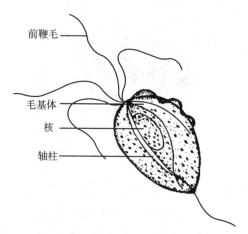

图 2 – 11　阴道毛滴虫的形态

2. 生活史　阴道毛滴虫生活史简单。滋养体主要寄生于女性阴道，尤以后穹窿多见，偶可侵入尿道。男性感染者一般寄生于尿道、前列腺，也可侵及睾丸、附睾及包皮下组织。虫体以纵二分裂法繁殖。滋养体既是繁殖阶段，也是感染和致病阶段。该虫通过直接或间接接触方式在人群中传播。

3. 致病性 阴道毛滴虫的致病力随着虫株及宿主生理状况、免疫功能、内分泌以及阴道内细菌或真菌感染等而改变，尤其是妇女在妊娠及泌尿生殖系统生理失调时更易出现炎症。感染数天后，阴道黏膜出现充血、水肿、上皮细胞变性脱落及白细胞炎症反应。健康妇女阴道因乳酸杆菌作用，pH 维持在 3.8～4.4 之间，可抑制其他细菌生长，不利于滴虫生长，称为阴道的自净作用。然而滴虫在阴道中消耗糖原，妨碍乳酸杆菌的酵解作用，影响乳酸浓度，从而使阴道 pH 转为中性或碱性。妊娠及月经后的阴道生理周期使 pH 接近中性，这些都有利于滴虫繁殖，因而感染和复发率较高。

三、医学蠕虫

蠕虫是一类软体的，靠肌肉伸缩而蠕动的低等多细胞动物。凡是寄生人体与医学有关的蠕虫称为医学蠕虫。大多数蠕虫寄生在人和动物的消化道内，少数寄生在血液和组织内，主要分属扁形动物门和线形动物门。

（一）蛔虫

蛔虫是人体肠道内最大的寄生线虫，成体略带粉红色或微黄色，体表有横纹，雄虫尾部常卷曲。蛔虫感染率可达 70% 以上，农村高于城市，儿童高于成人。蛔虫的发育过程包括虫卵在外界土壤中的发育和虫体在人体内的发育两个阶段（图 2 - 12）。蛔虫的幼虫和成虫对人体均有致病作用，主要表现为机械性损伤、变态反应及肠功能障碍等。

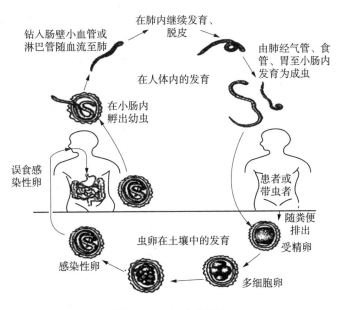

图 2 - 12 蛔虫生活史

（二）蛲虫

蛲虫成虫细小，乳白色，呈线头样。成虫寄生于人体的回盲部，以盲肠、阑尾、结肠、直肠及回肠下段多见。当人睡眠后，肛门括约肌松弛时，部分雌虫爬出肛门，在附近皮肤产卵。产卵后，雌虫多因干枯死亡，少数雌虫可由肛门蠕动移行返回肠腔。若进入阴道、子宫、输卵管、尿道或腹腔、盆腔等部位，可导致异位寄生（图2-13）。

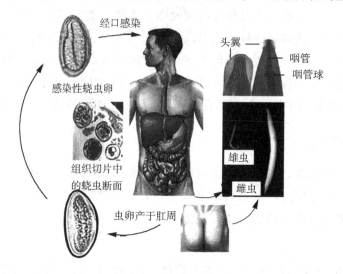

图2-13　蛲虫生活史

（三）链状带绦虫

链状带绦虫也称猪肉绦虫、钩绦虫，体长较牛肉绦虫短，一般有2~3m，宽7~8mm，共有节片800~900片，后端的成熟节片长约10mm。头节圆球形，直径约1mm，具有4个吸盘，并有顶突和2圈小钩，故又称"钩绦虫"。人是唯一的终宿主，寄生于小肠内，引起猪肉绦虫病。中间宿主主要是猪，囊尾蚴多寄生在猪的肌肉、肝脏、脑等器官内，为白色小点。生有囊尾蚴的猪肉，俗称"豆猪肉"或"米心肉"。人因吃入未煮熟的并含有囊尾蚴的猪肉而感染。囊尾蚴也会寄生在人的肌肉、脑、眼等处，引起囊虫病（图2-14）。

请你想一想

请同学们想一想如何预防肠道寄生虫病？

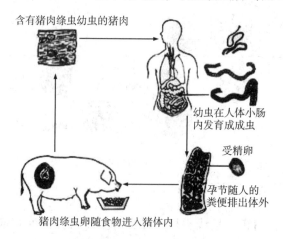

图2-14　链状带绦虫生活史

第四节 影响健康的非生物因素

PPT

一、环境中的理化因素

人类赖以生存的自然环境和生活环境中的诸多因素可综合地作用于人体，对机体健康产生有益作用，在一定条件下也会产生不良影响。影响健康的非生物因素主要包括物理因素和化学因素。

（一）物理因素

主要包括微小气候、噪声、振动、非电离辐射、电离辐射等。微小气候指生活环境中空气的温度、湿度、风速和热辐射等因素。机体在代谢过程中通过辐射、传导、对流、蒸发等方式维持热平衡，而微小气候可明显影响机体的热平衡。环境噪声不仅可妨碍正常的工作、学习及休息等，对听觉系统及听觉外系统均可产生明显的不良影响；非电离辐射中过量紫外线对眼睛、皮肤具有损害作用；高频电磁场、微波辐射等对人体产生多方面的明显损害；环境中的电离辐射除由于当地自然环境（土地、岩石，水等）中放射性本底值较高外，人类在生产活动中排出的放射性废弃物，核爆炸、核泄漏等是环境受到放射性污染的主要因素。

（二）化学因素

环境中的化学因素成分复杂，种类繁多。大气、水、土壤中含有各种有机和无机化学物质，其中许多成分含量适宜是人类生存和维持身体健康所必需的。环境中的化学物可通过许多途径和方式进入人体，对人体健康造成影响。例如，在生产过程中产生的化学物，可通过被污染的空气和饮用水进入人体；各种燃料的燃烧产物，有的存在于废水、废气和废渣中，通过多种途径在环境中的迁移运动，也可通过被污染的空气和饮用水进入机体；还可以通过吸烟、饮酒、药物滥用和食物等摄入；通过使用化妆品、洗涤用品和服饰等与皮肤直接接触也可进入机体。

你知道吗

据研究，人的肺部疾病发生率高和肺癌的发生可能与二次污染有关。环境二次污染是污染物与其他物质发生的物理和化学反应，例如汽车废气中的氮氧化物（NO）和碳氧化物（CO）在强烈日光紫外线照射下所形成的光化学烟雾，其成分包括臭氧、过氧酰基硝酸酯和醛类等多种复杂化合物。

二、营养性因素

营养不良是由机体需要与营养素摄入之间不平衡所致，可引起缺乏症、依赖性、中毒症或肥胖症。营养不良包括营养低下和营养过剩。营养低下可由摄入不足、吸收不良，以及因腹泻、出血、肾衰竭或过度出汗等导致营养素丢失引起；营养过剩可由饮食过度、缺少锻炼等引起。摄入过量维生素，尤其是吡哆醇（维生素 B_6）、烟酸、维生素 A 和维生素 D，以及摄入过多微量元素也可引起营养过剩。

> **请你想一想**
>
> 请同学们想一想哪些人群易发生营养不良？

营养不良（营养低下和营养过剩）的发展是有阶段的，通常是需要相当长的时间。首先，血液和（或）组织中营养素水平改变；然后是生化功能和结构发生改变；最终出现症状和体征，导致发病和死亡。

三、免疫性因素

（一）自身免疫性疾病

自身免疫病是指机体对自身抗原发生免疫反应而导致自身组织损害所引起的疾病。有时，受损或抗原性发生变化的组织可激发自身抗体的产生，如心肌缺血时，坏死的心肌可导致抗心肌自身抗体形成，但此抗体并无致病作用，是一种继发性免疫反应。因此，要确定自身免疫性疾病的存在一般需要依据：有自身免疫反应的存在、排除继发性免疫反应之可能、排除其他病因的存在。

你知道吗

自身免疫性疾病的特点

自身免疫性疾病往往具有以下共同特点：①患者有明显的家族倾向性，不少与 HLA 抗原尤其是与 D/DR 基因位点相关，女性多于男性；②血液中存在高价自身抗体和（或）能与自身组织成分起反应的致敏淋巴细胞；③疾病常呈现反复发作和慢性迁延的过程；④病因大多不明，少数由药物（免疫性溶血性贫血等）引起。

（二）变态反应性疾病

变态反应又称超敏反应，是抗原刺激引起的免疫应答导致组织损伤或功能紊乱。引起变态反应的抗原称为变应原，可以是外源性抗原或自身抗原。有些物质对大多数人是无害的，而对变态反应疾病患者则引起各种不适反应。接触变应原的人群只有少部分发生变态反应，多有家族史，如果父母一方或双方是过敏体质，则子女发生变态反应的机会将大大增加。

变应原的种类有成千上万。主要包括：①吸入性变应原，如花粉、动物的毛发皮屑，室内外灰尘、尘螨、霉菌；②食入性变应原，如鱼、虾、蛋、奶，碳酸饮料及坚果类食物；③接触性变应原，如羊毛、染料、化妆品、有毒的常青藤、镍制品、乳胶手套等；④注入性变应原，如昆虫叮咬毒液及某些药物。

四、遗传性疾病

遗传性疾病是由遗传物质（包括染色体和基因）发生异常改变而引起的疾病。到目前为止，世界上发现的遗传性疾病有 3000 余种，其中染色体病 300 余种，基因病 2700 余种。比较常见的遗传性疾病有常染色体显性遗传病、常染色体隐性遗传病、伴性遗传病、多基因遗传病和染色体病。

> **请你想一想**
>
> 请同学们想一想：短指（趾）症、白化病、红绿色盲、兔唇、唐氏综合征分别属于哪种遗传性疾病？

五、先天性疾病

先天性疾病与遗传性疾病不同，它没有遗传物质的改变，而是由于怀孕母亲受某些有害因子的损伤，影响了子宫内正在发育的胎儿，引起胎儿某些缺陷和畸形，出生后出现某些先天性疾病，这些病与遗传无关。常见的有害因子是怀孕母亲的嗜烟、酗酒、药物应用不当或病原微生物感染等。父亲也可以通过精子将有害因子带给母亲而影响胎儿。烟、酒通过胎盘影响胎儿可能发生聋、哑、盲以及其他残缺。孕妇在用药后，药物从母血到胎儿造成畸形，某些避孕药虽然服后达到避孕目的，但一旦怀孕，则对胎儿不利。孕妇怀孕早期（3~4 个月内）因胎盘尚未发育完善，此时若受病原微生物侵犯，病原微生物可以通过胎盘感染胎儿。在妊娠 4 个月后，胎盘逐渐发育，形成胎儿与母亲间的天然屏障，母血与胎儿血不直接相通，此时母亲感染对胎儿的影响较不明显。胎儿从母体得到的感染即先天性感染，像乙型肝炎、艾滋病和梅毒等都可以发生新生儿先天性感染。孕妇受巨细胞病毒、风疹病毒和疱疹病毒感染后可能导致胎儿不良后果，轻者发生某些先天性疾病，有的发生畸形、弱智等；重者使胎儿不能正常发育，造成流产、死产。

> **请你想一想**
>
> 请同学们想一想你所熟悉的先天性疾病有哪些？

第五节　疾病的基本病理变化

PPT

一、细胞和组织的适应、损伤与修复

（一）细胞和组织的适应性反应

细胞和组织在对各种刺激因子和环境改变进行适应时，能发生相应的功能和形态改变，包括萎缩、肥大、增生、化生等。

1. 萎缩　组织和器官的体积缩小称为萎缩，通常是由于该组织、器官的实质细胞体积缩小造成的，有时也可因细胞数目减少引起。最常见的萎缩有肌肉、骨骼、中枢

神经及生殖器官等的萎缩。萎缩通常是由于细胞的功能活动降低、血液及营养物质供应不足，以及神经和（或）内分泌刺激减少等引起。萎缩细胞的细胞器减少甚至消失，如长期不动的骨骼肌，其肌原纤维常大量消失，以致仅留下互相靠近的细胞核，肌细胞核增多。细胞和器官除体积变小外，质地常变得较坚韧，边缘变锐，色泽变深，如心和肝的褐色萎缩。细胞和器官发生萎缩的原因多种多样，但均含有环境条件变坏的因素，从而引起细胞和器官的体积缩小及功能下降。根据病因，可将萎缩概括地分为两大类，即生理性萎缩和病理性萎缩。例如在幼儿阶段动脉导管和脐带血管的萎缩退化、青春期后胸腺的逐步退化、妊娠期后子宫的复旧，以及授乳期后乳腺组织的复旧，这些都属于生理性萎缩。长期营养不良或消化道梗阻引起的饥饿性萎缩则属于病理性萎缩。萎缩一般是可复性的。只要萎缩的程度不十分严重，当原因消除后，萎缩的器官、组织、细胞仍可逐渐恢复原状。但病变如继续进展，则萎缩的细胞可最后消失。

2. 肥大　细胞、组织和器官体积的增大称为肥大。肥大细胞的线粒体总体积增大，细胞的合成功能升高，同时粗面内质网及游离核蛋白体增多。当酶合成增加时，光面内质网也相应增多。在功能活跃的细胞（特别是吞噬中的细胞）溶酶体也增多、增大。在横纹肌功能负荷加重时，不仅线粒体、粗面内质网等细胞器及游离核蛋白体增多，肌丝也相应增多。此外，细胞核的 DNA 含量增加，导致核的增大和多倍体化，核形不规则。肥大可分为代偿性肥大与内分泌性肥大两类。例如经锻炼的骨骼肌、高血压引起的心肌肥大以及一侧肾摘除后另侧肾的肥大等属于代偿性肥大。雌激素影响下的妊娠子宫属于内分泌性肥大。

3. 增生　由于实质细胞数量增多而造成的组织、器官的体积增大称为增生。增生细胞的各种功能物质如细胞器和核蛋白体等并不或仅轻微增多。细胞增生是由于各种原因引起的有丝分裂活动增强的结果，通常为可复性的，当原因消除后又可复原。增生包括再生性增生、过再生性增生和内分泌障碍性增生三种类型。如肝细胞毒性损伤后的再生属再生性增生；慢性胃炎时的上皮腺样增生属过再生性增生；乳腺增生属内分泌障碍性增生。

4. 化生　一种已分化组织转化为另一种相似性质的分化组织的过程称为化生。但这种转化过程并非表现为已分化的细胞直接转变为另一种细胞，而系由具有分裂能力的未分化细胞向另一方向分化而成，并且只能转化为性质相似的而不能转化为性质不同的细胞，例如上皮细胞不能转化为结缔组织细胞或相反。故柱状上皮可转化为鳞状上皮，一种间叶性组织只能转化为另一种间叶性组织。较常见的化生有鳞状上皮化生、肠上皮化生、结缔组织和支持组织化生。如慢性胆囊炎及胆石症时胆囊黏膜上皮的鳞状上皮化生；慢性萎缩性胃炎伴黏膜腺体消失或胃溃疡及胃糜烂后黏膜再生属肠上皮化生；骨骼肌反复外伤后可在肌组织内形成骨组织属结缔组织和支持组织化生。

（二）细胞和组织的损伤

1. 病因　机体的细胞和组织经常不断地接受内、外环境各种因子的影响，并通过自身的反应和调节机制对刺激进行应激反应，这种反应能力可保证细胞和组织的正常功能，维护细胞、器官甚至整个机体的生存，但细胞和组织并非能适应所有刺激的影响，当刺激的性质、强度和持续时间超过一定的界限时，细胞就会受损伤，甚至死亡。细胞的损伤原因很多，如缺氧是引起细胞损伤的常见和重要原因；生物因素为引起细胞损伤的最常见因素；物理因素包括高温、低温、电流、电离辐射、机械性损伤等因素；化学因素是多种化学毒物能与细胞或组织发生化学反应，引起细胞的功能障碍和结构破坏，最常见的是抑制酶活性；免疫因素是机体正常的免疫应答具有防御有害物质侵袭，清除突变细胞，维护机体内环境稳定的功能。但在一定条件下，免疫应答的结果可导致组织损伤。

2. 发病机制 细胞内、外多种有害因素可以破坏细胞膜的结构和功能，从而导致细胞损伤；活性氧类物质以其对于脂质、蛋白质和 DNA 的氧化作用而损伤细胞；细胞浆内高游离钙可引起胞浆内的磷脂酸和内切核酸酶等的活化，这两种酶可以降解磷脂、蛋白质、ATP 和 DNA，从而引起细胞损伤；缺氧可导致线粒体氧化磷酸化受抑制，使细胞内各种代谢发生障碍，活性氧类物质增多，从而引起细胞的损伤；化学性物质、代谢产物对细胞毒性作用诱发免疫性损伤；遗传变异可导致结构蛋白合成低下，使细胞因缺乏生命必需蛋白而死亡、核分裂受阻、合成异常生长调节蛋白、酶合成障碍，引发先天性代谢病或后天性酶缺陷。

你知道吗

组织和细胞的形态学变化

变性是指细胞或细胞间质受损伤后因代谢发生障碍所引起的某些可逆性形态学变化，表现为细胞浆内或间质内出现异常物质或正常物质数量异常增多。一般来说，变性是可复性改变，原因消除后，变性的细胞结构和功能仍可恢复。但严重的变性可发展为坏死。

（三）细胞和组织的修复

局部组织、细胞因某种致病因素的作用遭受损伤和死亡后，由邻近健康细胞的再生来修补，以恢复组织完整性的过程称为组织修复。理想的组织修复，是组织缺损完全由原来性质的细胞来修复，恢复原有的结构和功能。然而，人体各种组织细胞固有的增生能力有所不同。若某种组织创伤不能靠原来性质的细胞修复，则由其他性质的细胞（常是成纤维细胞）增生来代替，其形态和功能虽不能完全复原，但仍能修复创伤，这将有利于内环境稳定。组织修复过程一般分为局部炎症反应阶段、细胞增殖分化和肉芽组织生成阶段、组织修复塑形阶段。影响创伤愈合的因素也很多，如受创伤的细胞类型、血液供应、感染、营养、内分泌、异物、血凝块等。

二、局部血液循环及体液循环障碍

（一）充血

1. 静脉性充血　静脉性充血是器官或组织由于静脉血液回流受阻，血液淤积于毛细血管和小静脉内而发生静脉性充血，简称淤血。产生静脉性充血的原因有：①静脉内血栓形成或各种栓子阻塞静脉管腔；②静脉受压时管壁塌陷导致管腔变窄或闭塞；③左心衰竭导致肺淤血，右心衰竭导致体循环淤血，全心衰竭可引起全身淤血。静脉性充血病理变化及其后果是组织或器官肿胀，呈暗红色，局部温度降低。淤血常引起水肿和出血、实质细胞损伤和淤血性硬化等后果。

2. 动脉性充血　器官或组织因动脉输入血量的增多而发生的充血，称为动脉性充血。各种原因使血管舒张神经兴奋性增高或舒血管活性物质释放，导致小动脉扩张，较多的动脉血流入组织而造成充血。常见的动脉性充血包括生理性充血、炎症性充血和减压后充血。如害羞、生气时出现脸红属于生理性充血；长时间下蹲后突然站立属于减压后充血。动脉性充血时器官或组织体积可轻度增大，在体表可见充血局部颜色鲜红、温度升高。

（二）血栓形成

在活体的心、血管内血液成分凝固形成固体质块的过程称为血栓形成。所形成的固体质块称为血栓。

1. 血栓形成的条件　心、血管内膜损伤是血栓形成最主要的条件；血小板容易黏附于内膜使血流缓慢或涡流形成；血液中血小板和凝血因子数量增多、活性增强使血液凝固性增高。

2. 血栓的结局　包括溶解吸收、软化脱落；机化和再通；钙化。如小血栓完全溶解、吸收；大血栓部分软化为血栓的溶解吸收、软化脱落；新生的肉芽组织逐渐取代血栓的过程为血栓的机化，血栓在机化过程中逐渐干燥收缩，其内部或与血管壁间出现裂隙，阻塞的血管部分重建血流称为再通；钙盐沉积于长时间未能溶解又未完全机化的血栓称为钙化。

> **请你想一想**
>
> 　　某患者行右侧髋关节置换手术后病情逐渐好转，由于患者不愿下床活动，今晨右下肢出现肿胀、疼痛及压痛。请同学们想一想该患者右下肢可能发生了什么病变？主要原因是什么？如何预防？

三、炎症

炎症是指具有血管系统的活体组织对各种损伤因子的刺激所发生的一种以防御反应为主的基本病理过程。局部的血管反应是炎症过程的主要特征和防御反应的中心环节。

（一）炎症的原因

任何能够引起组织损伤的因素都可成为炎症的原因，即致炎因子。根据致炎因子本身的性质可归纳为以下几类。

1. 生物性因子 是炎症最常见的原因，包括细菌、病毒等各种病原微生物和寄生虫。

2. 物理性因子 包括温度、机械性因子等。

3. 化学性因子 包括外源性、内源性化学物质。

4. 免疫性因子 最常见于各种类型的超敏反应，还有自身免疫性疾病。

（二）炎症的基本病理变化

炎症的基本病理变化包括局部组织的变质、渗出和增生。在炎症过程中，这些病理变化可同时存在，但往往按照一定的先后顺序发生。

1. 变质 属于损伤性过程。炎症局部组织发生的变性和坏死称为变质。变质既可发生在实质细胞，也可见于间质细胞。

2. 渗出 是炎症最主要的基本病理变化，属于防御为主的过程。

3. 增生 炎症局部的巨噬细胞、内皮细胞和成纤维细胞可发生增生。炎性增生一般具有限制炎症扩散和修复的作用。

（三）炎症的局部临床表现和全身反应

1. 炎症的局部临床表现

（1）红 由于炎症病灶内充血所致。

（2）肿 主要是由于渗出物所致。

（3）热 主要是由于动脉性充血及代谢增强所致。

（4）痛 炎症介质的刺激是引起疼痛的主要原因。

（5）功能障碍 是实质细胞变质等原因所致。

2. 炎症的全身反应

（1）发热 是最主要的全身反应。

（2）白细胞增多 是机体防御功能的一种表现。

（3）单核 – 吞噬细胞系统细胞增生 常表现为局部淋巴结、肝、脾肿大。

（4）实质器官的病变。

（四）炎症的结局

炎症过程中，既有损伤又有抗损伤。致炎因子引起的损伤与机体抗损伤反应决定着炎症的发生、发展和结局。如损伤过程占优势，则炎症加重，并向全身扩散；如抗损伤反应占优势，则炎症逐渐趋向痊愈；若损伤因子持续存在，或机体的抵抗力较弱，则炎症转变为慢性。炎症的结局主要包括痊愈、迁延不愈或转为慢性、蔓延播散三种情况。如肺结核病，当机体抵

请你想一想

请同学们想一想发生在身边的炎症性疾病有哪些？

抗力低下时，结核杆菌可沿组织间隙蔓延，使病灶扩大，也可沿支气管播散，在肺的其他部位形成新的结核病灶。

四、肿瘤

（一）肿瘤的概念和分类

肿瘤是机体在各种致瘤因素作用下，局部组织的细胞异常增生而形成的新生物，这种新生物常形成局部肿块。肿瘤分良性肿瘤和恶性肿瘤，良性肿瘤一般对机体影响小，易治疗，疗效好；恶性肿瘤危害较大，治疗措施复杂，疗效也不够理想。

你知道吗

肿瘤是一类常见病、多发病，恶性肿瘤已成为危害人类健康最严重的疾病之一。我国常见的十大恶性肿瘤按死亡率高低排列依次为胃癌、肝癌、肺癌、食管癌、大肠癌、白血病、淋巴瘤、子宫颈癌、鼻咽癌、乳腺癌。由于肿瘤的病因学、发病学及其预防尚未完全明确，恶性肿瘤的发病人数仍在逐年增加。

（二）肿瘤的基本特征

1. 肿瘤的一般形态与组织结构

（1）一般形态　肿瘤通常单发，也有多发，大小不一，形状多种多样，常见有息肉状、结节状、浸润性包块状等；颜色一般接近其来源的正常组织；质地一般较周围正常组织硬。

（2）组织结构　可分为实质和间质两部分。肿瘤的实质即肿瘤细胞，是进行肿瘤的分类、命名和组织学诊断的主要依据。肿瘤的间质无特异性，对肿瘤实质起支持和营养作用。

2. 肿瘤的异型性　肿瘤组织无论在细胞形态和组织结构上，都与起源的正常组织有不同程度的差异，这种差异称为异型性。异型性是诊断良、恶性肿瘤以及判断恶性肿瘤的恶性程度高低的主要组织学依据。

3. 肿瘤的生长与扩散

（1）肿瘤的生长

1）生长速度　良性肿瘤一般生长缓慢，恶性肿瘤生长较快。

2）生长方式　主要有膨胀性生长、外生性生长和浸润性生长三种方式。

（2）肿瘤的扩散　是恶性肿瘤的主要特征。常见的转移途径有以下几种：①淋巴道转移，是癌的主要转移途径；②血行转移，多见于肉瘤、肾癌、肝癌等；③种植性转移，如胃癌破坏胃壁侵及浆膜后可发生。

4. 肿瘤对机体的影响　良性肿瘤一般对机体影响较小，主要表现为局部压迫和阻塞、继发性改变、激素增多等症状。恶性肿瘤除局部压迫和阻塞外，还可继发出血、穿孔、病理性骨折及感染，恶性肿瘤晚期可出现恶病质。

五、水、电解质代谢紊乱

体内水和电解质的动态平衡是通过神经、体液的调节实现的。临床上常见的水与电解质代谢紊乱有高渗性脱水、低渗性脱水、等渗性脱水、水肿、水中毒、低钾血症和高钾血症。

人和高等动物机体内的细胞也像水中的单细胞生物一样是在液体环境之中的。和单细胞生物不同的是人体大量细胞拥挤在相对来说很少量的细胞外液中，这是进化的结果。但人具有精确的调节机构，能不断更新并保持细胞外液化学成分、理化特性和容量方面的相对恒定，这就是对生命活动具有十分重要意义的内环境。

水、电解质代谢紊乱在临床上十分常见。许多器官系统的疾病或一些全身性的病理过程，都可以引起或伴有水、电解质代谢紊乱；外界环境的某些变化，某些医源性因素如药物使用不当，也常可导致水、电解质代谢紊乱。如果得不到及时的纠正，水、电解质代谢紊乱本身又可使全身各器官系统特别是心血管系统、神经系统的生理功能和机体的物质代谢发生相应的障碍，严重时常可导致死亡。因此，水、电解质代谢紊乱的问题，是医学科学中极为重要的问题之一，受到了医学科学工作者的普遍重视。

六、酸碱平衡紊乱

正常状态下，机体有一套调节酸碱平衡的机制。疾病过程中，尽管有酸碱物质的增减变化，一般不易发生酸碱平衡紊乱，只有在严重情况下，机体内产生或丢失的酸碱过多而超过机体调节能力或机体的酸碱调节机制出现障碍时，才会出现酸碱平衡失调。尽管机体对酸碱负荷有很大的缓冲能力和有效的调节功能，但很多因素可以引起酸碱负荷过度或调节机制障碍导致体液酸碱度稳定性破坏，这种稳定性破坏称为酸碱平衡紊乱。

七、缺氧

缺氧是指组织的氧气供应不足或利用氧障碍而引起组织功能、代谢以致形态结构发生异常变化的病理过程。人体全身组织细胞的正常供氧，有赖于呼吸、循环及血液系统的功能正常，一旦呼吸、心跳停止，机体在数分钟内就可死于缺氧。因此，缺氧不是一种独立的疾病，而是很多疾病过程中常见的病理过程，也是临床上常见的死亡原因之一。

八、应激

应激是由危险的或出乎意料的外界情况引起的一种情绪状态。应激时，内脏器官会发生一系列变化。大脑中枢接受外界刺激后，信息传至下丘脑，分泌促肾上腺激素释放因子，然后又激发脑垂体分泌促肾上腺因子皮质激素，使身体处于充分动员的状态，心率、血压、体温、肌肉紧张度、代谢水平等都发生显著变化，从而增加机体活动力量，以应付紧急情况。导致应激的刺激可以是躯体的、心理的或社会文化的诸多因素。诸如人体健康、个性特点、生活经验、应付能力、认知评价、信念以及所得社会支持的质与量等，均可起重要的调节作用。应激的积极作用在于使有机体具有特殊防御排险功能，能使人精力旺盛，激化活力，使思维特别清晰、准确，动作机敏，推动人化险为夷，及时摆脱困境。但紧张而又长期的应激，会产生全身兴奋，注意和知觉的范围缩小，言语不规则、不连贯，行为动作紊乱。

九、发热

发热是指由于致热原的作用，使体温调节中枢调定点上移，引起的调节性体温升高超出正常范围，是一种常见的病理过程。在正常情况下，人体产热和散热保持动态平衡，从而使体温维持在37℃左右，通常以腋下温度为准，一般成人腋下体温昼夜波动范围为36~37℃。若由各种原因导致产热增加或者散热减少，则出现发热。一般腋下温度超过37.4℃则定义为发热。

十、休克

休克是一种以血压下降为主要表现的症候群。在一些疾病的作用下，机体有效循环血容量不足，会引起组织器官代谢紊乱，组织的坏死或者功能的丧失。临床上常见病因为：失血性疾病，如车祸、挤压伤等引起的失血性休克；心脏疾病，如心肌梗死、心肌炎、心律失常等导致的心源性休克；重症感染引起的感染性休克；创伤或者剧烈疼痛等导致的创伤性休克以及异物蛋白引起的过敏性休克。

目标检测

一、单项选择题

1. 健康不仅是没有疾病和身体不虚弱，而且是（　　）的完满状态。
   - A. 身体、心理、社会适应
   - B. 身体
   - C. 心理
   - D. 社会适应

2. 人体的亚健康状态是指机体处于健康与疾病之间的状态，其主要表现不包括（　　）。
   - A. 身心轻度失调状态
   - B. 浅临床状态
   - C. 前临床状态
   - D. 心理障碍

3. 下列属于真核微生物的是（　　）。
   - A. 细菌
   - B. 真菌
   - C. 螺旋体
   - D. 支原体

4. 生物性因素主要包括（　　），是最常见的致病因素。
   - A. 病原微生物、寄生虫
   - B. 化学因素、物理因素
   - C. 免疫性因素、遗传性因素
   - D. 精神心理因素、自然社会因素

5. 微生物在生命活动过程中，能合成（　　）类物质供人体利用。

　　A. 糖　　　　　　　B. 蛋白质　　　　　　C. 维生素　　　　　　D. 氨基酸

6. 细菌是一类细胞细短、结构简单、胞壁坚韧、多以（　　）分裂方式繁殖和水生性较强的原核生物。

　　A. 二　　　　　　　B. 三　　　　　　　　C. 四　　　　　　　　D. 五

7. 下列说法正确的是（　　）。

　　A. 在自然界中，细菌的形态球菌最为常见，杆菌次之，螺旋状的最少

　　B. 在自然界中，细菌的形态杆菌最为常见，球菌次之，螺旋状的最少

　　C. 在自然界中，细菌的形态螺旋状的最为常见，杆菌次之，球菌的最少

　　D. 在自然界中，细菌的形态螺旋状的最为常见，球菌次之，杆菌的最少

8. 对外界抵抗力最强的细菌结构是（　　）。

　　A. 细胞壁　　　　　B. 荚膜　　　　　　　C. 芽孢　　　　　　　D. 细胞膜

9. 细菌的运动器官是（　　）。

　　A. 鞭毛　　　　　　B. 菌毛　　　　　　　C. 芽孢　　　　　　　D. 荚膜

10. 细菌的芽孢是（　　）。

　　A. 一种繁殖方式　　　　　　　　　　　B. 细菌生长发育的一个阶段

　　C. 一种运动器官　　　　　　　　　　　D. 一种细菌接合的通道

11. 内毒素是革兰阴性菌细胞壁的组分之一，其化学成分为（　　）。

　　A. 肽聚糖　　　　　B. 磷壁酸　　　　　　C. 脂蛋白　　　　　　D. 脂多糖

12. 破伤风的感染途径是（　　）。

　　A. 呼吸道　　　　　B. 消化道　　　　　　C. 蚊虫叮咬　　　　　D. 伤口感染

13. 病毒颗粒很小，它们的直径多数在（　　）左右。

　　A. 100nm　　　　　B. 100mm　　　　　　C. 10nm　　　　　　　D. 10mm

14. 下列属于非细胞型微生物的是（　　）。

　　A. 衣原体　　　　　B. 立克次体　　　　　C. 支原体　　　　　　D. 病毒

15. 对病毒特征叙述正确的是（　　）。

　　A. 属真核细胞型微生物　　　　　　　　B. 含两种核酸

　　C. 出芽方式繁殖　　　　　　　　　　　D. 必须在活的敏感细胞内寄生

16. 病毒的繁殖方式是（　　）。

　　A. 复制　　　　　　B. 生长　　　　　　　C. 发育　　　　　　　D. 繁殖

17. 医学蠕虫不包括（　　）。

　　A. 溶组织内阿米巴　　　　　　　　　　B. 蛔虫

　　C. 蛲虫　　　　　　　　　　　　　　　D. 链状带绦虫

18. 细胞、组织和器官体积的增大称为（　　）。

　　A. 萎缩　　　　　　B. 肥大　　　　　　　C. 增生　　　　　　　D. 化生

19. 血栓形成最主要的条件是（　　）。

A. 大面积烧伤　　　　　　　　　　　B. 血流变慢

C. 心血管内膜损伤　　　　　　　　　D. 涡流形成

20. 炎症反应最重要的特征是（　　　）。

A. 充血　　　　　B. 动脉痉挛　　　　　C. 液体成分渗出　　　　D. 白细胞渗出

二、思考题

1. 条件治病菌在哪些情况下容易致病？

2. 正常菌群的生理作用是什么？

3. 全身性感染在临床上可能出现哪些症状？

4. 寄生虫对宿主有哪些作用？

5. 阐述血栓的形成条件。

6. 何谓肿瘤的异型性？

书网融合……

　🅔微课　　　　　　　🗒️划重点　　　　　　🕐自测题

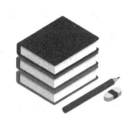

第三章　血　液

学习目标

知识要求

1. **掌握**　血液的组成成分和正常值；血浆渗透压概念和生理意义；红细胞的生成与破坏；血液系统常见疾病的临床表现。

2. **熟悉**　血细胞的功能；血浆蛋白的分类和功能；血型分类原则及分类。

3. **了解**　血液凝固和纤溶的基本过程；输血的意义与原则；血液系统常见疾病的病因。

能力要求

1. 能进行 ABO 血型鉴定。

2. 能根据疾病临床表现初步诊断血液系统疾病。

案例引导

案例　患儿，入院时有重度黄疸、贫血、呼吸困难、肝脾肿大，门诊血细胞分析：WBC 11.35×10^9/L，RBC 1.70×10^{12}/L、Hb 61g/L，需要输血治疗时，发现交叉配血试验不符，随后对患儿母亲的血型以及患儿本身溶血病血清学检查，发现是母婴 RH 血型不合引起的新生儿溶血病。

讨论　母亲和胎儿为什么会出现血型不合呢？该患儿产生溶血的机制是什么？

血液是借助心脏的收缩而不停地循环于心血管系统的一种红色液体组织，是各部分组织液相互沟通以及和内、外环境进行物质交换的中介。血液在维持机体内环境稳态中起着非常重要的作用，很多疾病可导致血液成分或性质发生特征性的变化，因此血液的研究对疾病的诊断有着重要的价值。

第一节　血液的组成及功能　微课

PPT

血液由血浆和悬浮于其中的血细胞组成。取一定量经抗凝处理的血液，静置或离心后，血液可分为两层，上层淡黄色液体，就是血浆，下层不透明的为血细胞。

你知道吗

血浆就是血清吗？

血浆是指全血经过抗凝处理后，通过离心沉淀，去除细胞成分的液体。血浆中含有纤维蛋白原，而且还含有很多的凝血因子，但不含游离的钙离子。而血清是指血液从体内取出静置，发生凝血后的上层澄清的液体，所以血清当中是不含有纤维蛋白原的，但是血清中还有钙离子，这是血浆和血清最大的区别。此外，血浆和血清的另一个区别是：血清中少了很多的凝血因子，但多了很多的凝血产物。

一、血浆的组成及功能

血浆是含有多种溶质的溶液，其水分占90%～91%，其他9%～10%的溶质以血浆蛋白为主，此外还含有脂类物质、糖、无机盐、代谢产物和气体等成分。

1. 水　占血浆总容量的90%～91%。血浆中的各种溶质大多是溶解于水中而进行运输的，水的含量与循环血量的相对恒定密切相关。

2. 血浆蛋白　约占血浆总容量的7%。血浆中包括了很多分子大小和结构都不相同的蛋白质，将它们总称为血浆蛋白。在生物化学研究中，根据不同的方法将血浆蛋白分为不同的类别，应用较多的是盐析法，此法将血浆蛋白分为白蛋白（A）、球蛋白（G）与纤维蛋白原三大类。其中白蛋白含量最多，约占血浆总蛋白的60%，它由肝脏合成，是形成血浆胶体渗透压的主要成分。此外，白蛋白还具备运输功能，许多物质如某些激素、金属离子和药物都能与白蛋白结合，增加亲水性而便于运输；球蛋白次之，在免疫系统中的免疫抗体、补体都是血浆球蛋白，因此球蛋白参与人体的免疫。正常人血浆中白蛋白（A）为40～55g/L、球蛋白（G）为20～30g/L、白蛋白与球蛋白之比为（1.5～2.5）∶1。当发生肝病时白蛋白可减少，甚至球蛋白会增加，从而导致A/G比值减少甚至小于1；纤维蛋白原含量最少，为2～4g/L，主要参与血液凝固过程。

3. 血脂　血脂是血浆中的中性脂肪（三酰甘油）和类脂（磷脂、糖脂、胆固醇、类固醇）的总称，它们是生命细胞的基础代谢必需物质。一般说来，血脂中的主要成分是三酰甘油和胆固醇，其中三酰甘油参与人体内能量代谢，而胆固醇则主要用于合成细胞浆膜、类固醇激素和胆汁酸。由于血浆胆固醇和三酰甘油水平的升高与动脉粥样硬化的发生有关，因此这两项成为血脂测定的重点项目。

4. 血糖　血中的葡萄糖称为血糖（Glu）。葡萄糖是人体的重要组成成分，也是能量的重要来源。正常人体每天需要很多的糖来提供能量，为各种组织、脏器的正常运作提供动力。所以血糖必须保持一定的水平才能满足体内各器官和组织的需要。

5. 非蛋白含氮化合物　血浆中除蛋白质外的其他含氮物质的总和（如尿素、尿酸、肌酸等）称非蛋白含氮化合物，这些物质中所含的氮统称非蛋白氮。其主要由肾排出体外，故测定血中的非蛋白氮的含量有助于了解体内蛋白质的代谢状况和肾的功能。

6. 无机盐　约占血浆总容量的0.9%，以 NaCl 为主，还有 K^+、Ca^{2+}、Mg^{2+}、HCO_3^- 和 HPO_4^- 等。这些离子在形成血浆晶体渗透压、维持酸碱平衡和神经肌肉的兴奋性等方面起着重要作用。

二、血浆的理化特性

1. 血浆渗透压 所谓渗透压,简单地说,是指溶液中溶质颗粒(分子或离子)对水的吸引力,其大小与单位体积溶液中溶质颗粒的数目呈正比,即溶质颗粒数越多,对水的吸引力越大,溶液渗透压越高;反过来,溶质颗粒数越少,对水的吸引力越弱,溶液渗透压越低。

(1)血浆渗透压的组成 血浆中由无机盐等晶体小分子物质(主要为 Na^+、Cl^-)形成的渗透压,称为血浆晶体渗透压,约为766.7kPa;由蛋白质等胶体大分子物质(主要为白蛋白)形成的渗透压,称为血浆胶体渗透压,约为3.3kPa。可见血浆渗透压主要由晶体物质形成,血浆总渗透压为770kPa。在临床中,将渗透压与血浆总渗透压相等的溶液称为等渗溶液,如0.9% NaCl 或5%葡萄糖溶液。渗透压高于或低于血浆渗透压的溶液称为高渗溶液或低渗溶液。

(2)血浆渗透压的生理意义 正常情况下,血浆渗透压与血细胞内液的渗透压相等,血浆中的晶体物质及胶体物质均不易通过细胞膜,但血浆渗透压主要由晶体物质形成,因此当血浆中晶体物质浓度发生变化时,将引起血浆晶体渗透压及总渗透压发生变化,从而影响细胞内外水的平衡,血细胞形态也随即发生变化。当血浆晶体渗透压升高时,红细胞内水分子渗出,使红细胞皱缩;当血浆晶体渗透压降低时,血浆中水分子进入红细胞增多,使红细胞膨胀,甚至破裂。红细胞破裂而使血红蛋白释出,称为溶血。因此,血浆晶体渗透压可以调节细胞内外水的分布,维持血细胞的正常形态及大小(图3-1)。

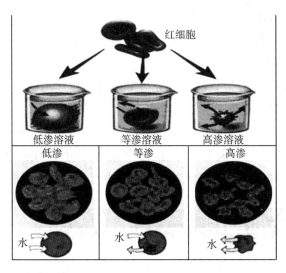

图3-1 低渗溶液和高渗溶液中红细胞的形态改变

然而,血浆晶体物质和水可自由通过血管壁进入组织液,所以血浆和组织液之间不存在晶体渗透压差,但血浆蛋白不能通过毛细血管壁进入组织液,因此血浆蛋白形成的血浆胶体渗透压发生改变时，将影响血管内及组织液中水的分布。由此可见，血浆胶体渗透压可以调节血管内外水的分布，对于血管内血容量的维持起重要作用。当某些疾病导致血浆蛋白降低时，可因血浆胶体渗透压的降低，水分进入胶体渗透压相对较高的组织液，组织液增多而形成水肿。

> **请你想一想**
>
> 肾病患者为什么会出现水肿症状？　肝硬化患者到后期为什么会出现腹水？

2. pH　正常人的血浆 pH 为 7.35～7.45。酸碱度对机体的作用，主要表现在对神经肌肉组织兴奋性的影响。在一定 pH 范围内，碱性增加，兴奋性提高，酸性增加，兴奋性降低。正常人血液酸碱度变化很小，主要依赖于血液中抗酸和抗碱物质形成的缓冲系统（以缓冲对 $NaHCO_3/H_2CO_3$ 为主）、正常肺呼吸功能和肾排泄功能的调节。如果这些功能不良或受疾病的影响，则可出现酸碱平衡紊乱，临床上则表现为酸中毒（pH ＜7.35 时）或碱中毒（pH ＞7.45 时）。

3. 颜色　血浆呈淡黄色，若摄入的脂类物质较多，则血浆中脂蛋白微滴增多而颜色变浑浊。

4. 比重　血浆的比重为 1.025～1.030，其高低取决于血浆蛋白的含量。而全血的比重为 1.050～1.060，红细胞数量越多，全血比重越大。

5. 黏度　液体的黏度来源于液体内部分子或颗粒之间的摩擦，即内摩擦。如果水的黏度为 1，则血浆的相对黏度为 1.6～2.4，全血的黏度为 4～5。

三、血液的功能

1. 运输功能　血液能将 O_2、CO_2、各种营养物质及激素，经血液循环运输至全身各组织细胞，再将组织细胞的代谢产物运送至肺、肾等排泄器官排出体外，以保持机体新陈代谢的正常进行。

2. 防御和保护功能　血液中的各种成分分别参与机体的生理性止血、抵御细菌和病毒等微生物引起的感染，此外，还参与各种免疫反应。

3. 调节功能　血液中含有多种缓冲物质，具有缓冲功能，可缓冲进入血液的酸性和碱性物质引起的 pH 变化。血液还可通过胶体渗透压调节体液平衡，血浆内的水分可以调节体温。因此，血液在维持机体内环境稳态中有非常重要的作用。

第二节　血细胞

PPT

血细胞包括红细胞、白细胞和血小板，各类血细胞均起源于骨髓造血干细胞（HSC），由其增殖分化所产生。在个体发育过程中，造血中心有变迁。由胚胎发育的早期卵黄囊造血，逐渐转移到肝、脾、骨髓造血，出生后造血完全依靠骨髓，但在造血需要增加时，肝、脾可再参与造血以补充骨髓功能的不足。儿童到 4 岁以后，骨髓腔内的红骨髓逐渐脂肪化变为黄骨髓失去造血功能，到 18 岁左右只有脊椎骨、髂骨、肋骨、胸骨、颅骨和长骨近端骨骺处才有造血骨髓。当全能干细胞受到损害时，造血系统将出现疾病，如再生障碍性贫血、白血病等。

一、红细胞

（一）红细胞的形态和数量

正常成熟的红细胞无细胞核，呈双凹碟形，边缘厚中间薄，直径 $7 \sim 8 \mu m$，细胞内充满丰富的血红蛋白。正常成年男性红细胞（RBC）计数为 $(4.0 \sim 5.5) \times 10^{12}/L$、血红蛋白（Hb）为 $120 \sim 160 g/L$；正常成年女性红细胞计数为 $(3.5 \sim 5.0) \times 10^{12}/L$、血红蛋白（Hb）为 $110 \sim 150 g/L$。若红细胞数量或血红蛋白含量低于正常值，均称为贫血。

（二）红细胞的生理特性

红细胞具有可塑变形性、悬浮稳定性和渗透脆性等生理特征，这些特征都与红细胞的双凹碟形有关。

1. 可塑变形性 红细胞在血管中循环运行，通过口径比它小的毛细血管和血窦孔隙时，须发生变形才能通过，且通过后又会恢复到正常的形态，这种红细胞在外力作用下发生变形，外力撤销后又可恢复其正常形态的特性，即为可塑变形性（图 3 -2）。

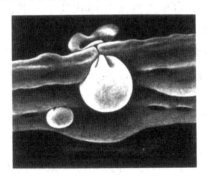

图 3 - 2　红细胞通过脾窦的内皮细胞裂隙

2. 悬浮稳定性 将一试管血液中加入抗凝剂后垂直静置，比重大于血浆的红细胞将缓慢下沉，表明红细胞能相对稳定的悬浮于血浆中，红细胞的这种能相对稳定地悬浮于血浆中而不易下沉的特性，称为红细胞的悬浮稳定性。通常以红细胞在第一小时末下沉的距离来表示红细胞的沉降速度，称为红细胞沉降率（ESR），简称血沉。正常成年男性红细胞沉降率为 $0 \sim 15 mm/h$，成年女性为 $0 \sim 20 mm/h$。沉降速度越快，说明红细胞的悬浮稳定性越小。某些疾病可引起红细胞的沉降率加快，如风湿病、活动性肺结核和肿瘤等，因此，血沉可用于临床上这些疾病的辅助诊断。

3. 渗透脆性 渗透脆性是指红细胞膜对低渗溶液的抵抗力。红细胞在等渗的 0.9% NaCl 溶液中可保持其正常形态和大小，若将红细胞放入低渗的 NaCl 溶液中，随着 NaCl 溶液浓度的降低，渗透压也逐步递减，进入红细胞的水分将逐渐增加，红细胞也将逐渐膨胀，随之部分红细胞开始破裂，最后当 NaCl 溶液浓度降至 0.28% ~ 0.32% 时，红细胞全部发生破裂。这一现象表明红细胞对低渗溶液具有一定的抵抗力，抵抗力越小，红细胞脆性就越大，反之则越小。有些疾病可影响红细胞的脆性，如遗传性球形红细胞增多症患者的红细胞脆性变大，故测定红细胞的渗透脆性有助于某些疾病的临床诊断。

（三）红细胞的生成

1. 生成部位　骨髓是成人体内生成红细胞的唯一场所，红骨髓内的造血干细胞首先增殖分化为原红细胞，然后经早幼红细胞、中幼红细胞、晚幼红细胞、网织红细胞阶段，最后成为成熟红细胞。若骨髓造血功能受到放射线、药物等理化因素的抑制，将使红细胞的生成和血红蛋白合成减少，可发生再生障碍性贫血。

2. 造血原料　红细胞生成的主要原料是铁和蛋白质，此外，还需要氨基酸、维生素和一些微量元素等。成人每天需要 20 ~ 30mg 的铁用于红细胞合成，但其中 95% 的铁都来自于衰老红细胞中血红蛋白分解所释放的铁，这些铁可再利用于血红蛋白的合成，因此，人体每天仅需从食物中摄取 1mg 铁以补充排泄的铁，若铁摄入不足（如偏食）、吸收利用障碍（如消化系统疾病）、丢失过多（如慢性失血）或需求增加（如孕妇），均会导致人体缺铁，从而使血红蛋白合成减少，引起缺铁性贫血。缺铁导致血红素生成减少，血红蛋白合成障碍，合成的红细胞体积变小，颜色变淡，因此缺铁性贫血又可称为小细胞低色素性贫血。

3. 成熟因子　在红细胞发育成熟过程中，还需要维生素 B_{12}、叶酸等物质辅助 DNA 的合成。因此，体内缺乏维生素 B_{12} 和叶酸，可导致红细胞核内 DNA 合成障碍，使核分裂延迟，甚至停顿，从而使核和胞质的发育出现不平衡，形态巨大而畸形的巨幼红细胞，引起巨幼细胞性贫血。

此外，叶酸的活化需要维生素 B_{12} 的参与，但维生素 B_{12} 的吸收需要内因子的帮助，内因子由胃黏膜的壁细胞产生，当胃大部分切除或某些胃病（如萎缩性胃炎）导致壁细胞损伤时，机体缺乏内因子，导致维生素 B_{12} 吸收障碍，同时叶酸利用率也降低，从而出现巨幼红细胞性贫血。

4. 调节因子　红细胞的生成过程还需某些激素的参与，受它们的调节。

（1）促红细胞生成素（EPO）　是由肾脏生成的糖蛋白，是机体红细胞生成的主要调节物质。缺氧是促进 EPO 分泌的生理性刺激因素，任何引起肾氧供不足的因素，如贫血、缺氧或肾血流量减少，均可促进 EPO 的合成和分泌，使血浆中 EPO 含量增加，从而刺激红骨髓，使红细胞生成增多。若双肾实质严重破坏的晚期肾病患者可因缺乏 EPO 而发生肾性贫血。

（2）雄激素　可提高血浆中 EPO 的浓度，促进红细胞的生成；也可直接刺激骨髓，促进红细胞生成；还可促进血红蛋白的合成。

此外，还有一些激素，如甲状腺激素、肾上腺皮质激素和生长激素等可改变组织对氧的需求而间接促进红细胞生成。

（四）红细胞的破坏

正常人红细胞的平均寿命约为 120 天。90% 的衰老红细胞被脾和骨髓中的巨噬细胞所吞噬（血管外破坏），10% 的衰老红细胞在血管中受机械冲击而破损（血管内破坏）。脾是破坏衰老红细胞的重要场所，脾功能亢进时，可使红细胞破坏增加，引起脾性贫血。

（五）红细胞的主要功能

红细胞的主要功能是运输 O_2 和 CO_2。红细胞内又含有丰富的碳酸酐酶，可催化 CO_2 与 H_2O 迅速生成碳酸，后者再解离为 HCO_3^- 和 H^+，因此，红细胞还参与对血液中的酸、碱物质的缓冲。

二、白细胞

（一）白细胞的分类和数量

白细胞为有核的球形细胞，正常成人血液中白细胞数为 $(4.0 \sim 10.0) \times 10^9/L$，根据白细胞细胞质内有无特殊的嗜色颗粒，可将其分为有粒白细胞和无粒白细胞两类。有粒白细胞又根据颗粒的嗜色性分为中性粒细胞、嗜酸性粒细胞和嗜碱性粒细胞。无粒白细胞分为单核细胞和淋巴细胞两种。白细胞的分类、正常值与形态特征见表 3 - 1。

表 3 - 1　正常人白细胞分类计数与形态特征

名称	直径（μm）	百分比（%）	形态特点
中性粒细胞（N）	10 ~ 12	50 ~ 70	细胞核为杆状或分叶状，细胞质颗粒微细，染成红紫色
嗜酸性粒细胞（E）	10 ~ 15	0.5 ~ 5	细胞核分为两叶，多呈八字形，颗粒粗大，染成红色
嗜碱性粒细胞（B）	8 ~ 10	0 ~ 1	细胞核不规则，分为 2 ~ 3 叶，颗粒大小不等，分布不均，染成深蓝色
淋巴细胞（L）	7 ~ 12	20 ~ 40	细胞核较大，呈圆形或椭圆形，染成深蓝色。胞质很少，染成天蓝色
单核细胞（M）	14 ~ 20	3 ~ 8	细胞核呈肾形或马蹄形，细胞质比淋巴细胞的稍多，染成灰蓝色

（二）白细胞的功能

白细胞是人体防御系统的重要组成部分，不同的白细胞其作用又不尽相同，且相互协同。

1. 中性粒细胞　中性粒细胞的主要功能是吞噬细菌和异物。它是血液中主要的吞噬细胞，当感染发生时，炎症产物可使骨髓内储存的中性粒细胞大量释放，从而外周血中的中性粒细胞数目显著增高，同时更多的中性粒细胞进入炎症区域，并开始吞噬细菌和异物，当其吞噬 3 ~ 20 个细菌后，中性粒细胞本身即解体，其释放的各种溶酶体酶又可溶解周围组织，那么，被吞噬的细菌、解体的中性粒细胞和溶解的周围组织就共同形成了脓液。此外，中性粒细胞还可吞噬和清除衰老红细胞和抗原－抗体复合物等物质。

2. 嗜碱性粒细胞　嗜碱性粒细胞胞质内的颗粒中含有组胺、肝素和嗜酸性粒细胞趋化因子 A 等物质，当嗜碱性粒细胞被活化时，不仅能释放这些颗粒物质，还能合成释放白三烯（过敏性慢反应物质）等细胞因子。其中组胺和白三烯可使毛细血管壁通透性增加，引起局部充血水肿，并可使支气管平滑肌收缩，与 I 型过敏反应症状的产生相关；肝素具有抗凝血作用，有利于保持血管的通畅；嗜酸性粒细胞趋化因子 A 可吸引嗜酸性粒细胞，使之聚集于局部，以限制嗜碱性粒细胞在过敏反应中的作用。

> **请你想一想**
>
> 　　过敏性鼻炎患者为什么会有鼻塞症状？过敏性哮喘患者为什么会有呼吸困难症状？过敏性皮炎患者为什么会出现丘疹？

3. 嗜酸性粒细胞　嗜酸性粒细胞胞质内的颗粒物质主要含有组胺酶、芳基硫酸酯酶以及阳离子蛋白。其中组胺酶能分解组胺；芳基硫酸酯酶能灭活白三烯，从而抑制过敏反应；阳离子蛋白对寄生虫有很强的杀灭作用。因此，在患有过敏反应和寄生虫病时嗜酸性粒细胞数量明显增加。

4. 单核细胞　单核细胞在血液中的吞噬能力很弱，当它进入组织后将发育成巨噬细胞，因此又称为单核－巨噬细胞。巨噬细胞具有比中性粒细胞更强的吞噬能力，且对肿瘤和病毒感染细胞具有强大的杀伤能力。此外，单核－巨噬细胞还在特异性免疫应答的诱导和调节中起关键作用。

5. 淋巴细胞　淋巴细胞通常分为 T 淋巴细胞、B 淋巴细胞和自然杀伤细胞（NK）三类，T 细胞执行细胞免疫功能，B 细胞与体液免疫有关，而 NK 细胞直接杀伤被病毒感染的自身细胞和肿瘤细胞。

（三）白细胞的破坏

白细胞的寿命较难准确判断，因为白细胞主要在组织中发挥作用，淋巴细胞还往返于血液、组织液和淋巴之间，并能增殖分化。一般来说，中性粒细胞在循环血液中停留 8 小时左右即进入组织，3~4 天后即衰老死亡或经消化道黏膜从胃肠道排出。若有细菌入侵，粒细胞在吞噬活动中可因释放出的溶酶体酶过多而发生"自我溶解"。

三、血小板

（一）血小板的形态和数量

血小板体积小，呈圆盘状，直径 2~4μm，无核。正常人血液中血小板数为（100~300）×10^9/L，当血小板数低于 50×10^9/L 时常有出血倾向。

（二）血小板的功能

1. 促进止血和加速凝血　血小板与损伤血管的内皮细胞下的胶原纤维接触后，将发生积聚，形成松软的血栓以堵塞住血管创口，起止血作用。同时，血小板释放出许多与凝血有关的因子，促进血液凝固。

2. 维持毛细血管内皮完整性　血小板对毛细血管内皮细胞有营养和支持作用，当毛细血管内皮受损时，血小板可以和受损处内皮细胞互相粘连、融合，填补内皮细胞脱落留下的空隙，并对其进行修复，从而维持血管内皮的完整性。

（三）血小板的破坏

血小板平均寿命可有 7 ~ 14 天，衰老的血小板在脾、肝和肺组织中被吞噬，还可能在发挥其生理功能时被消耗。

第三节　血量、血型与输血

PPT

一、血量

血量是指全身血液的总量，它包括在心血管中流动的循环血量及滞留于肝、脾、肺和小静脉处的储存血量。正常人体全身血液总量为体重的 7% ~ 8%，即 70 ~ 80ml/kg。

血量的相对恒定是维持正常血压和各组织器官正常血液供应的必要条件。但当少量失血时（<全血量的10%，少于500ml），人体仍可维持正常血压，一般不会出现不适；当成人一次失血达到血量的20%（约1000ml）时，便会出现血压下降等一系列临床表现；当成人一次失血量达30%（约1500ml）时，就可能会危及生命，必须立即输血抢救。

二、血型

血型是指红细胞膜上特异抗原的类型，至今已发现 35 个不同的红细胞血型系统，医学上较为重要的，与临床关系最为密切的是 ABO 血型系统和 Rh 血型系统。

（一）ABO 血型系统

在该血型系统中，人类的红细胞表面存在着两种不同的抗原，即 A 抗原（A 凝集原）与 B 抗原（B 凝集原），根据红细胞膜上此两种抗原存在情况将血型分为四种：仅有 A 抗原者为 A 型、仅有 B 抗原者为 B 型、两者均有为 AB 型、两者均无为 O 型。同时在血清中含有天然的抗体（凝集素），即抗 A 抗体（抗 A 凝集素）和抗 B 抗体（抗 B 凝集素），在 A 型血的血清中，只含有抗 B 抗体；B 型血的血清中，只含有抗 A 抗体；AB 型血的血清中，既没有抗 A 抗体，也没有抗 B 抗体；O 型血的血清中，则两种抗体都有（表 3 - 2）。

表 3-2　ABO 血型的基本分型

血型	红细胞上所含抗原（凝集原）	血清中所含抗体（凝集素）
A 型	A	抗 B
B 型	B	抗 A
AB 型	A 和 B	无
O 型	无	抗 A 和抗 B

若在凝集原与其对应的凝集素相遇时（即 A 抗原与抗 A 抗体相遇，B 抗原与抗 B 抗体相遇），红细胞可凝集成簇，这一现象称为红细胞凝集。因此，当给人体输入血型不相容的血液时，在血管内可发生红细胞凝集和溶血反应，甚至危及生命。

你知道吗

ABO 血型的遗传规律

首先，让我们一起认识一下 ABO 血型的基因型和表现型，基因型为 AA 和 Ai 的其表现型为 A；基因型为 BB 和 Bi 的其表现型为 B；基因型为 AB 的其表现型为 AB；基因型为 ii 的其表现型为 O；其中 A、B 为显性基因，i 为隐形基因。根据父母双方血型的基因型我们即可推断出双方小孩的血型基因型和表现型。比如，父母双方，一方为 A 型血，其基因型有 AA 和 Ai 两种情况；一方为 O 型血，其基因型为 ii 一种情况。如果是 AA 和 ii 组合，得到的基因型只可能是 Ai，那么其表现型即为 A；如果是 Ai 与 ii 组合，得到的基因型可以是 Ai 和 ii 两种情况，那么其表现型为 A 和 O 两种，也就是说，父母双方一方为 A 型血，一方为 O 型血，他们生下的小孩血型可以是 A 型也可以是 O 型，依据此推断原理，我们得出了血型的遗传规律（表 3-3）。

表 3-3　血型遗传规律表

父母血型	子女会出现的血型	父母血型	子女出现的血型
O 与 O	O	B 与 O	B、O
A 与 O	A、O	B 与 B	B、O
A 与 A	A、O	B 与 AB	A、B、AB
A 与 B	A、B、AB、O	AB 与 O	A、B
A 与 AB	A、B、AB	AB 与 AB	A、B、AB

（二）Rh 血型

1. Rh 血型的分型　Rh 血型系统是血型中最复杂的一个系统，已发现 50 多种 Rh 抗原，与临床密切相关的有五种，其中因 D 抗原的抗原性最强，故临床意义最为重要。通常将红细胞膜上含有 D 抗原者称为 Rh 阳性，不含的称为 Rh 阴性。我国 99% 的人为 Rh 阳性。

2. Rh 因子的凝集素　与 ABO 系统不同，人血清中不存在天然的 Rh 抗体，只有 Rh 阴性者接受过 Rh 阳性者的血液后，才能产生免疫性抗体，Rh 抗体为获得性的，可通过胎盘。Rh 阴性的失血患者初次接受 Rh 阳性血液和 Rh 阴性妇女初次妊娠 Rh 阳性胎儿时一般不会引起反应或仅有轻微反应。当前者再次接受 Rh 阳性血液、后者再次妊娠 Rh 阳性胎儿时，可产生抗原抗体免疫反应而出现溶血现象。

三、输血原则

为了保证输血的安全性和提高输血的效果，注意输血的安全、有效和节约。输血前必须先鉴定血型，保证供血者和受血者的 ABO 血型或 Rh 血型相合。

遵守同型血相输的原则，并且在输血前必须进行交叉配血试验。把供血者的红细胞与受血者血清相混合，称为主侧；受血者的红细胞与供血者的血清混合，称为次侧。主侧和次侧均不凝集，为完全相合，可进行输血；主侧不凝集，次侧凝集为基本相合，可缓慢少量输血；主侧凝集，次侧无论凝集与否，均为不相合，不能输血。

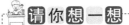 **请你想一想**

O 型血能输注给 AB 型的人吗？反过来，AB 型血能输注给 O 型的人吗？为什么？

第四节　血液凝固与纤维蛋白溶解

PPT

一、血液凝固

血液由流动的液体状态转变为不能流动的凝胶状态的过程叫血液凝固。其实质就是血浆中的可溶性纤维蛋白原转变为不溶性的纤维蛋白，纤维蛋白交织呈网状，将血细胞网罗其中，形成血凝块。

（一）凝血因子

血液凝固是一种复杂的生化反应过程，需要多种凝血因子的参与。血液和组织中直接参与凝血的物质统称为凝血因子，共 12 种（表 3 - 4），除因子Ⅳ是 Ca^{2+} 外，其余都属蛋白质。除因子Ⅲ来自组织，其余都来自血浆。凝血因子多数在肝脏合成，其中因子Ⅱ、Ⅶ、Ⅸ、Ⅹ的合成需要维生素 K 参与，因此，当肝脏病变或维生素 K 缺乏时，可因凝血因子合成障碍而引起凝血功能障碍。

表 3 - 4　按国际命名法编号的凝血因子

编号	中文同义名	编号	中文同义名
因子Ⅰ	纤维蛋白原	因子Ⅷ	抗血友病因子
因子Ⅱ	凝血酶原	因子Ⅸ	血浆凝血激酶
因子Ⅲ	组织因子	因子Ⅹ	斯图亚特因子
因子Ⅳ	Ca^{2+}	因子Ⅺ	血浆凝血激酶前质
因子Ⅴ	前加速素	因子Ⅻ	接触因子
因子Ⅶ	前转变素	因子ⅩⅢ	纤维蛋白稳定因子

（二）凝血过程

血液凝固是由凝血因子按一定顺序相继激活生成凝血酶，最终凝血酶使纤维蛋白原变为纤维蛋白的过程，大体上可分为三个基本步骤（图3-3）。

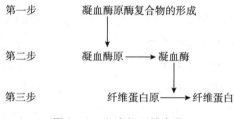

图3-3　血液凝固的步骤

二、纤维蛋白溶解

血液凝固过程中形成的纤维蛋白被分解液化的过程称为纤维蛋白溶解，简称纤溶。这个过程的完成依赖于纤溶系统，纤溶系统主要包括纤溶酶原、纤溶酶、纤溶酶原激活物和纤溶抑制物。纤溶的基本过程可分为纤溶酶原的激活和纤维蛋白的降解两个阶段（图3-4）。

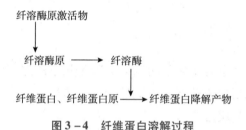

图3-4　纤维蛋白溶解过程

PPT

第五节　血液系统常见疾病

血液系统疾病（血液病）指原发性或主要累及血液和造血器官的疾病。

一、贫血

贫血是指外周血红细胞容量减少，低于正常范围值下限，不能运输足够的氧至组织而产生的综合征。由于红细胞容量测定较复杂，临床上常以血红蛋白（Hb）浓度来代替。根据我国贫血诊断标准，认为在海平面地区，成年男性 Hb < 120g/L，成年女性 Hb < 110g/L，孕妇 Hb < 100g/L 即可诊断为贫血。根据血红蛋白下降程度将贫血进行临床分级：轻度贫血，Hb > 90g/L，且低于相应正常值下限；中度贫血，Hb 为 60 ~ 89g/L；重度贫血，Hb 为 30 ~ 59g/L；极重度贫血，Hb < 30g/L。

贫血有多种分类方法，其中根据病因和发病机制进行分类更能反映贫血的病理本质：①红细胞生成减少性贫血，如缺铁性贫血、巨幼细胞贫血、再生障碍性贫血等；②红细胞破坏过多性贫血，如溶血性贫血、脾功能亢进症等；③失血性贫血，如血友病、外伤贫血、消化性溃疡等引起的贫血。本节主要介绍缺铁性贫血、巨幼细胞贫血和再生障碍性贫血。

当机体对铁的需求与供给失衡，导致体内贮存铁耗尽，继之红细胞内铁缺乏，最终引起缺铁性贫血。叶酸、维生素 B_{12} 缺乏或某些影响核苷酸代谢的药物导致 DNA（脱氧核糖核酸）合成障碍所致的贫血称为巨幼细胞性贫血。再生障碍性贫血指原发性骨髓造血功能衰竭综合征。

（一）病因和发病机制

1. 缺铁性贫血 是体内合成血红蛋白的重要原料之一，铁的缺乏所致。以下是导致体内铁缺乏的常见因素：①需铁量增加且摄入不足，如婴幼儿、青少年、妊娠或哺乳期妇女的铁需要量增加，正常饮食不能满足铁的需求，因此若未补充高铁食物将导致体内铁供应不足；②铁吸收不良，如胃大部切除术后或长期胃肠功能紊乱的患者可出现铁吸收障碍；③铁丢失过多，长期慢性失血（如消化性溃疡出血、月经过多等）是成人缺铁性贫血最常见、最重要的原因。以上因素导致体内贮存铁耗尽，继之红细胞内铁缺乏，最终引起缺铁性贫血。

2. 巨幼细胞贫血 由叶酸和（或）维生素 B_{12} 缺乏导致。主要原因有摄入不足、吸收和利用障碍。叶酸和（或）维生素 B_{12} 的缺乏最终导致细胞核 DNA 合成障碍，使血细胞核分裂时间延长，导致细胞生长发育不平衡，出现幼核老浆，胞体巨大的血细胞，因此又称为大细胞性贫血。

3. 再生障碍性贫血 发病机制尚未明确。目前认为相关的致病因素包括：①物理因素，如电离辐射及其他放射性物质；②化学因素，如苯、氯霉素类抗生素、磺胺类药物以及抗肿瘤药物等；③生物因素，如病毒感染，特别是肝炎病毒、微小病毒 B19 等。以上因素作用造成骨髓造血功能减低或衰竭，引起以全血细胞减少为主要表现的正细胞性贫血。

你知道吗
_____

什么是恶性贫血？

恶性贫血是一种与维生素 B_{12} 缺乏密切相关的疾病，是由于原因不明的胃黏膜萎缩，导致内因子缺乏或分泌不足，致维生素 B_{12} 缺乏所致的巨幼细胞贫血。恶性贫血分为成年型和幼年型，成年型发病率随年龄而增高。

恶性贫血的发生机制，幼年型者可能与内因子先天性缺乏或异常，以及回肠黏膜受体缺陷有关；成年型恶性贫血的发病可能与自身免疫有关。恶性贫血有遗传倾向和种族差异性，患者家族中患病率比一般人群高 20 倍。

_____

（二）临床表现

1. 缺铁性贫血

（1）缺铁原发病的表现 如由消化道溃疡、肿瘤引起的黑便、血便症状；肿瘤性疾病引起的消瘦；女性月经过多等表现。

（2）贫血表现　乏力、易倦是最早最常见的症状，此外，还可见头晕、头痛、视物模糊、耳鸣、记忆力减退等表现。皮肤黏膜苍白是最突出的体征。

（3）组织缺铁表现　口腔炎、舌炎、舌乳头萎缩、口角皲裂、吞咽困难；毛发干枯脱落；皮肤干燥皱缩；指（趾）甲无光泽、脆薄易裂，出现条纹甲，甚至反甲（又称匙状甲）；抵抗力下降；精神行为异常如烦躁、易怒、注意力不集中；厌食及异食癖；儿童则表现为生长发育迟缓、智力低下。

2. 巨幼细胞贫血

（1）贫血表现　面色苍白、乏力、易倦、头晕、活动后气短、心悸等，严重贫血者可有黄疸。

（2）消化系统症状　表现为食欲不振、恶心、腹胀、腹泻，反复发作的舌炎、舌下溃疡。视诊可见舌面光滑，呈"鲜牛肉状"。

（3）神经系统症状　见于维生素 B_{12} 缺乏者，患者手足麻木、味觉嗅觉障碍、共济失调、肌张力增加、甚至大小便失禁。

（4）精神症状　叶酸缺乏者可有易怒、健忘、精神不振甚至妄想等表现；维生素 B_{12} 缺乏者可出现失眠、记忆力减退、抑郁、幻觉甚至精神错乱等表现。

3. 再生障碍性贫血（再障）

（1）重型再障　起病急，进展迅速。贫血常呈进行性加重；多数患者因感染而发热，以呼吸道感染最多见；几乎均有不同程度的皮肤、黏膜和内脏出血，皮肤出血表现为出血点或大片瘀斑，黏膜出血表现为鼻、牙龈和眼结膜出血，内脏出血表现为呕血、咯血、血便、血尿、眼底出血和颅内出血等，常危及生命，预后不良，多于 6～12 个月内死亡。

（2）非重型再障　起病和进展均缓慢，也表现为贫血、出血和感染，但病情较轻，预后较好，经治疗多数患者可获得长期缓解，少数可发展为重型再障。

二、急性白血病

急性白血病是造血干细胞的恶性克隆性疾病，发病时异常的原始细胞及幼稚细胞（白血病细胞）在骨髓和其他造血组织中大量增殖，抑制正常造血，并浸润各种器官和组织。主要表现为贫血、发热、出血及器官和组织的浸润。

根据主要受累的细胞类型，将急性白血病分为急性淋巴细胞白血病（ALL）和急性非淋巴细胞白血病（ANLL）两大类，这两大类又包含多种亚型。儿童以急性淋巴细胞白血病多见，成人以急性非淋巴细胞白血病多见。

（一）病因和发病机制

白血病的病因和发病机制目前尚未完全阐明，较为公认的因素有物理因素（γ射线、X 射线等）、化学因素（苯及其衍生物、氯霉素、保泰松、烷化剂等）、生物因素（如人类 T 淋巴细胞病毒）和遗传因素。

（二）临床表现

急性起病者可以是类似"感冒"的突起高热，或是明显出血倾向。缓慢起病者常为疲乏、面色苍白和皮下出血。少数患者因月经过多或拔牙后出血难止而就医才被发现。主要表现如下。

1. 贫血　约半数患者就诊时已有重度贫血，部分病程尚短的患者可无贫血。常见面色苍白、疲乏、困倦和软弱无力，呈进行性加重，与贫血严重程度相关。

2. 发热　约半数的患者以发热为早期表现，主要与粒细胞缺乏所致的继发性感染和白血病本身发热有关，较高发热常提示继发感染。感染可发生在全身各个部位，牙龈炎、口腔和咽峡炎最常见，肺部感染、肛周炎、肛周脓肿、肠炎亦常见，严重时有败血症。

3. 出血　近40%以上患者以出血为早期表现，可遍及全身，主要表现为皮肤瘀点瘀斑、鼻出血、牙龈出血和月经过多。若内脏出血可出现血尿、黑便等症状；眼底出血可导致视力障碍；颅内出血时会出现头痛呕吐、双侧瞳孔不等大，甚至昏迷、死亡。

4. 器官和组织浸润的表现　白血病细胞浸润可导致肝、脾、淋巴结肿大、睾丸肿大、眼球突出、复视或失明、骨骼和关节疼痛、牙龈增生或肿胀，若浸润中枢神经系统，则引起头痛、头晕、呕吐、颈项强直，甚至抽搐、昏迷等中枢神经系统症状。

三、出血性疾病

因先天性、遗传性或获得性因素导致机体止血机制异常而引起的以自发性出血或轻微损伤后过度出血为特征的一类疾病，临床统称为出血性疾病。出血性疾病种类繁多，发病机制各异，大致可分为遗传性和获得性两大类。

（一）病因和发病机制

1. 血管壁异常　①先天性或遗传性：如遗传性毛细血管扩张症、家族性单纯性紫癜等。②获得性：如感染（如败血症）、营养不良（如维生素C缺乏症）、过敏性紫癜、药物过敏性紫癜等。

2. 血小板异常　①血小板数量异常：如原发性血小板减少性紫癜、再生障碍性贫血等。②血小板质量异常：如血小板无力症、巨大血小板综合征等。

3. 凝血异常　①先天性或遗传性：如血友病A、B及遗传性凝血酶原缺乏症等。②获得性：如肝病性凝血障碍、维生素K缺乏症等。

4. 抗凝及纤溶异常　主要为获得性，如抗凝剂或溶栓药物使用过量、蛇咬伤、鼠药中毒等。

5. 复合性止血机制异常　①先天性或遗传性：如血管性血友病。②获得性：如弥散性血管内凝血（DIC）。

（二）临床表现

出血性疾病的临床表现主要为不同部位的出血。

1. 皮肤黏膜出血　是血管及血小板疾病最常见的症状和体征。皮下出血其表现因出血程度、范围的不同而呈现出出血点、紫癜、瘀斑的表现，黏膜出血主要表现为口腔血疱、鼻出血和牙龈出血。

2. 深部组织出血　深部组织出血常见于较深皮下、肌肉、关节腔及浆膜腔等部位。较深部皮下、肌肉及其他软组织出血多为血肿，引起局部组织肿胀，甚至压迫邻近组织器官引起疼痛及功能障碍等；关节出血常见于负重关节，如膝、踝、肘、腕及髋关节等，可见关节肿胀、疼痛甚至关节永久性畸形及严重功能障碍；浆膜腔出血主要见于腹腔、胸膜、心包及睾丸鞘膜出血；眼底出血导致视力下降甚至失明。

3. 内脏出血　表现为咯血、呕血、便血及血尿等，部分女性患者可仅表现为月经过多。颅内出血表现为剧烈头痛、呕吐、意识障碍、抽搐及昏迷，是本病致死的主要原因。

实训三　测定 ABO 血型

【目的要求】

1. 掌握 ABO 血型鉴定的原理和方法。

2. 认识红细胞凝集现象，并能够根据凝集反应结果判定血型。

【操作原理】

ABO 血型系统，根据红细胞膜上是否含有 A、B 抗原而将人类血型分为 A 型、B 型、AB 型和 O 型四种类型。血型鉴定是将受试者的红细胞悬液分别加入抗 A 血清和抗 B 血清中，观察有无凝集反应，根据凝集反应的结果，确定红细胞膜上 A 或 B 抗原的类型，从而确定血型。

【操作用物】

一次性采血针、抗 A 血型定型试剂（抗 A 血清）、抗 B 血型定型试剂（抗 B 血清）、双凹载玻片、棉球、消毒棉签、75% 酒精、消毒牙签、标记笔。

【操作步骤】

1. 在双凹片的两端，用标记笔分别标明"A"与"B"字样，在 A 端和 B 端分别滴加抗 A 血清和抗 B 血清 1～2 滴。

2. 先用 75% 酒精棉签消毒无名指（或中指）指腹和采血针，待酒精干后，用采血针迅速刺入皮肤，深 2～3mm，进针和出针速度要快，血液可自行流出。如血液过少或不出血，可在针口近端稍加挤压，让血液流出，亦可用消毒牙签刮取血滴。在双凹片两端血清中各滴 1～2 滴，用手轻轻抖动双凹片，使红细胞悬液与抗体充分接触（注意严防两种血清接触)。

3. 5~10 分钟后用肉眼观察有无凝集现象发生,并根据结果判定受检者血型(图 3-5)。

温馨提示

1. 实验用具严格消毒,消毒采血针应一人一针。

2. 双凹片应清洗干净,以免出现假阳性。

3. 取血切勿过多,以防血液相混淆,影响判断结果。

【结果与思考】

1. 本次试验鉴定的血型结果是?

2. 得出此血型结论的原理是什么?

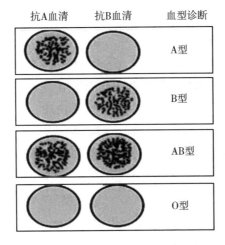

图 3-5 ABO 血型玻片检测法示意图

目标检测

一、单项选择题

1. 有关血液的正常参考值,正确的是 (   )。

    A. 血红蛋白(男)120~160mg/L

    B. 白细胞总数 $(4.0~10.0) \times 10^{12}/L$

    C. 血小板数 $(10~30) \times 10^{9}/L$

    D. 血液 pH 为 7.4 ± 0.5

2. 血浆与血清的主要区别是前者不含 (   )。

    A. 白蛋白   B. 纤维蛋白原

    C. 糖   D. 球蛋白

3. 正常人血浆胶体渗透压主要来自（　　　）。

  A. 白蛋白　　　　　　　　　　　　B. α – 球蛋白

  C. β – 球蛋白　　　　　　　　　　 D. γ – 球蛋白

4. 血浆晶体渗透压的形成主要取决于血浆中的（　　　）。

  A. 各种正离子　　　　　　　　　　B. 各种负离子

  C. 钠离子和氯离子　　　　　　　　D. 血浆蛋白

5. 血浆渗透压的下列说法，正确的是（　　　）。

  A. 与 0.09% NaCl 相当　　　　　　B. 胶体渗透压占大部分

  C. 晶体渗透压维持血容量　　　　　D. 与溶质颗粒数呈正比

6. 正常成人血小板数量为（　　　）。

  A. $(300\sim400)\times10^9/L$　　　　　　B. $(100\sim300)\times10^9/L$

  C. $(200\sim400)\times10^9/L$　　　　　　D. $(100\sim400)\times10^9/L$

7. 正常成年女性的 RBC 数目是（　　　）。

  A. $(3.0\sim4.0)\times10^{12}/L$　　　　　B. $(3.5\sim4.5)\times10^{12}/L$

  C. $(3.0\sim5.0)\times10^{12}/L$　　　　　D. $(3.5\sim5.0)\times10^{12}/L$

8. 下列哪种物质为红细胞生成所需的成熟因子（　　　）。

  A. 铁　　　　　　　　　　　　　　B. 蛋白质

  C. 叶酸　　　　　　　　　　　　　D. 内因子

9. 用标准血清检测血型时，如果受检者的红细胞与 B 型血清发生凝集，而与 A 型
   血清不发生凝集，则受检者的血型是（　　　）。

  A. A 型　　　　　B. B 型　　　　　　C. O 型　　　　　　D. AB 型

10. 下列哪个凝血因子的生成不需要维生素 K（　　　）。

  A. 因子Ⅱ　　　　　B. 因子Ⅶ　　　　　C. 因子Ⅸ　　　　　D. 因子Ⅲ

11. 血液凝固的本质是（　　　）。

  A. 纤维蛋白溶解　　　　　　　　　B. 纤维蛋白的激活

  C. 血小板收缩　　　　　　　　　　D. 纤维蛋白原转变为纤维蛋白

12. 根据国内标准，血红蛋白值为下列哪项可诊断为贫血（　　　）。

  A. 成年男性低于 130g/L　　　　　　B. 成年女性低于 110g/L

  C. 妊娠期低于 105g/L　　　　　　　D. 哺乳期低于 105g/L

13. 再生障碍性贫血出现贫血的最主要原因是（　　　）。

  A. 造血原料缺乏　　　　　　　　　B. 红细胞破坏过多

  C. 失血　　　　　　　　　　　　　D. 骨髓造血功能低下

14. 出血性疾病的病因不包括下列哪项（　　　）。

  A. 血管壁异常　　　　　　　　　　B. 红细胞异常

  C. 凝血异常　　　　　　　　　　　D. 血小板异常

二、思考题

1. 简述血浆渗透压的组成及其生理意义。

2. 简述白细胞的主要类型及各自的主要功能。

3. 缺铁性贫血如何预防？

书网融合……

微课

划重点

自测题

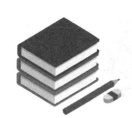

▷▷ 第四章　运动系统

学习目标

知识要求

1. **掌握**　运动系统的组成、骨及骨连结的形态结构和理化特性。

2. **熟悉**　脊柱、胸廓的组成。

3. **了解**　全身各部骨及主要连结；肌肉的一般形态与分布；运动系统常见疾病的病因和发病机制。

能力要求

在人体骨骼模型上准确指认人体主要骨及骨连结。

案例引导

案例　某学校在新生军训的最后一天，有几个学生私自到训练场玩耍，在追逐中一名学生跌倒造成股骨骨折。

讨论　股骨在人体的什么部位？骨折后如何进行固定？

运动系统由骨、骨连结和骨骼肌组成，它构成人体的支架，形成人体的基本轮廓，在其他系统的配合下，对人体起支持、保护和运动作用。骨由骨连结构成骨骼。在运动时，骨起杠杆作用，骨连结则是运动的枢纽，而骨骼肌产生运动的动力，起牵拉的作用。此外，骨还具有造血功能。

第一节　运动系统的形态结构

PPT

一、骨

成人有骨206块（图4-1），在成人约占体重的20%。新生儿仅占体重的1/7。

每块骨都有一定的形态和特有的神经、血管，它不但能进行新陈代谢，而且具有生长、发育、再生、修复等能力。

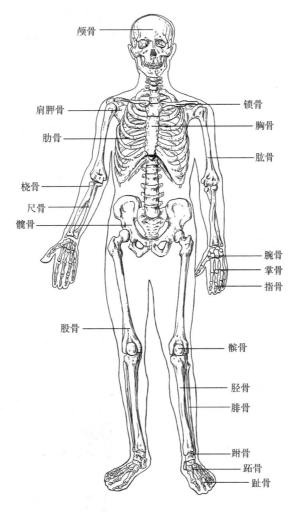

图 4-1　人体的骨骼

（一）骨的形态和分类

骨根据其外形可以分为长骨、短骨、扁骨和不规则骨（图 4-2）。

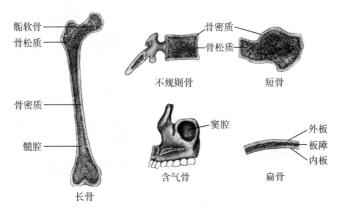

图 4-2　骨的形态和分类

1. 长骨　呈管状，又称管状骨。两端较膨大称骨骺，中部较细称为骨体或骨干。骨体内有骨髓腔，其中充满骨髓。骨干表面一定部位可见到通向骨髓腔的滋养孔，有血管、神经通过。幼年时，骨体与骨骺之间以骺软骨相隔。由于骺软骨不断生长、骨化，使骨增长。成年后，骺软骨停止生长，形成骨干与骨骺之间的标线。长骨主要分布于四肢，在运动中起杠杆作用。

2. 短骨　一般呈立方形，多位于承受一定压力又能活动的部位，如腕部和足部。

3. 扁骨　扁薄如板状，主要构成骨性腔壁，对腔内器官具有保护作用，如颅骨、胸骨、肋骨等。

4. 不规则骨　这种骨的形态不规则，如椎骨、蝶骨等。有些不规则骨具有空腔，腔内含有空气，称含气骨，如上颌骨、额骨等。

（二）骨的基本构造 🅔微课

骨是由骨膜、骨质和骨髓构成（图4-3）。

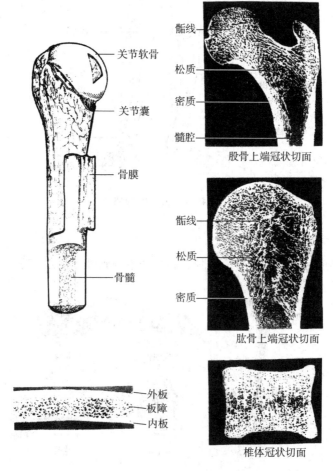

图4-3　骨的构造

1. 骨膜 新鲜骨的表面除关节面以外都覆盖着一层结缔组织膜，此膜即为骨膜。骨膜内含丰富的神经、血管，对骨的营养、再生和感觉有重要作用。骨膜可分为内、外两层，外层致密有许多胶原纤维束穿入骨质，使之固着于骨面；内层疏松有成骨细胞和破骨细胞，分别具有产生新骨质和破坏骨质的功能。

2. 骨质 是骨的主要成分，分骨密质和骨松质两种。骨密质特点为坚硬、致密、耐压及抗扭曲力强，由有规律且排列紧密的骨板构成，分布于骨的外表面及长骨骨干。骨松质位于长骨骺端的内部和短骨、扁骨、不规则骨的内部。骨松质结构疏松，呈海绵状，由许多交织成网的杆状或片状骨小梁构成。骨小梁的排列与骨所承受力的方向是一致的，有抗压、抗扭曲的作用。

3. 骨髓 充填于骨髓腔和骨松质的间隙内，可分为红骨髓和黄骨髓两种。红骨髓具造血功能，内含不同发育阶段的血细胞。在胎儿和幼儿时期，骨髓腔内全部是红骨髓，随着年龄的增长（5岁以后）长骨内的红骨髓逐渐被脂肪组织所取代，成为无造血功能的黄骨髓。但在椎骨、髂骨、肋骨、胸骨及肱骨和股骨的近侧端松质内，终生都是保持造血功能的红骨髓。

（三）骨的化学成分与物理特性

骨的化学成分包括有机物质和无机物质。有机物质主要为胶原纤维和黏多糖蛋白，有机物质使骨具有很好的韧性和一定的弹性。无机物质主要是磷酸钙、碳酸钙和氯化钠等，无机物质则使骨具有很高的硬度。

成人骨有机物质约占1/3，此时骨最坚韧且有很好的弹性；小儿骨有机物质较多，约占1/2，此时骨弹性强但是硬度较低；老年人则无机物质较多，骨质脆性大，易骨折。

你知道吗

骨折的固定

骨受到外力打击，发生完全或不完全断裂时，称骨折。骨折后第一时间固定是骨折急救的重要措施，急救固定可以避免在搬运时骨折端移动而加重软组织、血管、神经或内脏损伤；且骨折固定后一般即可止痛，有利于防止休克，便于运输。若备有特制的夹板，最为妥善。固定的常用材料有木制、铁制、塑料制夹板，若无临时夹板，可固定于伤员躯干或健肢上。

固定的注意事项：先止血，后包扎，再固定；夹板长短与肢体长短相对称，骨折突出部位要加垫；先扎骨折上下端，后固定两关节；四肢露指（趾）尖，胸前挂标志；迅速送医院。

二、骨连结及骨的分布

(一) 骨连结

骨与骨之间的连结称骨连结。按其连结方式，可分为直接连结（骨缝）和间接连结（关节）两种。在运动中，关节是运动的枢纽。骨骼以关节为轴心，在肌肉牵动下产生运动。

1. 关节的基本构造　人体各部关节的基本结构都是由关节面、关节囊和关节腔构成（图4-4）。

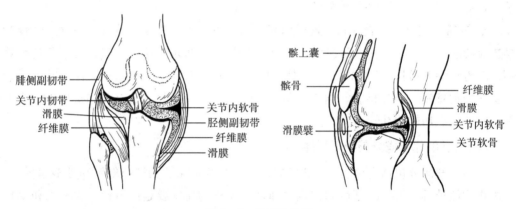

腓侧副韧带
关节内韧带
滑膜
纤维膜
关节内软骨
胫侧副韧带
纤维膜
滑膜

髌上囊
髌骨
滑膜襞
纤维膜
滑膜
关节内软骨
关节软骨

图4-4　关节的构造

（1）关节面　是构成关节各骨的邻接面。通常将凸面称关节头，凹面称关节窝。在关节面上被覆关节软骨，软骨表面光滑，富弹性，可防止关节面之间的直接摩擦。

（2）关节囊　是由结缔组织构成的膜性囊，附于关节面的周围或其附近的骨面上，可分为内、外两层。外层为致密坚韧的纤维层，部分增厚形成韧带，有增强关节稳固作用；内层为薄而柔软的滑膜层，滑膜能分泌滑液，具有润滑关节、减小关节面之间的摩擦和营养关节软骨等作用。

（3）关节腔　关节腔是关节囊所围成的密闭腔隙。正常情况下，腔内为负压，并含有少量的滑液，这些可增强关节的稳固性及灵活性。

2. 关节的运动　关节在肌肉的直接牵引下，能做各种运动，其运动形式有滑动、屈和伸、内收和外展、旋内和旋外以及环转等。

🛏️**请你动一动**

> 请同学们活动自己的关节，找出哪一个关节的活动度最大，并说明理由。

(二) 骨的分布

根据骨在体内的部位，可分为颅骨、躯干骨和四肢骨三类。

1. 颅骨　共23块，借骨缝或关节形成脑颅和面颅两部分（图4-5）。

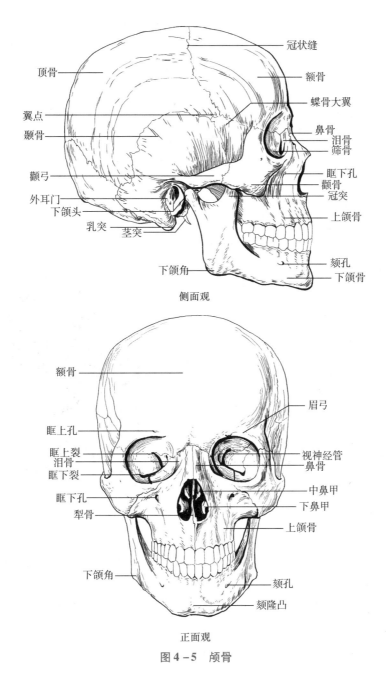

侧面观

正面观

图 4 - 5　颅骨

（1）脑颅骨　共8块，成对的有颞骨、顶骨，不成对的有额骨、枕骨、筛骨、蝶骨，它们共同围成颅腔，支持和保护脑。颅底内面有三个呈阶梯状的窝，从前向后依次为颅前窝、颅中窝、颅后窝。颅底内、外有许多孔和裂，其中有脑神经、血管等出入。

（2）面颅骨　共15块，成对的有上颌骨、鼻骨、颧骨、泪骨、下鼻甲、腭骨，不成对的有犁骨、下颌骨、舌骨。面颅骨共同构成面部的轮廓，并分别构成眶腔、鼻腔和口腔的骨性支架。

2. 躯干骨 共51块，包括椎骨、肋骨和胸骨三部分。躯干骨构成脊柱与胸廓。

（1）脊柱 由7块颈椎、12块胸椎、5块腰椎、1块骶骨和1块尾骨构成（图4-6），依靠椎间盘和椎间关节相连而成。脊椎侧面观有4个生理弯曲，即颈曲、胸曲、腰曲和骶曲，脊柱的生理弯曲可使脊柱产生弹性动作，以缓冲和分散在运动中对头和躯干产生的震动，故脊柱的弯曲具有生理性的保护作用。

（2）胸廓 由12块胸椎、12对肋和1块胸骨构成（图4-7），内有心、肺、食管及大血管等重要器官，胸廓起保护和支持这些器官的作用，并参与呼吸运动。

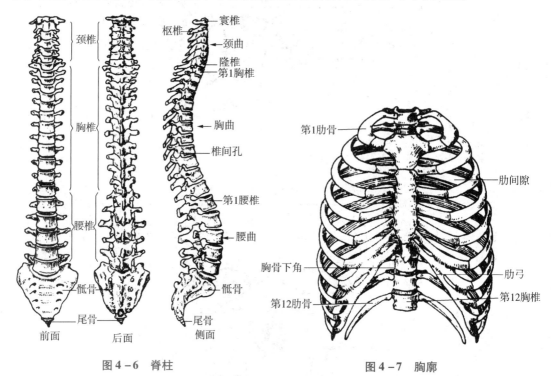

图4-6　脊柱　　　　　　　　　　图4-7　胸廓

胸骨位于胸前正中部，为长形扁骨。自上而下依次为胸骨柄、胸骨体和剑突。

肋由肋骨和肋软骨构成，共12对，左右对称。它们在结构和连结上有所差别：第1~7对肋借软骨直接与胸骨相连，称真肋；第8~10对肋的肋软骨依次连于上位的肋软骨，故称假肋，其与上位肋软骨相连形成的一条连续的软骨缘即肋弓；第11、第12两对肋的前端游离，不与胸骨或上位肋骨相接，称浮肋。

3. 四肢骨

请你想一想

请同学们想一想人体主要骨骼有哪些？并在人体骨骼模型上正确指认人体主要骨骼。

（1）上肢骨（每侧上肢骨32块）包括锁骨、肩胛骨、肱骨、尺骨、桡骨和手骨（腕骨、掌骨、指骨）。

（2）下肢骨（每侧下肢骨31块）包括髋骨、股骨、髌骨、胫骨、腓骨和足骨（跗骨、跖骨、趾骨）。其中，髋骨又和骶骨、尾骨构成骨盆。

骨 盆

骨盆由左、右髋骨，骶骨，尾骨及韧带连接而成。骨盆是连接躯干和下肢的桥梁，有保护盆腔脏器和传递重力作用。以骨盆的骶骨岬与耻骨联合上缘的平面为界，以上部分称大骨盆；以下部分称小骨盆，一般所说的骨盆是指小骨盆。在女性，小骨盆是胎儿娩出的骨性产道。成人女性骨盆较宽而短，下端耻骨下角一般为钝角；男性则较狭而长，耻骨下角一般为锐角。借此可从成人骨骼大致判断性别。

三、骨骼肌

（一）骨骼肌的形态

人体骨骼肌约占体重40%，形态功能多样，可分为长肌、短肌、阔肌、轮匝肌等（图4-8）。

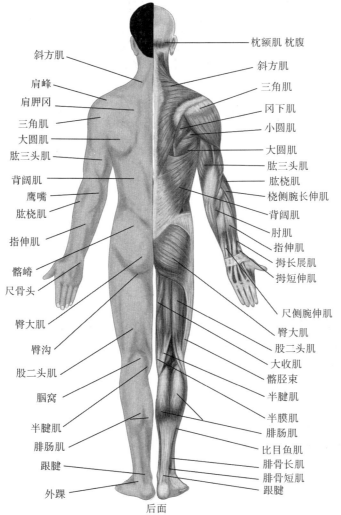

斜方肌
肩峰
肩胛冈
三角肌
大圆肌
肱三头肌
背阔肌
鹰嘴
肱桡肌
指伸肌
髂嵴
尺骨头
臀大肌
臀沟
股二头肌
腘窝
半腱肌
腓肠肌
跟腱
外踝

枕额肌 枕腹
斜方肌
三角肌
冈下肌
小圆肌
大圆肌
肱三头肌
肱桡肌
桡侧腕长伸肌
背阔肌
肘肌
指伸肌
拇长展肌
拇短伸肌
尺侧腕伸肌
臀大肌
股二头肌
大收肌
髂胫束
半腱肌
半膜肌
腓肠肌
比目鱼肌
腓骨长肌
腓骨短肌
跟腱

后面

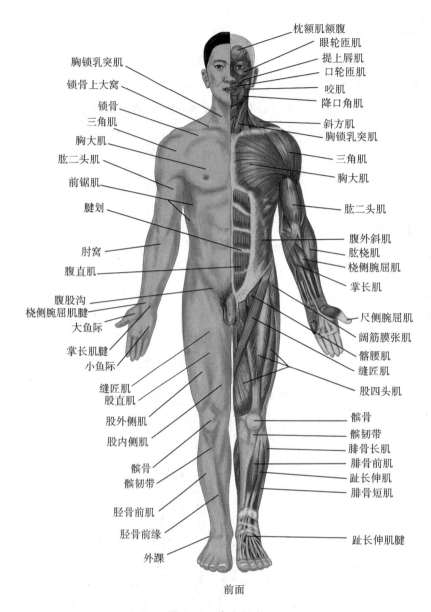

枕额肌额腹
眼轮匝肌
提上唇肌
口轮匝肌
咬肌
降口角肌
斜方肌
胸锁乳突肌
三角肌
胸大肌
肱二头肌
腹外斜肌
肱桡肌
桡侧腕屈肌
掌长肌
尺侧腕屈肌
阔筋膜张肌
髂腰肌
缝匠肌
股四头肌
髌骨
髌韧带
腓骨长肌
腓骨前肌
趾长伸肌
腓骨短肌
趾长伸肌腱

胸锁乳突肌
锁骨上大窝
锁骨
三角肌
胸大肌
肱二头肌
前锯肌
腱划
肘窝
腹直肌
腹股沟
桡侧腕屈肌腱
大鱼际
掌长肌腱
小鱼际
缝匠肌
股直肌
股外侧肌
股内侧肌
髌骨
髌韧带
胫骨前肌
胫骨前缘
外踝

前面

图 4 - 8　全身肌肉

骨骼肌由肌腹和肌腱构成。肌腹呈红色，柔软，主要由骨骼肌组织组成，具有收缩功能。肌腱连于肌腹两端，由致密结缔组织构成，呈白色，强韧，无收缩功能，它将肌牢固地附着在骨上并起传递力的作用。

（二）全身骨骼肌分布概况

1. 人体主要骨骼肌　人体全身肌肉有 600 多块，可分为头肌、颈肌、躯干肌、上肢肌和下肢肌五大部分（表 4 - 1）。

表 4－1 全身主要肌肉简表

分布	分群	主要肌名	主要作用
头肌	表情肌	眼轮匝肌、口轮匝肌、颊肌	牵动面部皮肤显出各种表情
	咀嚼肌	咬肌、颞肌、翼内肌、翼外肌	牵动下颌骨产生咀嚼
颈肌	颈浅肌	胸锁乳突肌	一侧收缩头向同侧倾斜、脸转向对侧、两侧收缩头后仰
	颈深肌	舌骨上、下肌群	上提、下降喉和舌骨，协助吞咽
躯干肌	胸肌	胸大肌 肋间内、外肌 膈肌	使肩关节内收、内旋及前屈 提、降肋，助呼吸 助吸气、增腹压
	腹肌	腹直肌 腹外斜肌、腹内斜肌、腹横肌	增加腹压，脊柱前屈 增加腹压、脊柱前屈或旋转躯干
	背肌	浅层 斜方肌、背阔肌 深层 竖脊肌	上臂伸、收及内旋，拉肩胛骨向中线靠拢 伸脊柱
上肢肌	臂肌	前群 肱二头肌 后群 肱三头肌	屈前臂，前臂旋后 伸前臂
	前臂	前群 肱桡肌、旋前圆肌 后群 桡侧腕长伸肌、拇短伸肌	屈腕、屈指、前臂旋前（手背转向前） 伸腕、伸指、前臂旋后（手背过向后）
	手肌	外侧 大鱼际肌 中间 掌中肌 内侧 小鱼际肌	拇指屈、内收、外展对掌动作 使手指内收、外展 小指展屈
下肢肌	髋肌	前群 髂腰肌 后群 臀大肌	屈髋关节 伸髋关节
	大腿肌	前群 股四头肌、缝匠肌 内侧 长、大、短收肌，股薄肌 后群 股二头肌、半腱肌、半膜肌	伸小腿 内收大腿 伸髋关节、屈膝关节
	小腿肌	前群 胫骨前肌、趾长伸肌 外群 腓骨长、短肌 后群 小腿三头肌	踝关节背屈、足内翻、伸趾 踝关节跖屈、足外翻 踝关节跖屈、屈趾
	足肌	足背肌、足底肌	使足趾运动，并参与维持足弓

2. 肌的辅助结构 肌的主要辅助结构有筋膜、滑膜囊、腱鞘。

（1）**筋膜** 分浅筋膜和深筋膜两类。①浅筋膜：位于皮肤真皮的深面，又称皮下筋膜。由疏松结缔组织构成，内有血管与神经，大多数的浅筋膜含脂肪组织，具有保护深部组织和保持体温等作用。②深筋膜：在浅筋膜深面，由致密结缔组织构成，有保护和约束肌的作用，并有利于肌或肌群的独立活动。深筋膜还包被大血管，形成血管鞘，包被神经束，形成神经鞘。

（2）**滑膜囊** 为内含少量滑液的结缔组织囊，多位于肌韧带与皮肤或骨面之间，活动时可减轻相邻结构之间的摩擦。有的滑膜囊在关节附近与关节腔相通。

（3）**腱鞘** 为双层密闭的带状结构，内层紧包绕于肌腱周围；外层与周围的结缔组织相连，内外两层之间有少量滑液，当肌收缩时可减少肌腱与骨的摩擦。

如何巧记骨的结构?

头颅躯干加四肢,二百零六分开记;

脑面颅骨二十三,躯干总共五十一;

四肢一百二十六,全身骨头基本齐;

还有六块体积小,藏在中耳鼓室里。

第二节　运动系统的常见疾病

PPT

一、骨质疏松症

骨质疏松症是以骨组织显微结构受损,骨质成分和骨基质等比例的不断减少,骨质变薄,骨小梁数量减少,骨脆性增加和骨折危险度升高的一种全身骨代谢障碍的疾病。常见于绝经后的妇女、老年人;也见于有慢性内科疾病的患者,如类风湿关节炎、甲状腺功能亢进(甲亢)、糖尿病、皮质激素增多症等的患者。

(一) 病因和发病机制

骨质疏松症分为原发性和继发性两大类。

原发性骨质疏松症又分为绝经后骨质疏松症(Ⅰ型)、老年性骨质疏松症(Ⅱ型)和特发性骨质疏松(包括青少年型)三种。绝经后骨质疏松症一般发生在妇女绝经后5~10年内;老年性骨质疏松症一般指老人70岁后发生的骨质疏松,此二者多与体内骨钙减少有关。而特发性骨质疏松主要发生在青少年,病因尚不明。

继发性骨质疏松症是指由任何影响骨代谢的疾病或药物导致的骨质疏松。某些疾病如糖尿病、甲亢、血液系统疾病,其他代谢性骨病、肿瘤、肾脏病变等;药物如抗癫痫药物、糖皮质激素或其他免疫抑制剂等及其他因素所致。

(二) 临床表现

疼痛、脊柱变形和发生脆性骨折是骨质疏松症最典型的临床表现。但许多骨质疏松症患者早期常无明显的自觉症状,往往在骨折发生后经X线或骨密度检查时才发现已有骨质疏松改变。

1. 疼痛　疼痛是骨质疏松症最常见、最主要的症状,患者可有腰背痛或周身酸痛,负荷增加时疼痛加重或活动受限,严重时翻身、起坐及行走有困难。直立时后伸或久立、久坐时疼痛加剧,弯腰、咳嗽、大便用力时加重。

2. 脊柱变形　骨质疏松严重者可有身高缩短和驼背。椎体压缩性骨折会导致胸廓畸形,腹部受压,影响心脏功能等。

3. 骨折　轻度外伤或日常活动后发生骨折为脆性骨折。发生脆性骨折的常见部位为胸、腰椎，髋部，桡、尺骨远端和肱骨近端，其他部位亦可发生骨折。发生过一次脆性骨折后，再次发生骨折的风险明显增加。

你知道吗

　　骨质疏松症最常见的并发症为骨折，多发生在扭转身体、持物、开窗等室内日常活动中，即使没有明显较大的外力作用，亦可发生骨折。骨折发生部位为胸、腰椎椎体、桡骨远端及股骨上端。治疗时主要是缓解疼痛、延缓骨量丢失，其中预防骨折是治疗骨质疏松的基本原则。

二、颈椎病

颈椎病又称颈椎综合征，是颈椎骨关节炎、增生性颈椎炎、颈神经根综合征、颈椎间盘脱出症的总称，是一种以退行性病理改变为基础的疾患。主要由于颈椎长期劳损、骨质增生、椎间盘脱出、韧带增厚致使颈椎脊髓、神经根或椎动脉受压，出现一系列功能障碍的临床综合征。表现为椎节失稳、松动；髓核突出或脱出；骨刺形成；韧带肥厚和继发的椎管狭窄等，刺激或压迫了邻近的神经根、脊髓、椎动脉及颈部交感神经等组织，引起一系列症状和体征。

（一）病因和发病机制

1. 颈椎的退行性改变　是颈椎病发病的主要原因，其中椎间盘的退变十分重要，是颈椎结构退变的首发因素，并由此演变出一系列颈椎病的病理解剖及生理改变。

2. 发育性颈椎椎管狭窄　有些人颈椎退变严重，骨赘增生明显，但不发病，主要原因是颈椎管矢状径较宽，椎管内有较大的代偿间隙。而有些患者颈椎退变并不十分严重，但症状出现早而且比较严重。这些说明颈椎管内径，尤其是矢状径，对颈椎病的发生与发展有着十分密切的关系。

3. 慢性劳损　是指超过正常生理活动范围最大限度或局部所能耐受时值的各种超限活动。因其有别于明显的外伤或生活、工作中的意外，因此易被忽视，但其对颈椎病的发生、发展、治疗及预后等都有着直接关系。此种劳损的产生与起因主要与不良的睡眠体位、不当的工作姿势和不适当的体育锻炼有关。

4. 颈椎的先天性畸形　在对正常人颈椎进行健康检查或作对比研究性摄片时，常发现颈椎段可有各种异常所见，其中骨骼明显畸形约占5%。

（二）临床表现

1. 一般症状　颈椎病的临床症状较为复杂。主要有颈背疼痛、上肢无力、手指发麻、下肢乏力、行走困难、头晕、恶心、呕吐，甚至视物模糊、心动过速及吞咽困难等。

2. 不同类型颈椎病的临床表现

（1）颈型　颈椎局部或放射地产生颈部酸痛、胀麻等不适感，大约有半数患者由此可致颈部活动受限或被迫体位。患者一般主诉为头、颈、肩、臂部疼痛等异常感觉，并伴有相应的压痛点。

（2）神经根型　患者具有较典型的一侧上肢麻木、疼痛的症状，而且症状的范围与颈脊神经所支配的区域相一致。

（3）脊髓型　主要为髓型异常感觉、运动、反射障碍，如下肢无力、抬步沉重感、跛行、腱反射亢进，甚至可出现痉挛性瘫痪、大小便失禁。

（4）椎动脉型　椎动脉缺血随年龄增长而产生，表现为颈痛、颈强硬、颈肌活动受限、颈肌痉挛或压痛。椎动脉供给脊髓及其支持组织血流的90%，延髓、脑桥、小脑血流的全部及大脑血流的6%～15%，供血障碍会使上述组织产生功能障碍。

（5）交感神经型　若椎间盘退变，刺激或压迫颈部交感神经纤维，则可引起一系列交感神经反射性症状，如恶心、视物模糊、耳鸣、心动过速等。该型往往与椎动脉型伴发，有时很难独立诊断。

（6）食管压迫型　即为椎体前缘鸟嘴样骨刺压迫食管所致。主要临床症状有吞咽困难及声嘶。

请你想一想

请同学们想一想骨质疏松症和颈椎病的临床表现有何不同？

（7）混合型　临床上常常有上述几型的症状混合存在，这种混合存在的现象使颈椎病的临床表现更为复杂。

你知道吗

治疗颈椎病可选择性应用止痛剂、镇静剂、维生素（如 B_1、B_{12}），对症状的缓解有一定的效果。此外可以使用硫酸氨基葡萄糖和硫酸软骨素进行支持治疗。当各型颈椎病症状基本缓解或呈慢性状态时，可开始医疗体操以促进症状的进一步消除及巩固疗效。另外，"牵引"在过去是治疗颈椎病的首选方法之一。

三、肩周炎

肩周炎又称肩关节周围炎，俗称"凝肩""五十肩"。以肩部逐渐产生疼痛，夜间为甚，逐渐加重，肩关节活动功能受限而且日益加重，达到某种程度后逐渐缓解，直至最后完全复原为主要表现的肩关节囊及其周围韧带、肌腱和滑囊的慢性特异性炎症。肩周炎是以肩关节疼痛和活动不便为主要症状的常见病症。本病的好发年龄在50岁左右，女性发病率略高于男性，多见于体力劳动者。如得不到有效的治疗，有可能严重影响肩关节的功能活动。肩关节可有广泛压痛，并向颈部及肘部放射，还可出现不同程度的三角肌的萎缩。

（一）病因和发病机制

1. 肩部原因

（1）本病大多发生在40岁以上中老年人，软组织退行病变，对各种外力的承受能力减弱。

（2）长期过度活动、姿势不良等所产生的慢性致伤力。

（3）上肢外伤后肩部固定过久，肩周组织继发萎缩、粘连。

（4）肩部急性挫伤、牵拉伤后因治疗不当等。

2. 肩外因素 颈椎病，心、肺、胆道疾病发生的肩部牵涉痛，因原发病长期不愈使肩部肌肉持续性痉挛、缺血而形成炎性病灶，转变为真正的肩周炎。

（二）临床表现

1. 肩部疼痛 起初肩部呈阵发性疼痛，多数为慢性发作，以后疼痛逐渐加剧或呈钝痛、刀割样痛，且呈持续性。气候变化或劳累后常使疼痛加重，疼痛可向颈项及上肢（特别是肘部）扩散，当肩部偶然受到碰撞或牵拉时，常可引起撕裂样剧痛，肩痛昼轻夜重为本病一大特点，若因受寒而致痛者，则对气候变化特别敏感。

2. 肩关节活动受限 肩关节向各方向活动均可受限，以外展、上举、内旋、外旋更为明显，随着病情进展，由于长期废用引起关节囊及肩周软组织的粘连，肌力逐渐下降，加上喙肱韧带固定于缩短的内旋位等因素，使肩关节各方向的主动和被动活动均受限，特别是梳头、穿衣、洗脸、叉腰等动作均难以完成，严重时肘关节功能也可受影响，屈肘时手不能摸到同侧肩部，尤其在手臂后伸时不能完成屈肘动作。

3. 怕冷 患者肩怕冷，不少患者终年用棉垫包肩，即使在暑天，肩部也不敢吹风。

4. 压痛 多数患者在肩关节周围可触到明显的压痛点，压痛点多在肱二头肌长头肌腱沟、肩峰下滑囊、喙突、冈上肌附着点等处。

5. 肌肉痉挛与萎缩 三角肌、冈上肌等肩周围肌肉早期可出现痉挛，晚期可发生失用性肌萎缩，出现肩峰突起、上举不便、后伸不能等典型症状，此时疼痛症状反而减轻。

你知道吗

肩周炎患者可进行自我按摩，每日进行 1 次，坚持 1~2 个月，会有较好的效果。自我按摩的步骤及方法如下：

（1）用健侧的拇指或手掌自上而下按揉患侧肩关节的前部及外侧，时间 1~2 分钟，在局部痛点处可以用拇指点按片刻。

（2）用健侧手的第 2~4 指的指腹按揉肩关节后部的各个部位，时间 1~2 分钟，按揉过程中发现有局部痛点亦可用手指点按片刻。

（3）用健侧拇指及其余手指的联合动作揉捏患侧上肢的上臂肌肉，由下至上揉捏至肩部，时间 1~2 分钟。

（4）还可在患肩外展等功能位置的情况下，用上述方法进行按摩，一边按摩一边进行肩关节各方向的活动。

（5）最后用手掌自上而下地掌揉 1~2 分钟，对于肩后部按摩不到的部位，可用拍打法进行治疗。

四、腰椎间盘突出

腰椎间盘突出症是较为常见的疾患之一，主要是因为腰椎间盘各部分（髓核、纤维环及软骨板），尤其是髓核，有不同程度的退行性改变后，在外力因素的作用下，椎间盘的纤维环破裂，髓核组织从破裂之处突出（或脱出）于后方或椎管内，导致相邻脊神经根遭受刺激或压迫，从而产生腰部疼痛，一侧下肢或双下肢麻木、疼痛等一系列临床症状。主要以腰4~5、腰5~骶1发病率最高，约占95%。

（一）病因和发病机制

1. 腰椎间盘的退行性改变　髓核的退变主要表现为含水量的降低，并可因失水引起椎节失稳、松动等小范围的病理改变；纤维环的退变主要表现为坚韧程度的降低。

2. 损伤　长期反复的外力造成轻微损害，加重了退变的程度。

3. 椎间盘自身解剖因素　椎间盘在成年之后逐渐缺乏血液循环，修复能力差。在上述因素作用的基础上，某种可导致椎间盘所承受压力突然升高的诱发因素，即可能使弹性较差的髓核穿过已变得不太坚韧的纤维环，造成髓核突出。

4. 遗传因素　腰椎间盘突出症有家族性发病的报道。

5. 腰骶先天异常　包括腰椎骶化、骶椎腰化、半椎体畸形、小关节畸形和关节突不对称等。上述因素可使下腰椎承受的应力发生改变，从而构成椎间盘内压升高、易发生退变和损伤。

6. 诱发因素　在椎间盘退行性变的基础上，某种可诱发椎间隙压力突然升高的因素可致髓核突出。常见的诱发因素有增加腹压、腰姿不正、突然负重、妊娠、受寒和受潮等。

（二）临床表现

1. 症状

（1）腰痛　是大多数患者最先出现的症状，发生率约91%。由于纤维环外层及后纵韧带受到髓核刺激，经窦椎神经而产生下腰部感应痛，有时可伴有臀部疼痛。

（2）下肢放射痛　表现为坐骨神经痛。放射痛的肢体多为一侧，仅极少数中央型或中央旁型髓核突出者表现为双下肢症状。坐骨神经痛的原因有：①破裂的椎间盘产生化学物质的刺激及自身免疫反应使神经根发生化学性炎症；②突出的髓核压迫或牵张已有炎症的神经根，使其静脉回流受阻，进一步加重水肿，使得对疼痛的敏感性增高；③受压的神经根缺血。上述三种因素相互关联，互为加重因素。

（3）马尾神经症状　向正后方突出的髓核或脱垂、游离的椎间盘组织压迫马尾神经，其主要表现为大、小便障碍，会阴和肛周感觉异常。严重者可出现大小便失控及双下肢不完全性瘫痪等症状，临床上少见。

2. 体征

（1）一般体征

1）腰椎侧凸　是一种为减轻疼痛的姿势性代偿畸形。

2）腰部活动受限 大部分患者都有不同程度的腰部活动受限，急性期尤为明显。

3）压痛、叩痛及骶棘肌痉挛 压痛及叩痛的部位基本上与病变的椎间隙相一致，80%～90%的病例呈阳性。叩痛以棘突处为明显，系叩击振动病变部所致。压痛点主要位于椎旁1cm处，可出现沿坐骨神经放射痛。

（2）特殊体征

1）直腿抬高试验 患者仰卧，伸膝，被动抬高患肢。正常人神经根有4mm滑动度，下肢抬高到60°～70°始感腘窝不适。腰椎间盘突出症患者神经根受压或粘连使滑动度减少或消失，抬高在60°以内即可出现坐骨神经痛，称为直腿抬高试验阳性。

2）股神经牵拉试验 患者取俯卧位，患肢关节完全伸直。检查者将伸直的下肢高抬，使髋关节处于过伸位，当过伸到一定程度出现大腿前方股神经分布区域疼痛时，则为阳性。此项试验主要用于检查腰2～3和腰3～4椎间盘突出的患者。

（3）神经系统表现

1）感觉障碍 视受累脊神经根的部位不同而出现该神经支配区感觉异常，阳性率达80%以上。早期多表现为皮肤感觉过敏，渐而出现麻木、刺痛及感觉减退。因受累神经根以单节单侧为多，故感觉障碍范围较小；但如果马尾神经受累（中央型及中央旁型者），则感觉障碍范围较广泛。

2）肌力下降 70%～75%患者出现肌力下降。腰5神经根受累时，踝及趾背伸力下降；骶1神经根受累时，趾及足跖屈力下降。

3）反射改变 亦为本病易发生的典型体征之一。腰4神经根受累时，可出现膝跳反射障碍，早期表现为活跃，之后迅速变为反射减退；腰5神经根受损时对反射多无影响；骶1神经根受累时则跟腱反射障碍。反射改变对受累神经的定位意义较大。

> 🧑‍⚕️ **请你动一动**
> 请同学们试一下直腿抬高试验和股神经牵拉试验，检查一下我们的腰椎。

你知道吗

椎间盘分为中央部的髓核，富于弹性的胶状物质；周围部的纤维环，由多层纤维软骨环按同心圆排列。人体脊柱的结构非常复杂，成年人脊柱的椎骨共有24块。因寰椎与枢椎之间、骶椎尾椎之间不存在椎间盘，所以全身的椎间盘只有23个。它们均位于两个椎体之间。椎间盘的总厚度为全脊柱总长的1/4～1/5。腰部的椎间盘最厚，约为9mm。从腰1到骶椎之间都存在腰椎间盘。

目标检测

一、单项选择题

1. 劳动或运动时，机体主要的产热部位是（ ）。

A. 肝脏　　　　　B. 脑　　　　　　C. 心脏　　　　　D. 骨骼肌

2. 下列属于长骨的是（　　）。

A. 肱骨　　　　　B. 肋骨　　　　　C. 顶骨　　　　　D. 胸骨

3. 成年人全身骨有多少块（　　）。

A. 205　　　　　B. 206　　　　　C. 207　　　　　D. 208

4. 躯干骨包括（　　）。

A. 椎骨、肋骨、胸骨　　　　　　　B. 椎骨、肋软骨、胸骨

C. 椎骨、胸椎、胸骨　　　　　　　D. 椎骨、腰骨、胸骨

5. 在运动中，（　　）是运动的枢纽。

A. 骨连结　　　　B. 关节　　　　　C. 骨缝　　　　　D. 肌肉

6. 骨是由（　　）构成的。

A. 骨质、椎骨、肋骨　　　　　　　B. 骨质、骨膜、椎骨

C. 骨质、胸骨、肋骨　　　　　　　D. 骨质、骨膜、骨髓

7. 人体全身肌肉有（　　）块。

A. 100 块　　　　B. 300 块　　　　C. 600 块　　　　D. 800 块

8. （　　）主要分布在四肢，在运动中起杠杆作用。

A. 长骨　　　　　B. 扁骨　　　　　C. 短骨　　　　　D. 不规则骨

9. 骨质疏松症补充钙质时，应同时适当补充（　　），以促进钙质吸收。

A. 维生素 A　　　B. 维生素 B　　　C. 维生素 C　　　D. 维生素 D

10. 以下不属于骨质疏松症临床表现的是（　　）。

A. 疼痛　　　　　　　　　　　　　B. 易骨折

C. 肩部活动受限　　　　　　　　　D. 脊柱变形

11. 诊断骨质疏松症的最好方法是（　　）。

A. 磁共振　　　　　　　　　　　　B. 双能 X 线吸收法

C. CT　　　　　　　　　　　　　　D. 血常规检查

12. 以下不是引起颈椎慢性劳损的原因的是（　　）。

A. 不良睡觉体位　　　　　　　　　B. 不当工作姿势

C. 不适当的运动　　　　　　　　　D. 不规律的作息

13. 骨质疏松最常见的并发症为（　　）。

A. 骨折　　　　　B. 脊柱变形　　　C. 疼痛　　　　　D. 肿胀

14. 吞咽困难、视力障碍、颈心综合征、高血压颈椎病、胸部疼痛、下肢瘫痪、猝倒是（　　）的并发症。

A. 骨质疏松症　　　　　　　　　　B. 颈椎病

C. 肩周炎　　　　　　　　　　　　D. 腰椎间盘突出

15. （　　）是大多数腰椎间盘突出患者最先出现的症状。

A. 下肢放射痛　　　　　　　　　　B. 腰疼

C. 马尾神经症状　　　　　　　　　D. 坐骨神经痛

16. 患者具有典型的一侧上肢麻木、疼痛的症状，且症状的范围与颈脊神经所支配
    的区域一致是（　　）类型的脊椎病。

    A. 颈型　　　　　B. 脊髓型　　　　　C. 混合型　　　　　D. 神经根型

二、思考题

1. 写出所有人体下肢骨的名称。
2. 脊柱、胸廓各有哪些结构构成？
3. 简述骨质疏松症的主要临床表现。
4. 简述颈椎病的主要临床表现。

书网融合……

📱微课　　　　　　　📋划重点　　　　　　　📄自测题

第五章 循环系统

学习目标

知识要求

1. **掌握** 循环系统的形态结构；心的位置、外形、各腔的形态结构；心的传导系统的构成；体循环和肺循环的构成；心脏的泵血过程；心肌的收缩特性；影响动脉血压的因素；影响静脉血液回流的因素。

2. **熟悉** 心和血管的生理；心电图的构成；心音的组成。

3. **了解** 心包的构成和临床意义；血管的分类；淋巴系统的构成。高血压的临床表现；冠状动脉粥样硬化的临床表现。

能力要求

1. 能测量血压与脉搏。

2. 能进行止血与包扎。

3. 能进行心肺复苏术。

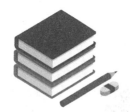

案例引导

案例 李明的同学在上体育课时突然晕倒了，经送医院检查后诊断为先心病。老师说他的心脏结构有先天缺陷，和我们的不大一样。

讨论 正常的心脏形态及结构是怎样的呢？

第一节 循环系统的形态结构

PPT

一、心

（一）心脏的位置和形态

心脏是血液循环的动力器官，终生有节律地收缩和舒张，保证血液在全身血管内正常流动。

心脏位于胸腔纵隔内，两肺之间。其2/3偏于正中线的左侧，1/3在中线的右侧。

心脏像倒置的圆锥形，前后略扁，大小约如其本人的拳头。其外形包括心尖、心底、两个面，三个缘和三条沟（图5-1）。心尖钝圆，朝向左前下方，位于左侧第5肋间隙，左锁骨中线内侧1~2cm处可看到或摸到心尖搏动。心底较宽，有大血管由此出入，朝向右后上方。心脏纵轴是斜行的，约与正中矢状面成45°角。心脏前面有胸骨和肋软骨，称胸肋面；下面与膈相邻，称膈面。心脏右缘由右心房构成；左缘由左心室和左心耳构成；下缘较锐，由右心室和心尖构成。近心底处，心表面有一条环形的浅沟，称冠状沟，是心房和心室的表面分界线。心脏胸肋面和膈面各有一纵形的浅沟，分别称前、后室间沟，为左右心室的表面分界。

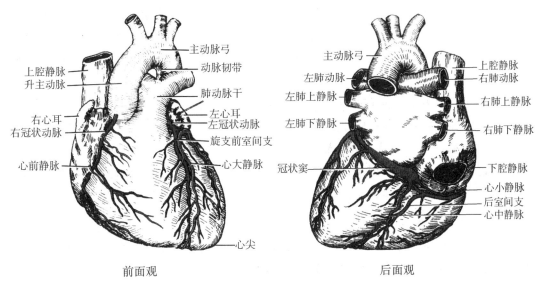

前面观　　　　　　　　　　　　　　后面观

图 5-1　心的外形和血管

（二）心腔

心脏是一中空的肌性器官，共有 4 个腔，即左心房、左心室、右心房、右心室（图 5-2）。左、右心房之间的中隔称房间隔；左、右心室之间的中隔称为室间隔。同侧的房室之间有房室口相通，房室口位置相当于冠状沟的平面。

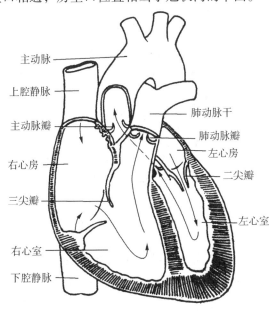

图 5-2　心腔及血流方向示意图

1. 右心房 右心房向左前方突出的部分称右心耳。右心房有三个入口：上腔静脉口，下腔静脉口及冠状窦口。有一个出口为右房室口，通右心室。

2. 右心室 右心室的入口为右房室口，其周缘附有三个三角形的瓣膜，称三尖瓣（右房室瓣），瓣膜垂向室腔，并借腱索向下连于乳头肌，可防止三尖瓣翻向右心房，防止心室收缩时右心室的血液逆流回右心房。右心室的出口为肺动脉口，连通肺动脉干，口的周缘有 3 个半月形瓣膜，称肺动脉瓣。心室舒张时，瓣膜关闭，阻止血液倒流回右心室。

3. 左心房 左心房向右前方突出的部分称为左心耳。左心房后部两侧各有 2 个肺静脉口，由肺回流的动脉血由此注入左心房。左心房的出口为左房室口，通向左心室。

4. 左心室 左心室肌最厚，入口为左房室口，口的周缘附有两片瓣膜，称二尖瓣。二尖瓣也借腱索连于乳头肌上，其功能与三尖瓣相似。左心室的出口为主动脉口，周缘附有三个半月形的主动脉瓣，其作用是防止主动脉内的血液倒流入左心室。

（三）心壁的结构

心房壁比心室壁薄。心壁由内向外分 3 层，分别为心内膜、心肌层和心外膜。心内膜含血管、神经和心传导系的分支。心房肌和心室肌不相连续，故心房和心室的收缩和舒张不是同时进行。营养心脏的血管行于心外膜内。

（四）心脏传导系统

心脏传导系统位于心壁内，由特殊分化的心肌细胞组织构成，其功能是产生并传导兴奋冲动，维持心搏的正常节律，使心房肌和心室肌的收缩互相协调。心脏传导系统包括窦房结、房室结、房室束、左右束支、浦肯野纤维，最后连于心壁肌内（图 5 – 3）。

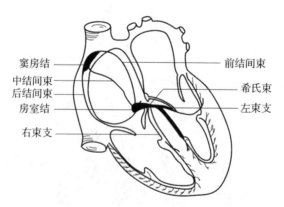

图 5 – 3　心的传导系统示意图

窦房结是心脏正常起搏点，由窦房结发出的冲动引起心房肌收缩，同时冲动也传给房室结，在房室结内传导缓慢，约经 0.04s 的延搁，再沿房室束、左右束支及浦肯野纤维传至心室肌，引起心室肌收缩。因此，心房和心室的收缩并不同时发生。

（五）心脏的血管

为心脏供血的动脉是左、右冠状动脉，均由主动脉起始处发出，行于心外膜深面，分布于心壁（图5-4），其小分支以垂直于心脏表面的方向穿入心肌，并在心内膜下层分支成网。这种分支方式使冠脉血管容易在心肌收缩时受到压迫。左冠状动脉主要供应左心室的前部，右冠状动脉主要供应左心室的后部和右心室。左冠状动脉的血液流经毛细血管和静脉后，主要经由冠状窦回流入右心房，而右冠状动脉的血液则主要经较细的心前静脉直接回流入右心室。

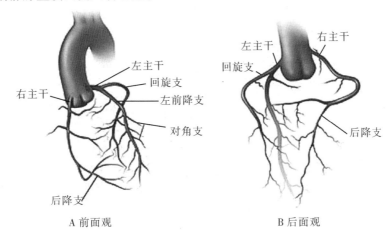

图5-4　心冠状动脉示意图

（六）心包

心包包被于心脏外面，分纤维心包和浆膜心包。纤维心包是坚韧的纤维结缔组织囊，向上与大血管的外膜相续，向下则附着于膈肌的中心腱上。浆膜心包薄而光滑，分为壁层和脏层，壁层紧贴于纤维心包的内面；脏层紧贴于心肌外面，两层之间围成的腔隙称心包腔，内含少量浆液，起润滑作用，能减少心脏搏动时的摩擦。

二、血管

（一）血管概述

血管分布于身体各部，分为动脉、静脉和毛细血管三类。

1. 动脉　动脉是引导血液离开心脏的血管（图5-5）。根据管径的大小分成大、中、小三级。大动脉通常指接近心脏的主动脉、头臂干、肺动脉干等。小动脉一般指管径在1mm以下的动脉。中动脉介于大、小动脉之间。动脉管壁较厚，可分内膜、中膜、外膜三层。内膜的表层为一层单层扁平上皮，称内皮。内皮薄而光滑，可减少血流的阻力；中膜较厚，主要由环形平滑肌和弹性膜等组织构成，使动脉具有弹性和收缩性；外膜由结缔组织构成，有营养血管和神经。大动脉的中膜厚，主要由弹性膜组成，弹性大，又称弹性动脉。中动脉中膜主要由平滑肌组成，又称肌性动脉。小动脉的中膜有 1~4 层环形平滑肌，舒缩时可调节器官和组织内的血流量且与血压的维持有密切关系，故称外周阻力动脉。

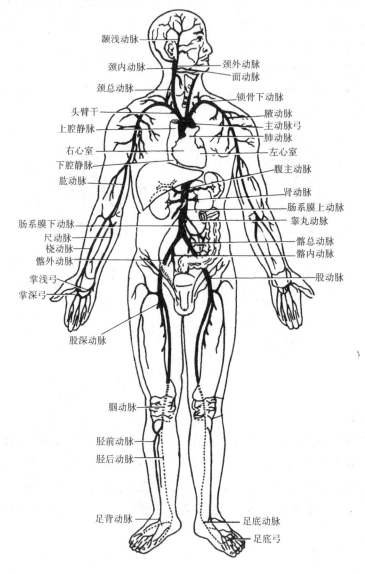

颞浅动脉
颈内动脉
颈总动脉
头臂干
上腔静脉
右心室
下腔静脉
肱动脉
肠系膜下动脉
尺动脉
桡动脉
髂外动脉
掌浅弓
掌深弓
股深动脉
腘动脉
胫前动脉
胫后动脉
足背动脉

颈外动脉
面动脉
锁骨下动脉
腋动脉
主动脉弓
肺动脉
左心室
腹主动脉
肾动脉
肠系膜上动脉
睾丸动脉
髂总动脉
髂内动脉
股动脉
足底动脉
足底弓

图 5-5　全身动脉

2. 静脉　静脉是引导血液向心流动的血管（图 5-6）。根据管径大小，分大、中、小静脉。大静脉一般管径在 10mm 以上，如上、下腔静脉，头臂静脉，颈内静脉。中静脉管径在 2~9mm 之间。小静脉管径在 2mm 以下。静脉管腔大，管壁薄，管壁分三层，从内向外分内膜、中膜和外膜。中膜的弹性纤维和平滑肌少，故收缩性和弹性均小。静脉壁内有薄而柔软的瓣膜，其为形似袋口朝向心的半月状小袋，作用是血液顺流向心脏时瓣膜开放，逆血流瓣膜关闭，是防止血液逆流的重要装置。静脉按分布的部位划可分为浅静脉和深静脉。浅静脉位于皮下，如肘正中静脉、头静脉、颈外静脉等，是注射、输液、抽血的常用静脉。深静脉常与同名的动脉伴行，如股静脉、腋静脉、肾静脉。深浅静脉借交通支互相连通。静脉系统容纳的血液量较多，故有容量血管之称。

3. 毛细血管　毛细血管连接于微动脉与微静脉之间，互相连接成网状，是血液与组织之间进行物质交换的部位，又称交换血管。毛细血管管径极细，只能容纳并列的1～2个红细胞通过；管壁极薄，仅由一层内皮细胞和基膜构成，有较高的通透性且血流缓慢，有利于血液和组织间进行物质交换。

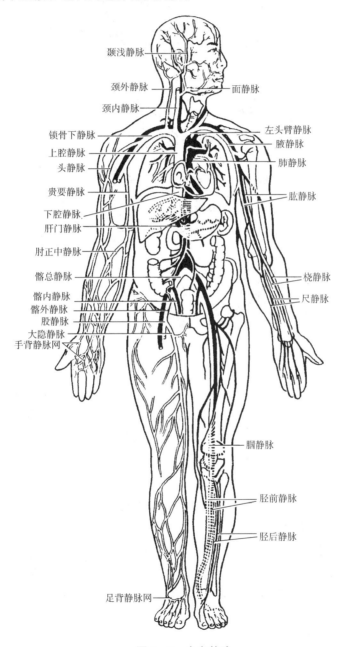

颞浅静脉

颈外静脉
颈内静脉
面静脉

锁骨下静脉
上腔静脉
头静脉
左头臂静脉
腋静脉
肺静脉

贵要静脉
下腔静脉
肝门静脉
肱静脉

肘正中静脉

髂总静脉
桡静脉
尺静脉

髂内静脉
髂外静脉
股静脉
大隐静脉
手背静脉网

腘静脉

胫前静脉

胫后静脉

足背静脉网

图5-6　全身静脉

（二）血液循环 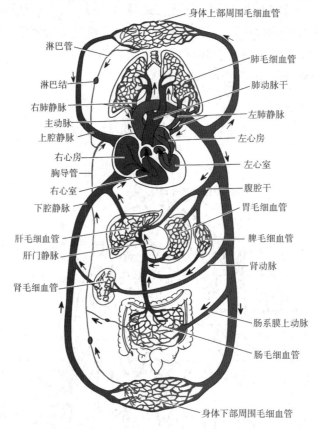 微课

血液循环按其途径可分为肺循环和体循环（图5-7），两者互相连续，同时进行。

肺毛细血管

身体上部周围毛细血管

淋巴管

淋巴结

右肺静脉

主动脉

上腔静脉

右心房

胸导管

右心室

下腔静脉

肝毛细血管

肝门静脉

肾毛细血管

肺动脉干

左肺静脉

左心房

左心室

腹腔干

胃毛细血管

脾毛细血管

肾动脉

肠系膜上动脉

肠毛细血管

身体下部周围毛细血管

图5-7 血液循环示意图

1. 肺循环 经体循环回到右心房的血液通过三尖瓣进入右心室。肺循环始于右心室。当心室收缩时，血液由右心室进入肺动脉，在主动脉弓下方，肺动脉分左、右肺动脉，经左、右肺门进入左、右肺内，逐渐分支成肺毛细血管。血中的二氧化碳通过毛细血管壁和肺泡壁进入肺泡，肺泡内的氧气进入血液。肺的静脉起始于肺泡周围毛细血管，逐渐汇合成左、右各两条肺静脉，出肺门后注入左心房。

2. 体循环 经肺循环回到左心房的血液通过二尖瓣进入左心室。体循环始于左心室。当心室收缩时，血液由左心室射入主动脉，再经主动脉的各级分支流至全身的毛细血管。血液在毛细血管与周围的组织、细胞之间进行物质交换，氧气和营养物质进入组织、细胞；组织、细胞产生的二氧化碳和其他代谢产物进入血液。交换后的血液经各级静脉分别汇入上、下腔静脉或冠状窦，最后流回右心房。

（1）**体循环的动脉** 体循环的动脉多对称分布。人体各部都由一条或两条动脉干供给血液。动脉干常行于身体的屈侧，位于深部或隐蔽的部位。胸部、腹部和盆部，动脉可分壁支和脏支，分别供给体壁和脏器。器官的动脉，多由该器官附近的

动脉干发出。动脉口径大小与器官的功能有关，器官大功能强，则口径大；反之则口径小。

主动脉是体循环的主干，起于左心室，先向右前方上行，继向左后方弯曲，再沿脊柱下降，经膈肌的主动脉裂孔进入腹腔，于第四腰椎下缘分为左、右髂总动脉。人体各部动脉干都是从主动脉各部发出。主动脉按行程可分：主动脉升部、主动脉弓、主动脉胸部和主动脉腹部。具体分布见图5-8。

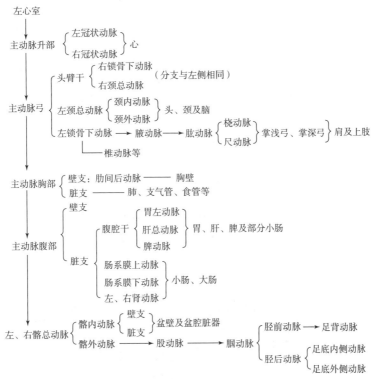

图5-8 体循环的主要动脉分支

（2）体循环的静脉 体循环的静脉分为上腔静脉系、下腔静脉系和心静脉系。起始于各部的毛细血管网，逐渐汇合成较大静脉，最后汇成上腔静脉及下腔静脉，都注入右心房（图5-9）。上腔静脉系是收集头颈、上肢和胸背部等处的静脉血回心的管道；下腔静脉系是收集腹部、盆部、下肢等处的静脉血回心的管道；心静脉系是收集心本身的静脉血的管道。

门静脉是下腔静脉系中的一个重要部分，它由肝以外的腹腔不成对脏器的静脉共同汇合组成，最后由肠系膜上静脉与脾静脉在胰头后方汇合为门静脉入肝内（图5-10）。门静脉在肝内反复分支最后由肝静脉输入下腔静脉。门静脉及其属支内无静脉瓣，与上、下腔静脉系之间有多处吻合，重要的有食管静脉丛、直肠静脉丛和脐周静脉丛。当患者门脉高压时（如肝硬化），血液便可通过静脉丛形成侧支循环，流入上、下腔静脉。静脉丛由于血流量增多而变粗大弯曲，严重者可引起食管静脉破裂而呕血，直肠静脉丛扩张破裂引起便血及脐周静脉怒张等临床症状。

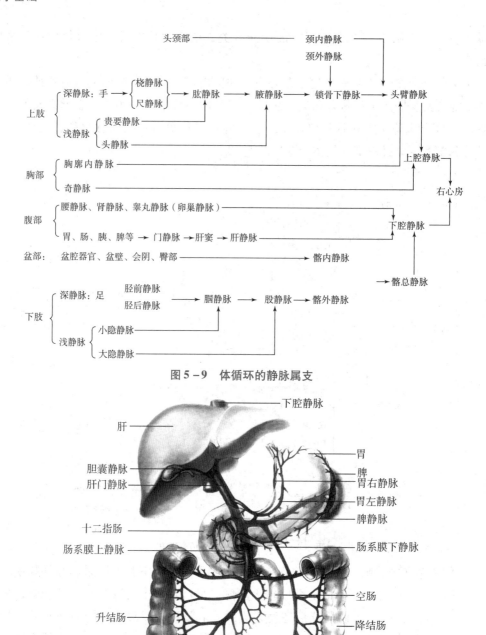

图 5 - 9　体循环的静脉属支

图 5 - 10　肝门静脉及其属支

三、淋巴系统

　　淋巴系统包括淋巴管、淋巴器官和淋巴组织。在淋巴管内流动的无色透明液体，称为淋巴液。淋巴结、脾、胸腺、腭扁桃体、舌扁桃体和咽扁桃体等都属于淋巴器官。

淋巴组织广泛分布于消化道和呼吸道等器官的黏膜内。

当血液通过毛细血管时，血液中的部分液体和一些物质，透过毛细血管壁进入组织间隙，成为组织液。细胞自组织液中直接吸收所需要的物质，同时将代谢产物又排入组织液内。组织液内这些物质的大部分又不断通过毛细血管壁，再渗回血液；小部分则进入毛细淋巴管，成为淋巴液。淋巴液经淋巴管、淋巴结向心流动，最后通过左、右淋巴导管注入静脉角而归入血液中，还流回心。因此，淋巴系统可以看作是静脉系的辅助部分（图5-11）。淋巴循环的生理功能主要是将组织液中的蛋白质分子带回至血液中，参与调节血管内外液体平衡，维持血管内外胶体渗透压与水平衡；还能清除组织液中不能被毛细血管重吸收的较大的分子以及组织中的红细胞和细菌；淋巴结尚能产生淋巴细胞和浆细胞，参与免疫反应。

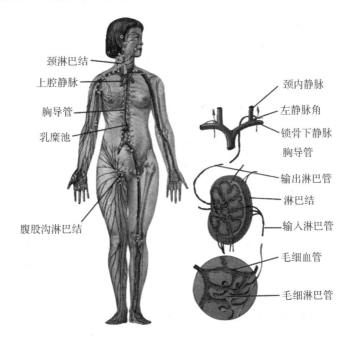

图5-11　淋巴系统概观

淋巴管可分为毛细淋巴管、淋巴管、淋巴干和淋巴导管等。

1. 毛细淋巴管　以盲端起于组织间隙，由一层内皮细胞构成，管腔粗细不一，没有瓣膜，互相吻合成网，中枢神经、上皮组织、骨髓、软骨和脾实质等器官组织内不存在毛细淋巴管。

2. 淋巴管　由毛细淋巴管汇合而成，管壁与静脉相似，但较薄、瓣膜较多且发达，外形粗细不匀，呈串珠状。淋巴管根据其位置分为浅、深两组，浅淋巴管位于皮下与浅静脉伴行；深淋巴管与深部血管伴行，二者间有较多交通支。淋巴管在行程中通过一个或多个淋巴结，从而把淋巴细胞带入淋巴液。

3. 淋巴干　由淋巴管多次汇合而形成，全身淋巴干共有9条：收集头颈部淋巴的左、右颈干；收集上肢、胸壁淋巴的左、右锁骨下干；收集胸部淋巴的左、右支气管纵隔干；收集下肢、盆部及腹腔淋巴的左、右腰干以及收集腹腔脏器淋巴的肠干。

4. 淋巴导管　包括胸导管（左淋巴导管）和右淋巴导管。胸导管的起始部膨大叫乳糜池，位于第 11 胸椎与第 2 腰椎之间，乳糜池接受左、右腰干和肠干淋巴的汇入。胸导管穿经膈肌的主动脉裂孔进入胸腔，再上行至颈根部，最终汇入左静脉角，沿途接受左支气管纵隔干、左颈干和左锁骨下干的汇入，总之是收集下半身及左上半身的淋巴。右淋巴导管为一短干，收集右支气管纵隔干、右颈干和右锁骨下干的淋巴，注入右静脉角。

第二节　心的生理

PPT

一、心的泵血功能

心脏的主要功能是泵血，依靠心脏收缩和舒张的交替活动而得以完成。心脏收缩时将血液射入动脉，并通过动脉系统将血液分配到全身各组织；心脏舒张时则通过静脉系统使血液回流到心脏，为下一次射血做准备。正常成年人安静时，心脏每分钟可泵出血液 5L 左右。

（一）心动周期

心脏一次收缩和舒张构成一个机械活动周期，称为心动周期。在一个心动周期中，心房和心室的机械活动都可分为收缩期和舒张期。由于心室在心脏泵血活动中起主要作用，故心动周期通常是指心室的活动周期。

心率是心动周期的倒数。是指单位时间内心搏动的次数（60～100 次/分）如果心率为每分钟 75 次，则每个心动周期持续 0.8 秒。

（二）心脏的泵血过程

左、右心室的泵血过程相似，而且几乎同时进行。现以左心室为例，说明一个心动周期中心室射血和充盈的过程，以便了解心脏泵血的机制。

1. 心室收缩期　心室收缩期可分为等容收缩期和射血期，而射血期又可分为快速射血期和减慢射血期。

（1）等容收缩期　心室开始收缩后，心室内压力立即升高，当室内压升高到超过房内压时，即可推动房室瓣使之关闭，因而血液不会倒流入心房。但此时室内压尚低于主动脉压，因此半月瓣仍处于关闭状态，心室暂时成为一个封闭的心腔。从房室瓣关闭到主动脉瓣开启前的这段时期，心室的收缩不能改变心室的容积，故称为等容收缩期。此期持续约 0.05 秒。由于此时心室继续收缩，因而室内压急剧升高。当主动脉压升高或心肌收缩力减弱时，等容收缩期将延长。

（2）射血期　当心室收缩使室内压升高至超过主动脉压时，主动脉瓣开放。这标志着等容收缩期结束而进入射血期。在射血的早期，由于心室射入主动脉的血液量较多，血液流速也很快，故称为快速射血期，此期持续约 0.1 秒。在快速射血期，心室射出的血液量约占总射血量的 2/3，由于心室内血液很快进入主动脉，故心室容积明显缩小，但由于心室强烈收缩，室内压继续上升并达到峰值，主动脉压也随之升高。在射血的后期，由于心室收缩强度减弱，射血的速度逐渐减慢，故称为减慢射血期。此期持续约 0.15 秒。在减慢射血期，室内压和主动脉压都由峰值逐渐下降。

2. 心室舒张期　心室舒张期可分为等容舒张期和心室充盈期，心室充盈期又可分为快速充盈期、减慢充盈期和心房收缩期。

（1）等容舒张期　射血后，心室开始舒张，室内压下降，主动脉内的血液向心室方向反流，推动主动脉瓣关闭；但此时室内压仍高于房内压，故房室瓣仍处于关闭状态，心室又暂时成为一个封闭的心腔。从半月瓣关闭至房室瓣开启前的这一段时间内，心室舒张而心室的容积并不改变，故称为等容舒张期。此期持续 0.06 ~ 0.08 秒。由于此时心室继续舒张，因而室内压急剧下降。

（2）心室充盈期　当室内压下降到低于房内压时，血液冲开房室瓣进入心室，心室便开始充盈。由于室内压明显降低，甚至造成负压，这时心房和大静脉内的血液因心室的抽吸作用而快速流入心室，心室容积迅速增大，故称为快速充盈期。此期持续约 0.11 秒。在快速充盈期进入心室的血液量约为总充盈量的 2/3。随后，血液进入心室的速度减慢，故称为减慢充盈期。此期持续约 0.22 秒。在心室舒张期的最后 0.1 秒，心房开始收缩，即进入心房收缩期。心房的收缩使心房压力升高，容积缩小，心室的充盈量可再增加 10% ~ 30%。

如上所述，心室肌的收缩和舒张是造成室内压变化，并导致心房和心室之间以及心室和主动脉之间产生压力梯度的根本原因，而压力梯度则是推动血液在心房、心室以及主动脉之间流动的主要动力。由于心脏瓣膜的结构特点和启闭活动，使血液只能沿一个方向流动。

二、心肌细胞的生物电现象

1. 除极（去极）过程　快速除极期，1 ~ 2 毫秒，膜内电位由静息时的 -90mV 迅速上升到 +30mV 左右。除极幅度达 120mV，0 期电位变化最大速率可达 200 ~ 400V/S。再生性 Na^+ 内流快，Na^+ 通道激活快、开放快、失活也快。以 Na^+ 通道为 0 期去极的心肌细胞，如心房肌、心室肌、浦肯野纤维称快反应细胞，所形成的动作电位，称快反应动作电位。

2. 复极过程

（1）复极 1 期　快速复极初期，占时约 10 毫秒，膜内电位由 +30mV 迅速复极到 "0" mV 左右。Na^+ 通道失活关闭，K^+ 通道开放，引起一过性 K^+ 外流。

（2）复极 2 期　平台期，占时 100 ~ 150 毫秒（心肌细胞动作电位的主要特征）。复极缓慢，停滞在 "0" 电位水平，是心肌不应期较长的主要原因。Ca^{2+} 通道激活引起的 Ca^{2+}（和少量 Na^+）缓慢内流与 K^+ 通道逐渐开放引起 K^+ 少量外流共同作用的结果。此 Ca^{2+} 通道为 L 型 Ca^{2+} 通道，激活阈电位是 -30 ~ 40mV，该通道开放、失活及再复活所需时间长，故称慢通道，可被硝苯地平、维拉帕米等阻断。

（3）3 期　快速复极末期，占时 100 ~ 150 毫秒，膜电位从"0"电位迅速复极到 −90mV。Ca^{2+} 通道关闭，K^+ 通道正反馈开放，再生性 K^+ 外流。

（4）4 期　静息期，跨膜电位稳定在静息电位水平。①Na^+ − K^+ 泵活动增强，逆浓度差泵出 Na^+ 泵入 K^+，恢复正常静息时细胞内外离子浓度水平。②Ca^{2+} − Na^+ 交换，Ca^{2+} 通过 Ca^{2+} − Na^+ 交换被主动转运出细胞，属继发性主动转运。③在 3 期末 Na^+ 通道逐渐复活到备用，4 期完全复活到备用。

三、心肌的生理特性

（一）自律性

自律细胞具有的无外来刺激条件下自动产生节律性兴奋的特性。

（二）兴奋性

所有心肌细胞都具有兴奋性，即受到刺激产生兴奋的能力。

（三）传导性

传导性是指组织发生的兴奋能向周围扩散的特性。心肌在功能上是一种合胞体，心肌细胞膜的任何部位产生的兴奋不但可以沿整个细胞膜传播，并且可以通过闰盘传递到另一个心肌细胞，从而引起整块心肌的兴奋和收缩。

1. 心肌动作电位向周围心肌传播的特性称心肌传导性；指标是传导速度。

2. 房室交界是正常时兴奋由心房进入心室的唯一通道，交界区细胞传导速度最慢，故使兴奋在此延搁一段时间，其生理意义在于使心室一定是在心房收缩完毕之后才开始收缩，不至于产生房室收缩重叠现象，保证心各部分有序、协调地进行收缩活动。

（四）收缩性

1. 心肌在肌膜动作电位的触发下产生收缩反应的特性称收缩性。

2. 特征

（1）同步收缩——心肌的功能合胞体特性。

（2）心肌的收缩依赖外源 Ca^{2+}。

（3）不会发生强直收缩。

四、心音

在一个心动周期中，因心肌收缩、瓣膜开放和关闭、血流速度改变形成的湍流、血流冲击心室及大动脉管壁等因素引起振动所形成的声音，称为心音。心音通过周围组织的传导，用听诊器在胸壁的一定部位可以听到。心音分为第一心音、第二心音、第三心音和第四心音。第一心音音调低、持续时间较长，为心室收缩期开始的标志，是由于心室收缩、房室瓣关闭相伴随而形成。第二心音音调较高、持续时间较短，为心室舒张期开始的标志。

五、体表心电图

体表心电图是将引导电极置于身体一定部位，记录整个心动周期中心电变化（各细胞的综合心电向量）的波形图。

1. P 波　反映左、右心房的去极化过程。P 波波形小而圆钝，历时 0.08~0.11 秒，波幅不超过 0.25mV。

2. QRS 波群　QRS 波群反映左、右两心室的去极化过程。典型的 QRS 波群包括三个紧密相连的电位波动，第一个向下的波称为 Q 波，第一个向上的波称为 R 波，紧接 R 波之后的向下的波称为 S 波。正常的 QRS 波群历时 0.06~0.10 秒，代表兴奋在心室内传播所需的时间。

3. T 波　反映心室的复极化过程，历时 0.05~0.25 秒，波幅为 0.1~0.8mV。

4. P-R 间期　P-R 间期是指从 P 波起点到 QRS 波起点之间的时程，一般为 0.12~0.20 秒。P-R 间期代表由窦房结产生的兴奋经由心房、房室交界和房室束到达心室并引起心室肌开始兴奋所需要的时间，故也称为房室传导时间。当发生房室传导阻滞时，P-R 间期延长。

5. Q-T 间期　Q-T 间期是指从 QRS 波起点到 T 波终点的时程，代表从心室开始去极化到完全复极化所经历的时间。

6. ST 段　ST 段是指从 QRS 波群终点到 T 波起点之间的线段。ST 段代表心室各部分心肌细胞均处于去极化状态。ST 段的异常压低或抬高常表示心肌缺血或损伤。

第三节　血管的生理

PPT

一、动脉血压

1. 正常值　收缩压指心室收缩主动脉压达到的最高值，我国健康成年人在安静时收缩压为 100~120mmHg。舒张压指心室舒张时，主动脉压下降，在心室舒张末期动脉血压的最低值，正常值为 60~80mmHg。

2. 影响动脉血压的因素　动脉血压的数值主要取决于心输出量和外周阻力，能影响到心输出量和外周阻力的各种因素，都能影响动脉血压。另外循环系统内血液充盈的程度，也能影响动脉血压。

（1）**心脏每搏输出量**　其他因素不变，搏出量增加，动脉血压升高，但主要是引起收缩压显著升高，而舒张压上升相对较少，脉压加大。机制是搏出量使每次收缩射至主动脉血量增加，快速射血期末主动脉血压峰值较大，故收缩压显著升高，但动脉血压升高，血液流出主动脉速度加快，舒张期末主动脉内存留血量增加不多，故舒张压上升较少，脉压加大。

（2）**心率**　其他因素不变，心率加快，动脉血压升高，但主要引起舒张压显著上升，而收缩压上升相对较少，脉压减小。机制是心率加快，心舒期缩短，舒张期末主动脉内存留血量增加，舒张压显著升高，由于动脉血压升高，血液流出主动脉速度加快，在收缩期有较多的血液流至外周，所以收缩压上升幅度相对较小。

（3）外周阻力　其他因素不变，外周阻力加大，动脉血压上升，但主要引起舒张压显著上升，而收缩压上升相对较小，脉压减少。机制是外周阻力加大，心舒期末存留在主动脉内的血量增加，故舒张压显著升高，而收缩期主动脉压升高使血液流出主动脉加快，故收缩压升高相对较小。

（4）主动脉及大动脉的弹性贮器作用　在心室收缩时，主动脉及大动脉弹性扩张，使收缩压不致太高，在心室舒张时，主动脉及大动脉弹性回缩，维持舒张压不致太低。当老年人动脉硬化，弹性减弱时，脉压显著加大。

（5）循环血量与系统容积的比例　循环血量减少或血管系统容积加大时，动脉血压下降；反之则相反。

二、静脉血压和回心血量

（一）静脉血压

1. 外周静脉压　各器官静脉的血压称为外周静脉压。

2. 中心静脉压　是指右心房和胸腔大静脉内的血压。正常成年人中心静脉压为 $4 \sim 12 cmH_2O$。

（二）静脉回心血量及其影响因素

单位时间内的静脉回心血量决定于外周静脉压和中心静脉压之差，以及静脉对血流的阻力。故凡能影响外周静脉压、中心静脉压以及静脉阻力的因素，都能影响静脉回心血量。

（1）体循环平均充盈压　体循环平均充盈压是反映循环系统充盈程度的指标。当血量增加或容量血管收缩时，体循环平均充盈压升高，因而静脉回心血量增多。反之，血量减少或容量血管舒张时，体循环平均充盈压降低，则静脉回心血量减少。

（2）心脏收缩力量　心脏收缩时将血液射入动脉，舒张时则可从静脉抽吸血液。如果心脏收缩力量较强，射血分数较高，心舒期心室内压就较低，对心房和大静脉内血液的抽吸力量也就较大。右心衰竭时，射血能力显著减弱，心舒期右心室内压将增高，血液淤积在右心房和大静脉内，静脉回心血量明显减少。患者可出现颈外静脉怒张，肝充血肿大，下肢浮肿等体征。左心衰竭时，左心房压和肺静脉压升高，可造成肺淤血和肺水肿。

（3）骨骼肌的挤压作用　人体在直立状态下，如果下肢进行肌肉活动与没有肌肉活动时的静脉回心血量不同。一方面，由于肌肉收缩时肌肉内和肌肉间的静脉受到挤压，使静脉血流加快，另一方面，因静脉内存在瓣膜，使静脉内的血液只能向心脏方向流动而不能倒流。这样，骨骼肌和静脉瓣膜一起，对静脉回流起着"泵"的作用，这种"泵"称为"静脉泵"或"肌肉泵"。下肢肌肉进行节律性舒缩活动时,例如步行,肌肉泵的作用就能很好地发挥。因为当肌肉收缩时,可将静脉内的血液挤向心脏,当肌肉舒张时,静脉压降低,有利于微静脉和毛细血管内的血液流入静脉,使静脉充盈。肌肉泵的这种作用,对于在直立情况下降低下肢静脉压和减少下肢静脉血液潴留具有重要意义。

(4)呼吸运动 呼吸运动也可影响静脉回流,通常情况下,胸膜腔内压低于大气压,称为胸膜腔负压。由于胸膜腔内压为负压,胸腔内大静脉的跨壁压较大,经常处于充盈扩张状态。在吸气时,胸腔容积加大,胸膜腔负压值进一步增大,使胸腔内的大静脉和右心房更加扩张,压力进一步降低,因此有利于外周静脉内的血液回流至右心房。由于回心血量增加,心输出量也相应增加。呼气时,胸膜腔负压值减小,由静脉回流入右心房的血量也相应减少。可见,呼吸运动对静脉回流起着"呼吸泵"的作用。

(5)体位改变 当人体从平卧位转为直立位时,身体低垂部分的静脉可因跨壁压增大而充盈扩张,容量增大,故回心血量减少。人体直立时下肢静脉容纳血量增加的程度受静脉瓣、肌肉收缩状态和呼吸运动等因素的影响。例如,下肢静脉瓣膜受损的人,常不能长久站立。即使是正常人,若长久站立不动也会使回心血量减少,动脉血压降低。体位改变对静脉回心血量的影响,在高温环境中更加明显。在高温环境中,皮肤血管舒张,皮肤血管中容纳的血量增多。因此,如果人在高温环境中长时间站立不动,回心血量就会明显减少,导致心输出量减少和脑部供血不足,可引起头晕甚至昏厥。长期卧床的患者,静脉管壁的紧张性较低,可扩张性较高,加之腹壁和下肢肌肉的收缩力量减弱,对静脉的挤压作用减弱,故由平卧位突然起立时,可因大量血液积滞在下肢,回心血量过少而发生昏厥。

你知道吗

体位性低血压是指人体在改变体位的过程中发生了低血压的现象,老年人中特别常见,多见于突然坐起、站起,会造成出现血压过低、眼前发黑、头晕,甚至出现晕倒的情况。其发生与血管的调节功能有直接的关系。此种体位性低血压本身并无生命危险,但如突然血压下降发生头晕,可导致晕倒而发生摔伤。预防体位性低血压的发生有效的方式是避免体位改变过快、加强体育锻炼、增强血管的调节功能。

三、微循环

微循环是指微动脉和微静脉之间的血液循环。主要的调节通路包括迂回通路、直捷通路、动-静脉短路。

1. 迂回通路 又称营养通路。血液从微动脉经后微动脉、毛细血管前括约肌和真毛细血管网后汇集到微静脉,是进行物质交换的主要场所。

2. 直捷通路 是指血液从微动脉经后微动脉和通血毛细血管进入微静脉的通路。

此通路使一部分血液能迅速通过微循环进入静脉，以保证静脉回心血量。

3. 动 – 静脉短路　是吻合微动脉和微静脉的通道。这条通路血流迅速，不能进行物质交换，而是在体温调节中发挥作用。动 – 静脉吻合支开放，皮肤血流量增加，利于散热；动 – 静脉短路关闭，皮肤血流量减少，利于保存体热。

四、组织液

组织液存在于组织细胞的间隙内，占细胞外液的 4/5，除大分子蛋白质较少外，组织液离子成分与血浆相同。

（一）组织液的生成

1. 组织液生成的净动力是有效滤过压，有效滤过压 =（毛细血管血压 + 组织液胶体渗透压）–（血浆胶体渗透压 + 组织液静水压）。前两者是促进组织液生成的力，后两者是阻止组织液生成的力或促进组织液回吸收的力。

2. 在毛细血管动脉端有效滤过压约为 10mmHg，在毛细血管静脉端有效滤过压约为 –8mmHg，故组织液在毛细血管动脉端生成，组织液 90% 在静脉端回吸收，其余 10% 经毛细淋巴管回吸收。

（二）影响组织液生成的因素

影响组织液生成的因素有毛细血管血压、血浆胶体渗透压、淋巴回流以及毛细血管通透性。

第四节　心血管活动的调节

PPT

一、神经调节

心和血管主要受自主神经（包括交感神经和副交感神经）的支配，通过各种心血管反射来完成调节功能。

1. 颈动脉窦和主动脉弓压力感受器　颈动脉窦和主动脉弓压力感受器的适宜刺激是血管壁的被动扩张，而非血压本身。当动脉血压升高时，动脉管壁被牵张的程度就增大。动脉血压升高时，压力感受器传入冲动增多，通过有关的心血管中枢整合作用，使心迷走紧张加强，心交感紧张和交感缩血管紧张降低，其效应为使心率减慢，心输出量减少，外周血管阻力降低，故动脉血压回降。反之，当动脉血压降低时，压力感受器传入冲动减少，使迷走紧张降低，交感紧张加强，于是心率加快，心输出量增加，外周血管阻力增高，血压回升。压力感受性反射是典型的负反馈调节，且具有双向调节能力；它的主要意义在于保持动脉血压的相对稳定。

2. 颈动脉体和主动脉体化学感受性反射　缺氧、CO_2 过高、H^+ 浓度过高等，可刺激颈动脉体和主动脉体的化学感受器，冲动分别由颈动脉窦神经和迷走神经传入至延髓，然后使延髓内呼吸神经元和心血管活动神经元的活动发生改变。化学感受器反射的效应主要是使呼吸加深加快。化学感受器传入冲动对心血管活动的直接效应是使心率减慢，心输出量减少，冠状动脉舒张，骨骼肌和内脏血管收缩。由于外周血管阻力增大的作用超过心输出量减少的作用，故血压升高。化学感受性反射在平时对心血管活动并不起明显的调节作用。只有在低氧、窒息、失血、动脉血压过低和酸中毒等情况下才发生作用。

二、体液调节

在参与心血管活动调节的体液因素中，有些是通过血液携带的，可广泛作用于心血管系统；有些则在组织中形成，主要作用于局部的血管，对局部组织的血流起调节作用。

（一）肾上腺素和去甲肾上腺素

肾上腺素和去甲肾上腺素在化学结构上都属于儿茶酚胺。循环血液中的肾上腺素和去甲肾上腺素主要来自肾上腺髓质。肾上腺素能神经末梢释放的去甲肾上腺素也有一小部分进入血液循环。

血液中的肾上腺素和去甲肾上腺素对心脏和血管的作用有许多共同点，但并不完全相同，这是因为两者对不同的肾上腺素能受体的结合能力不同。在心脏，肾上腺素与受体结合后，使心输出量增加。在血管，肾上腺素的作用取决于血管平滑肌上受体的分布情况：在皮肤、肾、胃肠、血管平滑肌上 α 受体在数量上占优势，肾上腺素能使这些器官的血管收缩。小剂量的肾上腺素引起血管舒张，而大剂量时引起血管收缩。静脉注射去甲肾上腺素可使全身血管广泛收缩，动脉血压升高；而血压升高又可使压力感受性反射活动加强，由于压力感受性反射对心脏的效应超过去甲肾上腺素对心脏的直接效应，故引起心率减慢。通常临床上将肾上腺素称为"强心药"，而去甲肾上腺素称为"升压药"。

（二）肾素－血管紧张素系统

肾素－血管紧张素系统是人体内重要的体液调节系统。肾的球旁细胞可分泌一种蛋白水解酶称肾素。各种原因使循环血量减少并导致肾血流量减少时或交感神经活动增强时，均使肾素分泌增多，肾素进入血液后可将血浆中的血管紧张素原转变成有活性的血管紧张素。血管紧张素可通过直接对心血管的作用，也可通过刺激交感神经中枢以及促使交感神经末梢释放去甲肾上腺素的方式使心脏收缩速度加快、收缩力量增强和心排血量增加，使皮肤及内脏器官血管显著收缩，最终导致外周阻力增加，血压升高。同时，血管紧张素还可刺激肾上腺皮质球状带，促使醛固酮分泌，实现保钠、保水、排钾，使循环血量上升。由于肾素、血管紧张素和醛固酮三者关系密切，通常联系起来称为肾素血管紧张素－醛固酮系统。

（三）血管升压素

血管升压素是在下丘脑视上核和室旁核的一些神经元内合成的，合成后沿这些神经元的轴突所组成的下丘脑－垂体束进入神经垂体储存，当机体活动需要时释放入血。血管升压素的合成和释放过程也称神经分泌。血管升压素在肾远曲小管和集合管可促进水的重吸收，故又称抗利尿激素。血管升压素作用于血管平滑肌的相应受体后，可引起血管平滑肌收缩，是已知最强的缩血管物质之一。但在完整机体内，血液中血管升压素浓度升高时首先出现抗利尿效应；仅在其血浓度明显高于正常时，才引起血压升高，这是因为血管升压素能提高压力感受性反射的敏感性，故能缓冲升血压效应。血管升压素在一般情况下并不经常对血压起调节作用，仅在禁水、失水、失血等情况时，血管升压素释放增加，调节体内细胞外液量，并通过对细胞外液量的调节，实现对动脉血压的调节。

第五节　循环系统的常见疾病

PPT

一、高血压

高血压作为某些疾病的临床症状之一时称为继发性高血压。高血压作为主要临床表现而病因不明者，为原发性高血压或高血压病。临床所见的高血压绝大多数属于原发性高血压。

（一）病因和发病机制

高血压的病因不明，一般与遗传因素、年龄及钠盐摄入过多、高血脂、高血糖、吸烟、饮酒有关。

（二）临床表现

高血压病起病隐匿，缺少典型的症状。随着血压的增高、病程的延长，患者可以在精神紧张、情绪激动或劳累后出现头晕、头痛、眼花、耳鸣、失眠、乏力、注意力不集中等症状。当心脏、肾脏、脑等脏器损伤时，出现相应的症状。

二、冠状动脉粥样硬化性心脏病

冠状动脉粥样硬化性心脏病是由于冠状动脉动脉内膜脂质沉积、纤维化、形成粥样斑块所造成的一种以动脉壁硬化及动脉腔狭窄为主要损害的血管疾病。

（一）病因和发病机制

冠心病多发于40岁以上成人，男性发病早于女性，高胆固醇血症、高血压病、糖尿病、长期吸烟以及肥胖是高发人群。当冠状动脉的供血与心肌的需氧之间发生矛盾，冠脉血流量不能满足心肌代谢的需要时，就会引起心肌缺血、缺氧，暂时的缺血、缺氧引起心绞痛，持续严重的心肌缺血则可引起心肌坏死，即为心肌梗死。

（二）临床表现

典型的心绞痛常因体力活动、情绪激动而诱发，也有在饱餐或休息时发病。主要症状为胸骨后压迫性不适或为紧缩、压榨、堵塞感，放射至左肩、左上肢内侧。典型症状为心肌缺血引起的胸闷、胸痛、乏力、呼吸困难等，可伴有出汗、恶心、呕吐等症状，病情严重者可出现心力衰竭、低血压或休克等表现。部分患者可出现心室壁瘤、心脏破裂、栓塞性疾病等并发症。患者被迫停止原有动作，休息或含服硝酸甘油后 1～5 分钟内缓解。一般胸痛持续时间不超过 10～15 分钟。心绞痛发作时，患者面色苍白，出冷汗，心率增快，血压升高，心尖部听诊可出现第四心音，亦可在心前区听到一过性收缩期杂音。

三、心力衰竭

心力衰竭是各种原因造成心脏结构和功能的异常改变，使心室收缩射血和舒张功能发生障碍，从而引起的一组复杂临床综合征，主要表现为运动耐量下降（呼吸困难、疲乏）和液体潴留（肺淤血、体循环淤血及外周水肿）。

（一）病因和发病机制

心力衰竭多见于有基础性心脏疾病的患者，比如高血压、心律失常等。心力衰竭主要由原发性心肌损害和心脏长期容量和（或）压力负荷过重，导致心肌功能由代偿发展为失代偿。心力衰竭的病理生理机制主要是血流动力学障碍和神经内分泌系统的异常激活。血流动力学障碍表现为心输出量降低和肺循环或体循环淤血。神经内分泌系统异常激活主要是交感神经系统和肾素－血管紧张素－醛固酮系统的异常激活，导致心肌重构。

（二）临床表现

心力衰竭是各种心脏结构或功能性疾病导致心室充盈和（或）射血功能受损，心排血量不能满足机体组织代谢需要，以肺循环和（或）体循环淤血，器官、组织血液灌注不足为临床表现的一组综合征，主要表现为呼吸困难、体力活动受限和体液潴留等。

四、心律失常

心律失常是心血管疾病中重要且常见的一类疾病，可见于正常人，或见于器质性心脏病患者，主要是由于心脏内的激动起源异常或者激动传导不正常引起心脏搏动的速率或节律的改变。

（一）病因和发病机制

1. 心脏疾病　如冠心病、高血压性心脏病、急性心力衰竭、风湿性心脏病、心肌炎、感染性心内膜炎。

2. 非心脏疾病　甲状腺功能亢进、甲状腺功能减退、感染性休克、电解质紊乱、结缔组织疾病等。

3. 不良生活习惯　如吸烟、酗酒、熬夜等。

4. 物理化学因素　如电击伤、中暑、使用药物等。

（二）临床表现

心律失常种类繁多，按照发病机制不同，可分为激动传导异常和激动生成异常；按照心率不同，分为快速型和慢速型心律失常。较为常见的心律失常类型包括房性期前收缩、室性期前收缩、左束支传导阻滞、右束支传导阻滞、房性心动过速、室性心动过速等。

<u>你知道吗</u>

减轻患者紧张、焦虑、忧郁情绪，避免情绪方面波动过大；注意控制诱因，包括吸烟、酗酒、疲劳、情绪波动等，保持良好的生活方式；定期复查心电图、电解质、肝功能，进行定期体检；养成按时排便的习惯，保持大便通畅，劳逸结合，增强锻炼，养成良好生活；用药后应该定期复诊和观察用药效果。以上是预防心律失常的有效的方式。

实训四　血压的测量

【目的要求】

1. 能够测定人体动脉血压和脉搏。
2. 能够根据测量的血压和脉搏，判断受试者的血压和脉搏是否正常。

【操作原理】

动脉血压是指流动的血液对血管壁所施加的侧压力。人体动脉血压测定的最常用方法是袖带间接测压法，它是利用袖带压迫动脉使动脉血流发生湍流并产生血管音，通过听诊器听取血管音来测量血压的。测量部位一般多在肱动脉。血液在血管内顺畅地流动时通常并没有声音，但当血管受压变狭窄或时断时通，血液发生湍流时，则可发生所谓的血管音。

【操作用物】

水银血压计、听诊器、秒表、记录本、笔。

【操作步骤】

1. 受试者脱左臂衣袖，静坐 5 分钟。
2. 松开打气球上的螺丝，将压脉带内的空气完全放出，再将螺丝扭紧。

3. 将压脉带裹于受试者左上臂，其下缘应在肘关节上约 3cm 处，松紧应适宜。受试者手掌向上平放于台上，压脉带应与心脏处于同一水平。

4. 在肘窝部找到肱动脉搏动处，左手持听诊器的胸具置于其上。注意：不可用力下压，也不可放于压脉带内。

（1）听取血管音变化，右手持打气球，向压脉带内打气加压，此时注意倾听声音变化，在声音消失后再加压 30mmHg，然后扭开打气球的螺丝缓慢放气（切勿过快），此时可听到血管音的一系列变化，声音从无到有，由低而高，而后突然变低，最后完全消失。

（2）在徐徐放气减压时，第一次听到血管音的水银柱高度即代表收缩压；当搏动声音消失时的水银柱高度即代表舒张压，记下测定数值后，将压脉带内的空气放尽，使压力降至零。

5. 学生一个为模特，一个测量。在规定时间内，测出血压，并认定该血压是否正常。

【结果与思考】

1. 受试者加深加快呼吸对动脉血压的影响。
2. 情绪对血压的影响。
3. 肢体运动对血压的影响。
4. 冰水刺激对血压的影响。

实训五 止血与包扎

【目的要求】

1. 掌握绷带、三角巾包扎的基本要领和包扎技巧。
2. 掌握全身主要浅表动脉的体表位置并能准确定位。

【操作原理】

用绷带、三角巾包扎主要部位的出血、全身主要浅动脉的体表定位和指压止血法、止血带使用方法。包扎的目的在于保护伤口，减少感染，固定敷料夹板，挟托受伤的肢体，减轻伤员痛苦，防止发生刺伤血管、神经等严重并发症，加压包扎还有压迫止血的作用。

【操作用物】

三角巾、消毒纱布、普通卷轴绷带、剪刀、止血带等。

【操作步骤】

一、止血

1. 加压包扎止血法　用消毒纱布或干净的毛巾、布块折叠成比伤口稍大的垫盖住伤口，再用绷带或折成条状布带或三角巾紧紧包扎，其松紧度以能达到止血目的为宜。此种止血方法，多用于静脉出血和毛细血管出血。

2. 指压止血法　指压止血法是一种简单有效的临时性止血方法，它是根据动脉的走向，在出血伤口的近心端，用手指压住动脉，达到临时止血的目的。指压止血法适用于头部、颈部、四肢的动脉出血，依出血部位的不同，可分为：

（1）头顶出血压迫法　方法是在伤侧耳前，对准下颌关节上方，用拇指压迫颞动脉。

（2）头颈部出血压迫法　方法是用拇指将伤侧的颈总动脉向后压迫，但不能同时压迫两侧的颈总动脉，否则会造成脑缺血。

（3）面部出血压迫法　用拇指压迫下颌角处的面动脉。

（4）头皮出血压迫法　头皮前部出血时，压迫耳前下颌关节上方的颞动脉。头皮后部出血则压迫耳后突起下方稍外侧的耳后动脉。

（5）腋窝和肩部出血压迫法　在锁骨上窝对准第一肋骨用拇指向下压迫锁骨下动脉。

（6）上臂出血压迫法　一手将患肢抬高，另一手用拇指压迫上臂内侧的肱动脉。

（7）前臂出血压迫法　用拇指压迫伤侧肘窝肱二头肌腱内侧的肱动脉末端。

（8）手掌出血压迫法　用两手指分别压迫腕部的尺动脉、桡动脉。

（9）下肢出血压迫法　用两手拇指重叠向后用力压迫腹股沟中点稍下方的股动脉。

（10）足部出血压迫法　用两手拇指分别压迫足背踇长肌腱外侧的足背动脉和内踝与跟腱之间的胫后动脉。

3. 止血带止血法　止血带止血法是快速有效的止血方法，方法是用橡皮管或布条缠绕伤口上方肌肉多的部位，其松紧度以摸不到远端动脉的搏动，伤口刚好止血为宜。

二、包扎

头部帽式包扎法　将三角巾的底边向内折叠约两指宽，放在前额眉上，顶角向后拉盖头顶，将两底边沿两耳上方往后拉至枕部下方，左右交叉压住顶角绕至前额打结固定。

【结果与思考】

如果你在上班途中碰见一起车祸，伤者股骨骨折，你应如何进行止血、包扎？

实训六　心肺复苏术

【目的要求】

学会心肺复苏术并掌握其原理。

【操作原理】

通过人工的方法帮助患者恢复心跳和呼吸，最后使患者恢复自主呼吸和心功能的一种急救技术。

【操作用物】

纱布、模拟人、床单。

【操作步骤】

1. 意识的判断　用双手轻拍患者双肩，问："喂！你怎么了？"告知无反应。

2. 检查呼吸　观察患者胸部起伏 5 ~ 10 秒，告知无呼吸。

3. 呼救　来人啊！喊医生！推抢救车！除颤仪！

4. 判断是否有颈动脉搏动　用右手的中指和示指从气管正中环状软骨划向近侧颈动脉搏动处，告知无搏动。

5. 松解衣领及裤带

6. 胸外心脏按压　选择两乳头连线中点（胸骨中下 1/3 处），用左手掌跟紧贴患者的胸部，两手重叠，左手五指翘起，双臂伸直，用上身力量用力按压 30 次（按压频率至少 100 次／分，按压深度至少 5cm）

7. 打开气道和人工呼吸　仰头抬颌法。口腔无分泌物，无假牙。每次送气 400 ~ 600ml，频率 10 ~ 12 次/分。

8. 持续 2 分钟的高效率的 CPR　以心脏按压：人工呼吸 = 30：2 的比例进行，操作 5 个周期。

9. 判断复苏是否有效　是否有呼吸音，同时触摸是否有颈动脉搏动。

10. 整理患者，进一步生命支持。

【注意事项】

1. 按压频率至少 100 次/分（区别于大约 100 次/分）。

2. 胸骨下陷深度至少 5cm。

3. 按压后保证胸骨完全回弹。

4. 胸外按压时最大限度地减少中断。

5. 避免过度通气。

【结果与思考】

心肺复苏术有效的指征有哪些?

目标检测

一、单项选择题

1. 血液进出心腔按一定方向流动取决于（　　）。

    A. 重力作用　　　　　　　　　　B. 心室肌收缩

    C. 心房、心室依次收缩　　　　　D. 压力差与瓣膜开启状态

2. 容量血管指的是（　　）。

    A. 大动脉　　　　　　　　　　　B. 微动脉

    C. 毛细血管　　　　　　　　　　D. 静脉

3. 心血管活动的基本中枢在（　　）。

    A. 脊髓　　　　　　　　　　　　B. 延髓

    C. 下丘脑　　　　　　　　　　　D. 大脑皮质

4. 降压反射的生理意义是（　　）。

    A. 降低动脉血压　　　　　　　　B. 升高动脉血压

    C. 减弱心血管活动　　　　　　　D. 维持动脉血压相对恒定

5. 生理状态下影响舒张压的主要因素是（　　）。

    A. 外周阻力　　　　　　　　　　B. 每搏输出量

    C. 心率　　　　　　　　　　　　D. 大动脉管壁的弹性

6. 交换血管指的是（　　）。

    A. 大动脉　　　　　　　　　　　B. 微动脉

    C. 毛细血管　　　　　　　　　　D. 静脉

7. 心肌工作细胞不具有的生理特征是（　　）。

    A. 传导性　　　　　　　　　　　B. 自律性

    C. 收缩性　　　　　　　　　　　D. 兴奋性

8. 在一般情况下，收缩压的高低主要反映是（　　）。

    A. 心率　　　　　　　　　　　　B. 外周阻力

    C. 循环血量　　　　　　　　　　D. 心脏每搏输出量

9. 心脏自律性最高的部位是（　　）。

　　A. 房室交界　　　　　　　　　　B. 窦房结

　　C. 房室束　　　　　　　　　　　D. 浦肯野纤维

二、思考题

1. 简述体循环和肺循环的途径。

2. 简述影响动脉血压的因素。

书网融合……

　　　微课　　　　　　　　　划重点　　　　　　　　自测题

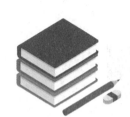

第六章　呼吸系统

学习目标

知识要求

1. **掌握**　呼吸系统的组成，呼吸道、肺的形态结构；呼吸系统的生理功能，肺通气的动力、阻力，肺通气功能的评价，气体交换，气体在血液中的运输；呼吸系统常见疾病的临床表现。

2. **熟悉**　呼吸中枢与呼吸节律；急性上呼吸道感染、慢性支气管炎、支气管哮喘、肺炎、肺结核等的病因。

3. **了解**　胸膜与胸膜腔；呼吸运动的反射性调节；急性上呼吸道感染、慢性支气管炎、支气管哮喘、肺炎、肺结核等的发病机制。

技能要求

学会测定呼吸频率和肺活量。

案例引导

案例　小明跑步时，发现自己喘不过气来，要张开嘴巴快速地大口大口地呼吸，等跑完休息了一会儿之后，呼吸才慢慢地恢复正常。

讨论　小明为什么会呼吸加深加快？为什么休息一会儿就恢复了？

第一节　呼吸系统的形态结构

PPT

一、呼吸系统的组成

呼吸系统是由呼吸道（鼻、咽、喉、气管、支气管）和呼吸器官（肺）构成，其中鼻、咽、喉为上呼吸道，气管、支气管为下呼吸道（图6-1）。

二、呼吸系统各器官的形态结构

（一）呼吸道

1. 鼻　鼻是呼吸道直接与外界相通的器官，包括外鼻和鼻腔。外鼻以骨和软骨为支架，被覆皮肤和少量皮下组织，分为鼻根、鼻背、鼻尖和鼻翼。

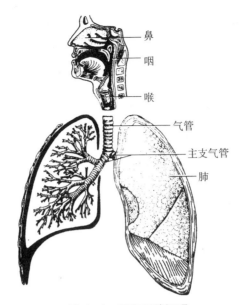

图 6-1 呼吸系统概观

鼻腔是由骨和软骨围成的腔，被鼻中隔分为两半，向前通外界的称鼻前孔，向后通鼻咽的称鼻后孔，每半侧又以鼻阈为界分为鼻前庭和固有鼻腔。鼻腔外侧壁有上、中、下三个鼻甲，其下方分别有上、中、下三个鼻道（图6-2）。鼻前庭壁内衬皮肤，生有鼻毛，有过滤和净化空气的作用；固有鼻腔内衬黏膜，具有润湿和加温空气的作用。

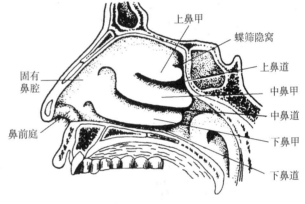

图 6-2 鼻腔外侧壁（右侧）

鼻旁窦是鼻腔周围含气颅骨开口于鼻腔的含气空腔，包括上颌窦、额窦、蝶窦和筛窦（图6-3）。鼻旁窦有孔与鼻腔相通，鼻旁窦黏膜与鼻腔黏膜相连，故鼻黏膜发炎不及时治疗，炎症可蔓延到鼻旁窦，引起鼻窦炎。鼻旁窦参与湿润和加温空气，并对声音起共鸣作用。

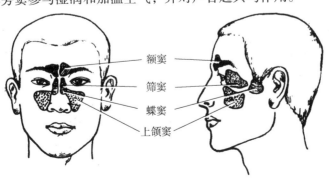

图 6-3 鼻旁窦体表投影

2. 咽 咽是消化道和呼吸道的共同通道，由上到下可分为鼻咽部、口咽部和喉咽部。在鼻咽部侧壁上有咽鼓管的开口，经咽鼓管与中耳相通。

3. 喉 喉既是呼吸的管道，又是发音的器官。喉以喉软骨为支架，借关节、韧带和肌连接而成。喉可随吞咽或发音而上下移动。

喉软骨中最大的是甲状软骨，位于喉的前上方，其前方最突出的部分是喉结。会厌软骨位于甲状软骨后上方，形似树叶，吞咽时会厌软骨盖住喉入口处，防止食物进入气管（图 6-4）。

4. 气管和支气管 气管位于食管的前方，呈后面略扁的圆筒形，气管和支气管的软骨呈 C 形，能保持管腔呈开放状态。气管下端分出左、右主支气管，左主支气管细而长，走向较水平，右主支气管粗而短，走向较垂直（图 6-4）。因此，进入气管的异物多坠入右主支气管。

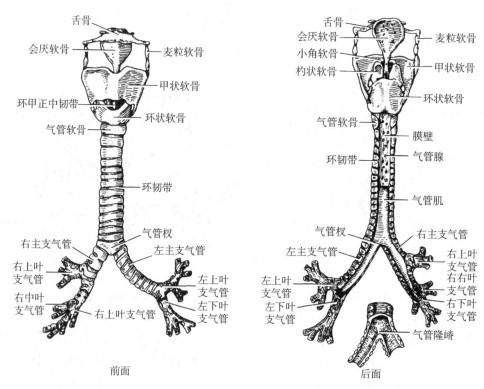

图 6-4 喉、气管和支气管

（二）肺 微课 2

1. 肺的位置和形态 肺位于胸腔内，膈的上方、纵隔的两侧，左、右各一，质地柔软呈海绵状，富有弹性，表面覆盖浆膜，光滑湿润，呈浅红色。肺外形略呈半圆锥体，上为肺尖，下为肺体，内侧面凹陷有肺门，内有支气管、肺动脉、肺静脉、淋巴管和神经等结构进出。左肺分上、下两叶，右肺分上、中、下三叶。（图 6-5）

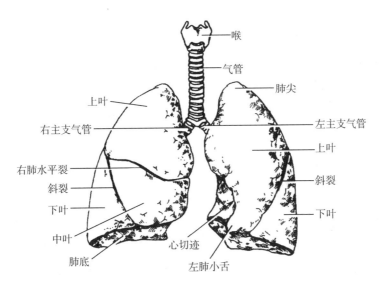

图 6 - 5　肺的形态

2. 肺的组织结构　肺实质为肺内各级支气管和肺泡。肺实质又分为导管部和呼吸部。

（1）导管部　主支气管进入肺后反复分支，形成支气管树，管径逐渐变细，管壁逐渐变薄，组织结构也有相应的变化，软骨逐渐变为碎片以致消失而平滑肌纤维相对增多。细支气管的结构为完整的平滑肌环。当细支气管的平滑肌痉挛，可引起呼吸困难，如哮喘发作时。平喘药的作用机制之一即为舒张支气管平滑肌。

（2）呼吸部　由呼吸性细支气管、肺泡管、肺泡构成（图 6 -6）。肺泡有 3 亿 ~ 4 亿个，总表面积可达 $90m^2$。

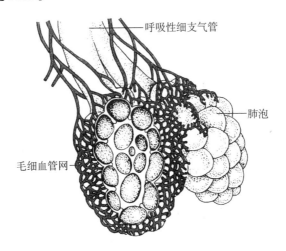

图 6 - 6　肺的呼吸部

（3）肺的血管　肺的血管有两套，一套组成肺循环，起气体交换作用，为肺的功能血管；另一套属于体循环的一部分，供给肺营养物质，为肺的营养血管。

三、胸膜与胸膜腔

胸膜是衬覆于胸壁内面、膈上面、纵隔两侧面和肺表面等处的一层浆膜。被覆于胸壁内侧、纵隔两侧面和膈上面及凸至颈根部等处的胸膜部分称壁胸膜，覆盖于肺表面的称脏胸膜，两层胸膜之间密闭、狭窄、呈负压的腔隙称胸膜腔。胸膜腔内有少许浆液，可减少摩擦。

第二节　呼吸系统的生理功能

请你想一想

数一数自己平静时每分钟的呼吸次数，再数一数跑步后自己每分钟的呼吸次数，并进行对比，有何不同，为什么？

呼吸是指人体不断地从外界环境中摄取氧气并排出二氧化碳，从而完成机体与外界环境之间气体交换的过程。这一过程分三个环节：①外呼吸或肺呼吸，包括肺通气（外界空气与肺之间的气体交换过程）和肺换气（肺泡与肺毛细血管之间的气体交换过程）；②气体在血液中的运输；③内呼吸，即组织换气（血液与组织细胞之间的气体交换过程）（图6-7），其意义在于维持人体内环境氧气和二氧化碳含量的相对稳定。

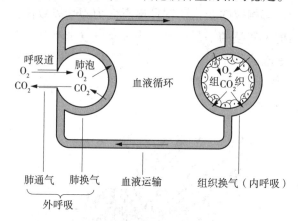

图6-7　呼吸全过程示意图

一、肺通气

肺通气是指肺与外界环境间的气体交换过程，取决于推动气体流动的动力和阻止气体流动的阻力的相互作用，动力必须克服阻力才能实现肺通气。

（一）肺通气的动力

气体进出肺取决于肺泡与外界环境之间的压力差。肺通气的直接动力是肺泡与外界环境之间的压力差，肺通气的原动力是呼吸肌的收缩和舒张引起的节律性呼吸运动。

1. 呼吸运动　呼吸肌的收缩和舒张引起的胸廓节律性扩大和缩小称为呼吸运动，

胸廓扩大称为吸气运动，而胸廓缩小则称为呼气运动。

呼吸运动按胸腹部的起落动作分为胸式呼吸、腹式呼吸和混合式呼吸。一般情况下，成年人的呼吸运动呈腹式和胸式混合式呼吸，只有在胸部或腹部活动受限时才会出现某种单一形式的呼吸运动。婴幼儿主要呈腹式呼吸。

呼吸运动按呼吸深度分为平静呼吸和用力呼吸。安静状态下，正常人的呼吸运动平稳而均匀，每分钟 12～18 次，吸气是主动的，呼气是被动的，这种呼吸运动称为平静呼吸。当机体运动或吸入气中 CO_2 含量增加而 O_2 含量减少或肺通气阻力增大时，呼吸运动将加深加快，此时不仅参与收缩的吸气肌数量更多，收缩更强，而且呼气肌也参与收缩，这种呼吸运动称为用力呼吸或深呼吸。在缺氧、CO_2 增多或肺通气阻力增大较严重的情况下，可出现呼吸困难，表现为呼吸运动显著加深，鼻翼扇动等症状。

2. 肺内压 即肺内气道和肺泡内的压力。平静呼吸时，吸气初，肺容积增大，肺内压下降并低于大气压，外界气体被吸入肺泡；随着肺内气体的增加，肺内压也逐渐升高，至吸气末，肺内压升高到与大气压相等，气流也就停止。呼气初，肺容积减小，肺内压升高并超过大气压，气体由肺内呼出；随着肺内气体的减少，肺内压也逐渐降低，至呼气末，肺内压又降到与大气压相等，气流亦随之停止。

你知道吗

在自然呼吸停止时，可用人为的方法建立肺内压与大气压之间的压力差，以维持肺通气，这就叫人工呼吸。自然呼吸一旦停止，必须紧急实施人工呼吸。人工呼吸可分为正压法和负压法两类。简便易行的口对口人工呼吸为正压人工呼吸，节律性地举臂压背或挤压胸廓为负压人工呼吸，采用不同类型的人工呼吸机可实施正压或负压人工呼吸。

3. 胸内压 是指胸膜腔内的压力。平静呼吸时，胸内压始终低于大气压，即为负压。胸膜腔内负压对维持肺的扩张状态具有非常重要的意义，胸膜腔的密闭状态是形成胸膜腔内负压的前提。胸膜腔负压可作用于壁薄而可扩张性大的腔静脉和胸导管等，使之扩张而有利于心房的充盈，以及静脉血和淋巴的回流。

在外伤或疾病等原因导致胸壁或肺破裂时，胸膜腔与大气相通，空气自外界或肺泡进入负压的胸膜腔内，则形成气胸。气胸时，不仅肺通气功能出现障碍，血液和淋巴回流也将减少。严重气胸可因肺通气功能和血液循环功能障碍而危及生命，必须紧急处理。

（二）肺通气的阻力

肺通气过程中所遇到的阻力为肺通气的阻力，可分为弹性阻力和非弹性阻力两类。前者包括肺的弹性阻力和胸廓的弹性阻力；后者包括气道阻力、惯性阻力和组织的黏滞阻力。平静呼吸时，弹性阻力约占肺通气总阻力的 70%，非弹性阻力约占 30%。弹性阻力在气流停止的静止状态下仍存在，为静态阻力；而气道阻力、惯性阻力和黏滞阻力只在气体流动时才有，故为动态阻力。

肺的弹性阻力除来自肺组织自身的弹性回缩力外，还与存在于肺泡内表面的液体层与肺泡内气体之间的液 – 气界面所形成的表面张力有关。肺组织自身的弹性成分所产生的弹性阻力仅占肺总弹性阻力的1/3左右，而表面张力则占2/3左右。

气道阻力的大小主要与气道的口径有关。平静呼吸过程中，吸气时气道口径增大，阻力减少，呼气时则相反。故支气管哮喘患者呼气比吸气更困难。

你知道吗

肺表面活性物质主要由肺泡Ⅱ型细胞产生，为复杂的脂蛋白混合物，其主要成分是二棕榈酰卵磷脂和表面活性物质结合蛋白。肺表面活性物质的主要作用是降低肺泡液 – 气界面的表面张力，减小肺泡的回缩力，其有助于维持肺泡的稳定性，减少肺组织液生成，防止肺水肿，降低吸气阻力，减少吸气做功。

（三）肺通气功能的评价

肺容积和肺容量是评价肺通气功能的基础（图6 – 8）。

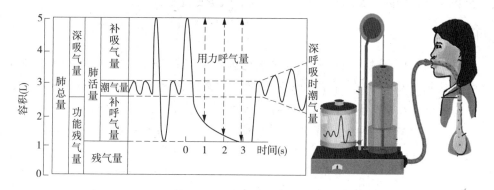

图6 – 8 肺容积和肺容量示意图

1. 肺容积 肺容积可分为潮气量、补吸气量、补呼气量和残气量，它们互不重叠，全部相加后等于肺总量。

（1）潮气量 每次呼吸时吸入或呼出的气体量称为潮气量。正常成年人平静呼吸时的潮气量为400 ~ 600ml，平均约500ml。运动时，潮气量增大，最大可达肺活量大小。

（2）补吸气量 平静吸气末，再尽力吸气所能吸入的气体量称为补吸气量。正常成年人的补吸气量为1500 ~ 2000ml。补吸气量反映吸气的储备量。

（3）补呼气量 平静呼气末，再尽力呼气所能呼出的气体量称为补呼气量。正常成年人的补呼气量为900 ~ 1200ml。补呼气量反映呼气的储备量。

（4）残气量 最大呼气末尚存留于肺内不能呼出的气体量称为残气量。正常成年人的残气量为1000 ~ 1500ml。

2. 肺容量 肺容积中两项或两项以上的联合气体量称为肺容量。肺容量包括深吸气量、功能残气量、肺活量和肺总量。

（1）深吸气量　从平静呼气末做最大吸气时所能吸入的气体量为深吸气量。它是潮气量与补吸气量之和，是衡量最大通气潜力的一个重要指标。

（2）功能残气量　平静呼气末尚存留于肺内的气体量称为功能残气量。功能残气量等于残气量与补呼气量之和，正常成年人约 2500ml。肺气肿患者的功能残气量将增加，肺实质性病变时则减小。功能残气量的生理意义是缓冲呼吸过程中肺泡气氧分压（PO_2）和二氧化碳分压（PCO_2）的变化幅度。

（3）肺活量　尽力吸气后，从肺内所能呼出的最大气体量称为肺活量。肺活量是潮气量、补吸气量与补呼气量之和。肺活量有较大的个体差异，与身材大小、性别、年龄、体位、呼吸肌强弱等有关，正常成年男性平均约为 3500ml，女性约为 2500ml。肺活量测定方法简单，重复性好，可反映一次通气的最大能力，是肺功能测定的常用指标。

由于测定肺活量时不限制呼气的时间，在某些肺组织弹性降低或呼吸道狭窄的患者，虽然通气功能已经受到损害，但是如果延长呼气时间，所测得的肺活量仍可正常。因此，肺活量难以充分反映肺组织的弹性状态和气道通畅程度等变化，即不能充分反映肺通气功能的状况。

用力肺活量是指一次最大吸气后，尽力尽快呼气所能呼出的最大气体量。正常时，用力肺活量略小于在没有时间限制条件下测得的肺活量；但在气道阻力增高时，用力肺活量却低于肺活量。一次最大吸气后，在一定时间内尽力尽快呼气所能呼出的气体量称为用力呼气量，也称时间肺活量。用力肺活量和用力呼气量能更好地反映肺通气功能。

（4）肺总量　肺所能容纳的最大气体量称为肺总量。肺总量等于肺活量与残气量之和，其大小因性别、年龄、身材、运动锻炼情况和体位改变而异，成年男性平均约 5000ml，女性约 3500ml。在限制性通气不足时肺总量降低。

3. 肺通气量和肺泡通气量

（1）肺通气量　每分钟吸入或呼出的气体总量称为肺通气量。

$$肺通气量 = 潮气量 \times 呼吸频率$$

正常成年人平静呼吸时，呼吸频率为每分钟 12～18 次，若潮气量为 500ml，则肺通气量为 6～9L。肺通气量随性别、年龄、身材和活动量的不同而有差异。

（2）解剖无效腔和生理无效腔　每次吸入的气体，一部分将留在鼻或口与终末细支气管之间的呼吸道内，不参与肺泡与血液之间的气体交换，这部分呼吸道的容积称为解剖无效腔（约150ml）。进入肺泡的气体，也可因血流在肺内分布不均而不能都与血液进行气体交换，未能发生交换的这一部分肺泡容量称为肺泡无效腔。肺泡无效腔与解剖无效腔一起合称为生理无效腔。健康人平卧时，生理无效腔等于或接近于解剖无效腔。

（3）肺泡通气量　由于无效腔的存在，每次吸入的新鲜空气不能都到达肺泡与血液进行气体交换。因此，为了计算真正有效的气体交换量，应以肺泡通气量为准。肺泡通气量是指每分钟吸入肺泡的新鲜空气量。

肺泡通气量 =（潮气量 - 无效腔气量）× 呼吸频率

如果潮气量为 500ml，无效腔为 150ml，则每次吸入肺泡的新鲜空气量为 350ml。若功能残气量为 2500ml，则每次呼吸仅使肺泡内的气体更新 1/7 左右。

对肺换气而言，浅而快的呼吸是不利的。深而慢的呼吸虽可增加肺泡通气量，有利于气体交换，但也会增加呼吸做功。

二、气体交换和运输

气体交换包括肺换气和组织换气。气体交换是以单纯扩散的方式进行的。气体交换的动力是气体分压差，即从分压高处向分压低处扩散。分压即混合气体中各组成气体所具有的压力。

（一）气体交换

1. 气体交换过程　包括肺换气和组织换气。

肺泡气与肺毛细血管血液（静脉血）之间进行气体交换的过程称为肺换气。

通过肺换气，CO_2 由静脉血向肺泡扩散，O_2 由肺泡向静脉血扩散，静脉血变成动脉血。组织、细胞与组织毛细血管血液（动脉血）之间进行气体交换的过程称为组织换气。通过组织换气，O_2 由血液向组织扩散，CO_2 由组织向血液扩散，动脉血变成静脉血（图 6 - 9）。

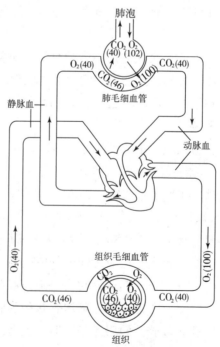

图 6 - 9　肺换气与组织换气示意图

2. 影响气体交换的因素

（1）气体扩散速度　气体扩散速度快，则其交换也快；反之则慢。

（2）呼吸膜　呼吸膜的通透性、厚度以及扩散面积均会影响气体交换的效率。呼吸膜由六层结构组成（图6-10）：含肺表面活性物质的液体层、肺泡上皮细胞层、上皮基底膜、肺泡上皮和毛细血管膜之间的间隙、毛细血管基膜和毛细血管内皮细胞层。呼吸膜很薄，总厚度约$0.6\mu m$，有的部位仅有$0.2\mu m$。

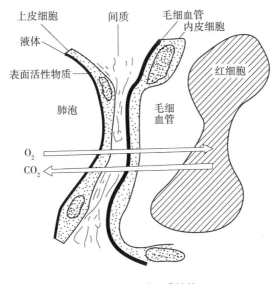

图6-10　呼吸膜结构

（3）通气/血流比值　是指每分钟肺泡通气量和每分钟肺血流量的比值。正常成年人安静时，每分钟肺泡通气量约为$4.2L/min$，每分钟肺血流量约为$5L/min$，故通气/血流比值约为0.84。

通气/血流比值增大，表示通气量大或肺血流量不足，部分肺泡未能与血液气体充分交换，导致肺泡无效腔增大。通气/血流比值减小，表示通气量不足，部分血液流经通气不良的肺泡，混合静脉血中的气体不能充分更新，犹如发生了功能性动-静脉短路。

（二）气体在血液中的运输

O_2和CO_2在血液中均有物理溶解和化学结合两种形式进行运输。

1. O_2的运输　血液中的O_2仅约1.5%以物理溶解的形式运输，其余98.5%均以化学结合的形式运输。红细胞内的血红蛋白（Hb）是运输O_2的工具，也参与CO_2的运输。

Hb与O_2的结合反应是可逆的，两者是氧合而非氧化，故结合后形成氧合血红蛋白（Hb_4O_8），1分子Hb可以结合4分子O_2。Hb_4O_8呈鲜红色，Hb呈蓝紫色，当血液当中Hb含量达$5g/100ml$（血液）以上时，皮肤、黏膜会呈暗紫色，称为发绀。

pH、PCO_2、温度、CO、2，3-二磷酸甘油酸、Hb的质和量等因素均可影响血液

中 O_2 的运输。比如煤气（CO）中毒时，CO 会占据 Hb 分子中 O_2 的结合位点，且 CO 与 Hb 的结合能力约为 O_2 的 250 倍，因此 Hb 失去与 O_2 结合的能力，进而造成机体严重缺氧而导致死亡。Hb 与 CO 结合后成樱桃红色，因此 CO 中毒时虽严重缺氧，但不出现发绀。

2. CO_2 的运输　血液中 CO_2 约 5% 以物理溶解的形式运输，其余 95% 以化学结合的形式运输。化学结合的主要形式是碳酸氢盐（血浆中）和氨基甲酰血红蛋白（红细胞内）（图 6 – 11），前者约占 CO_2 总运输量的 88%，而后者约占 7%。氨基甲酰血红蛋白形式虽然不是主要的运输形式，但却是高效的，肺部排出的 CO_2 约有 17.5% 是从氨基甲酰血红蛋白释放的。

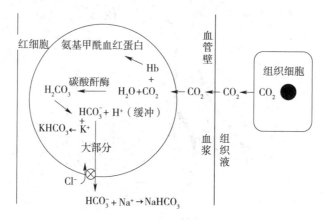

图 6 – 11　CO_2 在血液中运输示意图

三、呼吸运动的调节

呼吸运动的特点一是节律性，二是其频率和深度随机体代谢水平而改变。

（一）呼吸中枢与呼吸节律

1. 呼吸中枢　中枢神经系统内，产生和调节呼吸运动的神经元群称为呼吸中枢。呼吸中枢广泛分布于中枢神经系统内，包括大脑皮质、间脑、脑桥、延髓和脊髓等，但它们在呼吸节律的产生和调节中所起的作用不同，正常节律性呼吸运动是在各级呼吸中枢的共同作用下实现的。延髓有呼吸节律基本中枢，脑桥上部有呼吸调整中枢。

一定程度的随意屏气或加深加快呼吸可以靠大脑皮质的控制而实现，例如说话、唱歌、哭笑、咳嗽、吞咽、排便等。大脑皮质对呼吸运动的调节系统是随意的呼吸调节系统，而低位脑干的呼吸运动调节系统则为不随意的自主呼吸节律调节系统。这两个系统的下行通路是分开的。临床上有时可观察到自主呼吸和随意呼吸分离的现象。例如，在脊髓前外侧索下行的自主呼吸通路受损后，自主节律性呼吸运动出现异常甚至停止，而患者仍可进行随意呼吸。但这种患者常需依靠人工呼吸机来维持其肺通气，如果不进行人工呼吸，患者一旦入睡，呼吸运动就会停止。

2. 呼吸节律的形成　关于正常呼吸节律的形成机制，目前主要有两种学说，即起步细胞学说和神经元网络学说。起步细胞学说认为，节律性呼吸犹如窦房结起搏细胞的节律性兴奋引起整个心脏产生节律性收缩一样，是由延髓内具有起步样活动的神经元的节律性兴奋引起的。神经元网络学说认为，呼吸节律的产生依赖于延髓内呼吸神经元之间的相互联系和相互作用。

（二）呼吸运动的反射性调节

呼吸运动可因机体受到各种刺激而发生反射性地加强加速或者是受到抑制。但调节呼吸运动最重要的反射，却是来自呼吸道和肺部本身的刺激、呼吸肌本体感受性刺激以及血液中化学成分改变的刺激。

1. 肺牵张反射 由于肺的扩张或缩小引起的反射性呼吸变化，称为肺牵张反射。

吸气时，当肺扩张到一定程度时，分布在支气管和细支气管平滑肌中的肺牵张感受器受到牵拉的刺激，使之兴奋，产生冲动，经迷走神经传至延髓，使吸气切断机制兴奋，抑制吸气，发生呼气，这种反射称为肺扩张反射或吸气抑制反射。

呼气时，肺缩小，对肺牵张感受器刺激减弱，冲动产生减少，解除对吸气的抑制，再次吸气，这种反射称为肺缩小反射或吸气兴奋反射。正常人平静呼吸时，该反射不明显。

2. 化学性调节 血液中的 CO_2 和 H^+ 浓度的增加及 O_2 分压下降，可刺激化学感受器，引起呼吸中枢活动增强，以维持血中 O_2 分压、CO_2 分压和 pH 的相对恒定。

（1）CO_2 对呼吸的影响 CO_2 是调节呼吸运动最重要的体液因子。呼吸中枢对血液中 CO_2 浓度极为敏感。当血液中 CO_2 浓度增高，可引起呼吸加深、加快，使肺通气量增大；当血液中 CO_2 浓度降低时，呼吸中枢活动减少，引起呼吸减弱。当 CO_2 浓度过高时，将对中枢神经系统起麻痹作用，抑制呼吸。由此可见，CO_2 不仅调节着呼吸运动，同时也是维持呼吸中枢正常兴奋性所必须。

CO_2 对呼吸的影响通过两条途径：一是直接刺激呼吸中枢；一是兴奋颈动脉体和主动脉体外周化学感受器。以前者为主。

（2）H^+ 浓度对呼吸的影响 血液中 H^+ 浓度增加，刺激外周化学感受器，使呼吸加强，通气量增大。因 H^+ 不易通过血 – 脑屏障，对中枢影响小。

（3）缺 O_2 对呼吸的影响 吸入气中 O_2 含量下降到 10% 左右，血液中 O_2 分压下降到 8kPa 以下时，可刺激颈动脉体和主动脉体的外周化学感受器，反射性地兴奋呼吸中枢，引起呼吸增强。缺 O_2 对延髓呼吸中枢的直接作用是抑制。

轻度缺 O_2 时，对外周化学感受器的作用强于对呼吸中枢的抑制，表现为呼吸加强；严重缺 O_2 时，对呼吸中枢的抑制强于外周化学感受器的作用，表现为呼吸停止。

3. 呼吸肌本体感受性反射 肌梭和腱器官是骨骼肌的本体感受器。肌梭受到牵张刺激时，可反射性引起其所在的骨骼肌收缩。呼吸肌本体感受性反射也参与正常呼吸运动的调节，在呼吸肌负荷增加时能发挥较明显的作用。

4. 防御性呼吸反射 主要包括喷嚏反射和咳嗽反射。

（1）喷嚏反射 当刺激性气体或机械性刺激作用于鼻腔黏膜时，将引起喷嚏反射。

打喷嚏时，悬雍垂下降，舌压向软腭，气体从鼻腔冲出，以清除鼻腔中异物。

（2）咳嗽反射　当刺激作用于咽、喉、气管和支气管等处的黏膜时，引起咳嗽反射。咳嗽时，先是短促或深吸气，继而关闭声门，腹肌和肋间内肌有力收缩，使肺内压明显增高，然后声门突然开放，肺泡内气体快速呼出，将呼吸道的异物或分泌物等排出。咳嗽反射具有清洁、保护和维持呼吸道通畅的作用。

第三节　呼吸系统的常见疾病

PPT

呼吸系统疾病是常见病和多发病，包括上呼吸道疾病和下呼吸道疾病，病变轻者多有咳嗽、咳痰、胸痛等，重者可有呼吸困难、缺氧，甚至呼吸衰竭而死亡。呼吸系统疾病不仅发病率高，对人类健康的危害也较大。本节主要介绍急性上呼吸道感染、慢性支气管炎、支气管哮喘、肺炎、肺结核等疾病。

一、急性上呼吸道感染

急性上呼吸道感染主要是指鼻、咽、喉等部位黏膜的急性炎症，简称"上感"，是呼吸道最常见的急性感染性疾病。本病一年四季皆可发病，冬、春季较常见。上感一年中可多次发病，但多呈自限性。

（一）病因和发病机制

引起急性上呼吸道感染的病原体主要有病毒和细菌，其中病毒占70%～80%，主要有流感和副流感病毒、鼻病毒、腺病毒、呼吸道合胞病毒、埃可病毒、柯萨奇病毒等；细菌占20%～30%，以溶血性链球菌最常见，其次为流感嗜血杆菌、肺炎球菌、葡萄球菌等，偶见革兰阴性菌感染。细菌可直接感染致病或继发于病毒感染之后。

受凉、淋雨、气候突变、过度疲劳等多种诱因可导致机体抵抗力下降和呼吸道局部防御功能降低，原已存在于上呼吸道的或从外界侵入的病毒或细菌迅速繁殖，从而引发急性上呼吸道感染。年老体弱者、儿童或患有慢性呼吸道疾病的患者更易发生本病。

（二）临床表现

根据病因和病变部位的不同，上感可表现为不同的临床类型。

1. 普通感冒　一年四季均可发病，常发生于冬、春季节，起病较急。主要表现为鼻部症状，如打喷嚏、鼻塞、流涕，可伴有咳嗽、咽干、咽痒或灼热感等。鼻涕开始为清水样，2～3天后变稠，常伴咽痛、流泪、声音嘶哑、听力减退、味觉迟钝等。一般无发热及全身症状，或仅有低热、轻度畏寒、头痛等。体检可见鼻黏膜充血、水肿、有分泌物，咽部轻度充血。一般经5～7天痊愈，伴发并发症者可致病程迁延。

2. 流行性感冒　简称流感，是流感病毒所致的急性呼吸道传染性疾病，传染性强，常有较大范围的流行。本病起病急，全身症状重，畏寒、高热、全身酸痛、眼结膜炎症明显，但鼻咽部症状较轻，部分患者有恶心、呕吐、腹泻等消化道症状。本病可通过病毒分离或血清学明确诊断，早期应用抗流感病毒药物如金刚烷胺、奥司他韦疗效显著。本病可通过注射流感疫苗进行预防。

3. 病毒性咽炎和喉炎 病毒性咽炎主要表现为咽痒和灼热感，咽痛常不明显，如继发细菌感染时，咽痛加剧，但咳嗽少见；体检可见咽部充血。急性喉炎常表现为明显声嘶、讲话困难，可有发热、咽痛或咳嗽，咳嗽时咽喉疼痛加重；体检可见喉部充血、水肿，可有局部淋巴结轻度肿大和触痛，有时可闻及喉部的喘息声。

4. 疱疹性咽峡炎 常发生于夏季，儿童多见，偶见于成年人。多由柯萨奇 A 组病毒引起，主要表现为明显咽痛和发热，病程约 1 周。体检可见咽部充血，软腭、悬雍垂、咽及扁桃体表面有灰白色疱疹及浅表溃疡。

5. 咽结膜热 常发生于夏季，儿童多见。多由腺病毒、柯萨奇病毒等引起，主要表现为发热、咽痛、畏光、流泪，病程为 4 ~ 6 天。体检可见咽部黏膜及结膜明显充血。

6. 细菌性咽 - 扁桃体炎 多由溶血性链球菌引起，主要表现为明显咽痛，常有畏寒、高热、头痛、全身不适等全身症状。体检可见咽部明显充血，扁桃体肿大、充血、表面有黄色脓性分泌物或脓点，颌下淋巴结可出现肿大、压痛。

你知道吗

避免受凉、淋雨、过度疲劳等诱发因素，气候变化应注意保暖。急性上呼吸道感染流行期间，年老体弱易感者应戴口罩，避免到人群聚集的公共场所。坚持适度有规律的户外运动，增强体质，提高机体免疫力与耐寒能力是预防本病的主要方法。

二、慢性支气管炎

慢性支气管炎是气管、支气管黏膜及周围组织的慢性非特异性炎症，简称"慢支"。临床以慢性咳嗽、咳痰或伴有喘息及反复发作为特征，如患者每年发作持续 3 个月，连续 2 年或以上，并排除心、肺其他疾病，即可诊断为慢性支气管炎。本病多见于老年人，病情缓慢进展后可并发阻塞性肺气肿。

（一）病因和发病机制

本病的确切病因尚未明了，目前认为是以下多种因素长期相互作用的结果。

1. 吸烟 是慢支发病的主要因素。香烟中焦油、尼古丁等损伤气道上皮细胞，使纤毛运动减退和巨噬细胞吞噬功能降低，导致气道净化功能下降；腺体分泌增多，支气管黏膜充血水肿、黏液积聚容易诱发感染；破坏肺弹力纤维，诱发肺气肿的发生。研究表明，吸烟者慢性支气管炎的患病率较不吸烟者高 2 ~ 8 倍，烟龄越长、烟量越大患病率越高。

2. 大气污染 大气中的有害气体如二氧化硫、二氧化氮、氯气及臭氧等损伤支气管黏膜，降低了纤毛的清除功能，有利于病原微生物的侵袭。

3. 感染 是慢支发生和发展的重要因素。病毒和细菌感染为本病急性发作的主要原因，这些感染因素造成气管、支气管黏膜的损伤和慢性炎症。病毒以流感病毒、鼻病毒、腺病毒和呼吸道合胞病毒等多见，细菌以肺炎链球菌、流感嗜血杆菌等多见。感染虽与慢支的发生发展有密切关系，但目前尚无足够证据说明其为慢支的首发病因，一般认为是加剧慢支病变发展的重要因素。

4. 过敏因素 喘息型慢支患者常有过敏史，对多种过敏原激发的皮肤试验阳性率较高，故认为特异质和免疫因素与本病的发生有关。尘埃、尘螨、细菌、真菌、寄生虫、花粉以及化学气体等，都可以成为过敏因素而致病。

5. 其他 寒冷是慢支急性发作的重要诱因。此外，自主神经功能失调、年龄、营养低下、遗传因素等也可能是慢支的易患因素。

综合上述因素，当机体抵抗力减弱时，在气道存在不同程度易感性的基础上，有一种或多种因素长期反复作用，可发生慢性支气管炎。如长期吸烟损害呼吸道黏膜，加上病原微生物的反复感染，导致慢性支气管炎的发生，甚至发展成为慢性阻塞性肺气肿或慢性肺源性心脏病。

（二）临床表现

1. 症状 缓慢起病，病程长，因反复急性发作病情逐渐加重。急性发作的主要原因是呼吸道感染，多发生在寒冷季节。

（1）**咳嗽** 长期、反复、逐渐加重的咳嗽是慢支的突出表现。一般晨起咳嗽较重，白天较轻，晚间临睡前有阵咳或排痰，黏液痰咳出后咳嗽可减轻。

（2）**咳痰** 一般为白色黏液或泡沫痰，合并细菌感染时，痰量增多，痰液转为黏液脓性或黄色脓痰，偶可带血。一般清晨排痰较多，因为起床后或体位变动可刺激排痰。晚期部分患者咳痰量减少，而且黏稠不易咳出。

（3）**喘息或气短** 喘息型慢支患者有支气管痉挛，可出现喘息。早期无气短，随病情逐渐发展而并发阻塞性肺气肿时，可出现轻重程度不等的气短，开始为劳力性气短，严重时动则气短，生活常无法自理。

2. 体征 早期多无异常体征。急性发作期在背部或肺底部可闻及干、湿啰音，咳嗽后可减少或消失，啰音的多少和部位不固定。喘息型慢支患者可闻及哮鸣音及呼气延长。并发阻塞性肺气肿时呈桶状胸，叩诊为过清音，听诊呼吸音减弱、呼气延长等。

你知道吗 _____

慢性支气管炎主要预防保健措施有戒烟，控制和消除各种有害气体和烟尘的刺激。加强体育锻炼，增强体质，提高耐寒能力和机体抵抗力。保持室内空气流通新鲜，有一定湿度。气候变化和寒冷季节时，注意保暖，避免受凉感冒。

案例引导

案例　患者，女，18 岁。气喘、咳嗽 3 小时。患者自述气喘反复发作已有 10 余年，多在春季发病。中午进食螃蟹后出现气喘、咳嗽，病情逐渐加重，家人陪护来医院就诊。检查：体温 36.5℃，口唇发绀，端坐呼吸，双肺可闻及广泛哮鸣音。

讨论　1. 该患者最可能的诊断是什么？
　　　　2. 该患者发病最可能的诱因是什么？

三、支气管哮喘

支气管哮喘是由多种炎症细胞、气道上皮细胞和细胞组分参与的一种气道慢性、过敏反应炎症性疾病。哮喘是一种常见的呼吸道疾病，可发生于任何年龄，但儿童发病率高于成人。本病常出现广泛而多变的可逆性气流受限，临床表现为反复发作的喘息、气促、胸闷和咳嗽等症状，常在夜间和清晨发作、加剧，多数患者可自行缓解或经治疗后缓解。

（一）病因和发病机制

支气管哮喘的病因尚未完全明确。患者个体过敏体质及外界环境的影响是发病的危险因素。哮喘与多基因遗传有关，同时受遗传因素和环境因素的双重影响。

1. 遗传因素　支气管哮喘约有 40% 的患者有家族史。本病与多基因遗传有关，哮喘患者亲属患病率高于群体患病率，并且亲缘关系越近，患病率越高；患者病情越严重，其亲属患病率也越高。

2. 环境因素

（1）变应原　接触变应原是引起过敏体质患者哮喘发作的常见因素。①吸入物：花粉、尘螨、真菌、动物毛屑、二氧化硫、甲醛等。②食物：鱼类、虾蟹、蛋类、牛奶等。③药物：青霉素、头孢菌素、阿司匹林、普萘洛尔等。

（2）其他　空气污染、吸烟、呼吸道感染、妊娠、剧烈运动、气候变化等因素也与本病的发生有关。吸入冷空气和蒸馏水雾滴等多种非特异性刺激可诱发哮喘发作。此外，精神因素亦可诱发哮喘。

哮喘的发病机制目前不完全清楚。过敏反应、气道炎症、气道反应性增高和神经因素等都与哮喘的发病密切相关，其中气道炎症是目前公认的最重要的哮喘发病机制。

（二）临床表现

大多数患者发病与接触变应原有关，有季节性。夜间及凌晨发作和加重常是哮喘的特征之一。多数患者可自行缓解或经治疗后缓解。

1. 症状　多数患者开始有打喷嚏、流涕、咳嗽等症状，随着病情逐渐发展，典型表现为发作性呼气性呼吸困难或发作性胸闷和咳嗽，严重者被迫采取坐位或呈端坐呼吸，干咳或咳大量白色泡沫痰，甚至出现发绀等。哮喘症状可在数分钟内发作，经数小时至数天自行或用支气管舒张剂治疗后缓解。某些患者在缓解数小时后可再次发作。

2. 体征 缓解期常无明显异常体征。哮喘发作期间，轻度患者仅双肺呼气延长及散在哮鸣音；中、重度患者可呈桶状胸，呼吸活动度减弱、语颤减弱，肺部叩诊过清音，听诊呼气延长及全肺布满哮鸣音。

你知道吗

预防哮喘的方法有：积极找出并脱离变应原；坚持适当的体育锻炼，增强体质，提高抗病能力；保持良好的精神状态；积极防治呼吸道感染。

四、肺炎

肺炎通常是指因感染或其他因素所致的肺泡或肺间质的急性渗出性炎症，是呼吸系统的常见病和多发病。根据病变的部位和范围可分为大叶性肺炎、小叶性肺炎和间质性肺炎。根据致病因素可分为细菌性肺炎、病毒性肺炎、真菌性肺炎、支原体肺炎、衣原体肺炎、原虫性肺炎等感染性肺炎；还有吸入性肺炎、坠积性肺炎等非感染性肺炎。临床上以细菌性肺炎最常见，肺炎球菌是最常见的致病菌。本节仅介绍肺炎球菌肺炎。

（一）病因和发病机制

1. 病原体 本病的致病菌为肺炎球菌或称肺炎链球菌，属于革兰染色阳性球菌，菌体外有荚膜。肺炎球菌主要的致病物质是肺炎球菌溶血素及荚膜，荚膜多糖体具有抗原特异性。肺炎球菌为口腔及鼻咽部的正常寄生菌群，5%～10%正常人上呼吸道中携带此菌，但在呼吸道的自净功能及机体的抵抗力正常时不会引发肺炎，只形成带菌状态，只有在免疫力下降时才致病。在化脓性球菌中，肺炎链球菌的致病力仅次于金黄色葡萄球菌，不同的是，到目前为止，肺炎链球菌极少对青霉素类抗生素产生耐药性。

2. 发病机制 本病多发生在冬季和初春，多见于健康的青壮年男性或老人与婴幼儿。在受寒、感冒、过度疲劳、醉酒、淋雨、糖尿病等情况下，机体免疫功能下降，呼吸道防御功能被削弱，细菌由上呼吸道向下侵入肺泡，在肺泡内生长繁殖，细菌的荚膜多糖体侵袭肺泡而导致渗出性炎症的发生。

3. 病理变化 病变可累及一个肺叶或多个肺段，常表现为大叶性肺炎，主要病理变化为肺泡腔内的纤维素性炎。典型的自然发展过程可分为以下四期。

（1）**充血水肿期** 发病后1～2天。肺泡壁毛细血管扩张充血，肺泡腔内可见浆液及少量红细胞、白细胞渗出。

（2）**红色肝变期** 发病后3～4天。肺泡壁毛细血管仍扩张充血，肺泡腔内充满大量红细胞、一定量纤维素、少量白细胞和巨噬细胞。红细胞被巨噬细胞吞噬、崩解后，形成含铁血黄素随痰液咳出，致使痰液呈铁锈色。

（3）**灰色肝变期** 发病后5～6天。肺泡壁毛细血管受压而充血消退呈灰白色，肺泡腔内充满大量的中性粒细胞和纤维素。

（4）溶解消散期 发病后1周左右。中性粒细胞变性、坏死，并释放出大量蛋白溶解酶，溶解纤维素及坏死组织，溶解物部分经气道咳出，或经淋巴管吸收，肺组织逐渐净化，肺泡重新充气。由于炎症未破坏肺泡壁结构，无组织坏死，故最终肺组织可完全恢复正常的结构和功能。

（二）临床表现

1. 症状

（1）全身症状 发病前多有受寒、过度疲劳、醉酒、淋雨等病史。大多起病急骤，可有寒战，随之高热，体温在数小时内可达39~40℃，呈稽留热。伴有全身乏力、肌肉酸痛、头痛等。部分患者有恶心、呕吐、腹胀、腹泻。重症患者可有烦躁不安、谵妄等。并发感染性休克时可出现血压下降、面色苍白、四肢厥冷、脉搏细速、意识模糊、少尿等表现。

（2）呼吸系统症状 主要有咳嗽、咳痰、胸痛等。咳嗽开始为刺激性干咳，之后咳出脓痰，典型患者咳出铁锈色痰。当炎症波及胸膜时出现胸痛，在深呼吸或咳嗽时加重。重症患者可出现呼吸困难。

2. 体征 急性病容，呼吸急促、鼻翼扇动、发绀，部分患者口唇和鼻周有单纯性疱疹。充血期局部呼吸活动度减弱，可闻及少量湿啰音。实变期患侧呼吸运动减弱，语颤增强，叩诊浊音或实音，听诊有病理性支气管呼吸音。消散期叩诊逐渐变为清音，支气管呼吸音也逐渐减弱代之以湿性啰音。

你知道吗

小儿肺炎

小儿肺炎是儿科常见病，是我国儿童保健重点防治的四病之一，也是发展中国家婴幼儿疾病死亡的重要原因。本病多见于3岁以内的婴幼儿，四季均可发生，冬、春季节较多，由细菌和病毒引起的肺炎最为多见，主要为小叶性肺炎。临床上主要表现为发热、咳嗽、气促、呼吸困难和肺部固定细湿啰音，重症患者可引起心力衰竭、中毒性脑病、中毒性肠麻痹等多种并发症。治疗要点包括氧疗、控制感染、改善肺的通气功能、对症治疗、防治并发症等措施。目前可通过疫苗预防小儿肺炎。

五、肺结核

结核病是由结核分枝杆菌引起的慢性传染病，可累及全身多器官和组织，以肺结核最为常见。肺结核可通过呼吸道等途径传播，严重威胁人类健康，是我国重点控制的传染病之一。目前，肺结核的流行具有高感染率、高患病率、高耐药率和高死亡率等几大特点，肺结核已成为全世界重要的公共卫生问题。我国是全球22个结核病高负担国家之一，活动性肺结核病人数居世界第二位。

（一）病因和发病机制

1. 病原学　结核菌属于放线菌目，分枝杆菌科的分枝杆菌属，是有致病力的耐酸菌，涂片染色具有抗酸性，也称抗酸杆菌。对外界抵抗力较强，在阴暗潮湿处能存活半年，但烈日暴晒 2 小时、紫外线照射 15～20 分钟、70% 酒精浸泡 2 分钟、煮沸 1 分钟即死亡。结核菌可分为人型、牛型、鸟型、鼠型等种类，对人有致病性的主要是人型菌，牛型菌也少有感染。结核菌对药物的耐药性，可由菌群中先天耐药菌发展而形成，也可由于在人体中单独使用一种抗结核药而较快产生对该药的耐药性，即获得耐药菌，耐药菌可造成治疗上的困难，影响疗效。

2. 流行病学

（1）传染源　排菌的肺结核患者是主要传染源，也称开放性肺结核患者，痰菌检查呈阳性。

（2）传播途径　呼吸道感染是肺结核主要的传播途径，常常是传染源在咳嗽、打喷嚏时喷出飞沫传播结核菌而感染健康人。极少数经消化道和皮肤感染。

（3）人群易感性　人群普遍易感，但感染后不一定发病。小儿、老年人、艾滋病和糖尿病患者等发病率较高。

3. 发病机制　感染结核杆菌后是否发病，主要取决于机体的抵抗力、细菌的毒力和数量等因素。结核杆菌的致病力主要与菌体和细胞膜含有的脂质、蛋白质成分有关，脂质和蛋白质激发机体产生迟发型超敏反应，引起组织坏死和全身中毒症状。机体感染结核杆菌 4～8 周后可产生细胞免疫。

4. 基本病理变化　肺结核的基本病理变化包括渗出、增生及变质。病变早期可见炎症细胞、浆液和纤维素渗出。机体免疫力较强时，形成以类上皮细胞结节和结核性肉芽肿为特征的增生性病变。机体免疫力下降时，渗出或增生病变可发生干酪样坏死，即变质性病变。这三种基本病变往往同时存在而又以某一种病变为主，在一定条件下还可以相互转化。肺结核的转归包括两个方面：①通过吸收消散、纤维化、纤维包裹及钙化等形式愈合；②由于浸润进展、溶解播散而恶化。

（二）临床表现

起病多缓慢，病程长。因病型、病期、病变范围和患者反应性不同等差异，肺结核患者可出现多种临床表现。部分患者可无明显表现，在健康检查时偶然发现。肺结核主要的共同临床表现如下。

1. 症状

（1）全身症状　常常有午后低热、乏力、食欲不振、盗汗、消瘦等，女性患者可有月经不调。血行播散型肺结核起病急，可有高热，多伴寒战。

（2）呼吸系统症状　①咳嗽、咳痰：开始为干咳或少痰，当干酪样坏死物质排出时痰量增多，并且痰中带有大量结核杆菌。②咯血：约半数患者出现不同程度的咯血，表现为血丝痰、中等量甚至大咯血。③胸痛：发生胸膜炎时可有胸痛，深呼吸和咳嗽时加重。④呼吸困难：肺部病变广泛而严重时可出现气促、发绀等表现。

2. 体征　早期或病灶小时多无明显体征。病变范围较大时，患侧呼吸运动减弱，叩诊浊音，听诊呼吸音减低或闻及支气管呼吸音，病灶溶解时可有湿啰音。

你知道吗

肺结核的预防保健

1. 管理传染源　早发现、早诊断、早治疗。对于开放性肺结核患者应隔离并积极治疗。

2. 切断传播途径　大力开展卫生运动及防病宣传，加强个人卫生，不随地吐痰。做好患者痰液管理。注意开窗通风，注意消毒患者的用品和食具。

3. 保护易感人群　按要求接种卡介苗，获得对结核病的特异性免疫力。在我国卫生部门规定的儿童计划免疫程序中，新生儿出生时进行卡介苗初种。坚持锻炼身体，提高机体抵抗力。

实训七　呼吸频率的测定

【目的要求】

1. 能够在规定时间内，正确的测量呼吸。
2. 能够根据呼吸频率，判断呼吸是否正常。

【操作原理】

正常成人在安静状态下呼吸为 16 ~ 20 次/分。我们把正常情况下呼吸大于 24 次/分称为呼吸增快，低于 16 次/分称为呼吸减慢。呼吸频率和深度可随着年龄、性别、活动、情绪、意志等因素而改变。一般幼儿比成人快，老人稍慢，同龄女性比男性快，活动和情绪激动时增快，休息和睡眠时较慢，意志也能控制呼吸频率和深度。

【操作用物】

秒表、记录本、笔。

【操作步骤】

1. 在老师的指导下，学生学习呼吸运动的观察，腹式呼吸和胸式呼吸的不同点。
2. 学生一个为模特，一个测量。在规定时间内，测出每分钟呼吸次数，并认定该呼吸是否正常。

温馨提示

剧烈运动、情绪激动需待 30 分钟后再测量。

【结果与思考】

为什么剧烈运动、情绪激动需待 30 分钟后再测量?

实训八 肺活量的测定

【目的要求】

学会测量肺活量的方法。

【操作原理】

肺活量是指人体尽全力深吸气后,再尽全力呼出的气体总量,即一次深呼吸的气量,是呼吸动态过程中的一部分。

【操作用物】

肺活量计、记录本、笔。

【操作步骤】

1. 房间通风良好;干燥的一次性口嘴。肺活量计主机放置于平稳桌面上,检查电源线及接口是否牢固,按工作键液晶屏显示 0 即表示机器进入工作状态,预热 5 分钟后测试为好。

2. 首先告知被测者不必紧张,并且要尽全力;以中等速度和力度吹气效果最好。令被测者面对仪器站立,手持吹气口嘴;试吹 1~2 次,首先看仪表有无反应,还要试口嘴或鼻处是否漏气,调整口嘴和用鼻夹(或自己捏鼻孔);学会深吸气(避免耸肩提气,应该像闻花式的慢吸气);学会吸气后屏住气再对准口嘴吹气,防止此时从口嘴处吸气;测试中不得二次吸气。

3. 被测试者进行一两次较平日深一些的呼吸动作后,更深的吸一口气,向口嘴处慢慢呼出至不能再呼为止;吹气完毕后,液晶屏上最终显示的数字即为肺活量毫升值。每位受试者测三次,每次间隔 15 秒,记录三次数值,选取最大值作为测试结果。以毫升为单位,精确到个位数。

温馨提示

①电子肺活量计的计量关键部位在口嘴前方的气筒内,被测者吹出的气体直通大气,未进入显示数字的仪器部分。 计量部位的通畅和干燥是仪器准确的关键,吹气

筒的导管必须在上方，以免口水或杂物堵住气道；②每测试 10 人及测试完毕后用干棉球及时清理和擦干气筒内部。严禁用水、酒精等任何液体冲洗气筒内部；③导气管存放时不能折叠；④定期校对仪器。

【结果与思考】

测量肺活量时为什么要深吸一口气，向口嘴处慢慢呼出至不能再呼为止？

目标检测

一、单项选择题

1. 呼吸是指（　　）。

　A. 机体与外界环境之间的气体交换过程

　B. 气体进出肺的过程

　C. 气体进出组织细胞的过程

　D. 肺泡与血液之间的气体交换过程

2. 属于下呼吸道的是（　　）。

　A. 气管　　　　　B. 鼻　　　　　C. 咽　　　　　D. 喉

3. 关于右主支气管的描述，错误的是（　　）。

　A. 不如左主支气管垂直　　　　B. 较左主支气管短

　C. 较左主支气管粗　　　　　　D. 在肺门处分为三个肺叶支气管

4. 关于胸膜腔，正确的是（　　）。

　A. 胸膜腔位于胸腔内　　　　　B. 胸膜腔左、右各一

　C. 胸膜腔内含少量浆液　　　　D. 以上都正确

5. 肺通气的原动力来自（　　）。

　A. 肺的舒缩运动　　　　　　　B. 肺的弹性回缩

　C. 呼吸肌的舒缩　　　　　　　D. 胸内负压的周期性变化

6. 下列叙述中，哪项是正确的（　　）。

　A. 最大呼气，所能呼出的气体量称为残气量

　B. 平静呼气末，在肺内残留的气体量称功能残气量

　C. 功能残气量是最大呼气末存留于肺中的气体量

　D. 补呼气与功能残气量两者之和称为残气量

7. 下列哪一项不是呼吸膜的组成成分（　　）。

　A. 肺泡壁弹性纤维

　B. 含肺泡表面活性物质的液体分子层

　C. 肺泡上皮

　D. 毛细血管基膜

8. 关于气体在血液中的运输的叙述，下列哪项是错误的（　　）。

    A. O_2 和 CO_2 都以物理溶解和化学结合两种形式存在于血液

    B. O_2 的结合形式是氧合血红蛋白

    C. O_2 与 Hb 的结合反应快、可逆、需要酶的催化

    D. CO_2 主要是以 HCO_3^- 形式来运输的

9. CO_2 在血液中运输的主要形式是（　　）。

    A. 物理溶解   B. 和 H_2O 结合形成 H_2CO_3

    C. 形成 HCO_3^- D. 形成 $HbCO_2$

10. 基本呼吸节律产生于（　　）。

    A. 脊髓   B. 延髓   C. 脑桥   D. 间脑

11. 引起急性上呼吸道感染最常见的病原体是（　　）。

    A. 病毒   B. 细菌   C. 真菌   D. 衣原体

12. 加剧慢支病变发展的重要因素是（　　）。

    A. 吸烟   B. 感染   C. 过敏   D. 大气污染

13. 下列哪项是肺炎球菌肺炎的典型表现（　　）。

    A. 寒战   B. 高热   C. 血丝痰   D. 铁锈色痰

14. 大叶性肺炎属于（　　）。

    A. 化脓性炎   B. 出血性炎   C. 纤维素性炎   D. 浆液性炎

15. 支气管哮喘典型表现为（　　）。

    A. 三凹征   B. 发作性呼气性呼吸困难

    C. 脓痰   D. 胸痛

16. 肺结核最主要的传播途径是（　　）。

    A. 消化道   B. 呼吸道   C. 血液   D. 直接接触

二、思考题

简述 CO_2、H^+、O_2 浓度对呼吸的影响，通过何种方式影响？

书网融合……

    e 微课1   e 微课2   划重点   自测题

第七章 消化系统

学习目标

知识要求

1. **掌握** 胃液、胰液和胆汁的成分及作用；消化系统常见疾病的临床表现。
2. **熟悉** 消化系统的组成及各器官的形态结构；消化系统常见疾病的病因。
3. **了解** 消化系统的机械消化；消化系统的功能调节；常见物质的吸收过程；消化系统常见疾病的发病机制。

技能要求

1. 能正确识别消化系统器官并准确描述出消化系统重要器官的位置。
2. 能利用消化系统解剖生理学知识解释某些生活现象。
3. 能对常见消化系统疾病进行初步判断。

案例引导

案例 患者，男，48岁，因上腹部疼痛反复发作3年，加重3天伴呕吐、黑便入院。3年前患者曾诊断为"胃溃疡"，给予奥美拉唑抗酸药物治疗后症状缓解。3天前饮半斤白酒后，上述症状再发，伴恶心、呕吐，呕吐物为胃内容物，排黑便2次，约500g。自觉头晕、心慌、乏力、皮肤湿冷，遂急诊入院。查体：T 37.8℃，R 20次/分，BP 100/90mmHg，P 104次/分。表情紧张，腹软，上腹部轻度压痛，余无特殊。

讨论 患者本次发病的机制是什么？抗酸治疗的原理又是什么？

第一节 消化系统的形态结构

PPT

一、消化系统的组成 微课

消化系统是摄取、转运、消化食物和吸收营养、排泄废物的场所。它由消化管和消化腺两部分组成（图7-1）。消化管包括口腔、咽、食管、胃、小肠（十二指肠、空肠、回肠）和大肠（盲肠、阑尾、结肠、直肠、肛管）等，临床上常以十二指肠为界，以上的部分（口腔到十二指肠）称上消化道，以下的部分（空肠到肛管）称下消化道。消化腺包括大消化腺和小消化腺两种，大消化腺包括三对唾液腺（腮腺、下颌下腺、舌下腺）、肝和胰，它们均借助导管，将分泌物排入消化管内；小消化腺散在分布于消化管各部的管壁内，如胃腺、肠腺等。

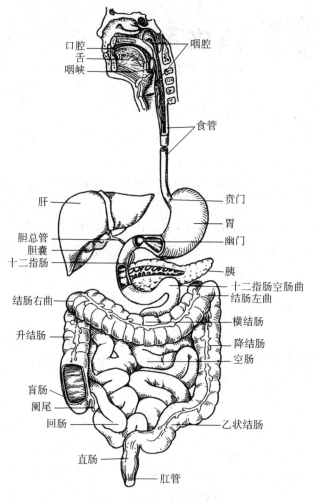

口腔
舌
咽峡
咽腔
食管
肝
贲门
胃
胆总管
幽门
胆囊
十二指肠
胰
十二指肠空肠曲
结肠左曲
结肠右曲
横结肠
升结肠
降结肠
空肠
盲肠
阑尾
回肠
乙状结肠
直肠
肛管

图 7-1 消化系统概观

二、消化系统各器官的形态结构

(一) 消化管

1. 口腔 是消化管的起始部（图 7-2），其前壁为上、下唇，侧壁为颊，上壁为腭，下壁为口腔底。腭的前 2/3 为硬腭，后 1/3 为软腭，软腭向后延伸，中部有垂向下方的凸起，称为腭垂（悬雍垂）。腭垂两侧向下各有前后两条弓形黏膜皱襞，分别为前方的腭舌弓和后方的腭咽弓，两皱襞间的凹陷区称扁桃体窝，窝内容纳腭扁桃体。软腭后缘、两侧腭舌弓及舌根共同围成咽峡，是口腔与咽的分界。此外口腔内还有牙、舌等重要器官。

（1）牙 是人体内最坚硬的器官。牙除了具有切咬食物功能外，还具有保持面部外形和辅助发音等作用。每个牙齿均由露在牙槽骨外的牙冠和长在牙槽骨内的牙根，以及牙冠、牙根之间的牙颈组成（图 7-3）。牙齿的主要构成物质为牙质，又称牙本质，外面包有牙釉质（在牙冠部分）和牙骨质（在牙根部分）。牙的中央有牙髓腔，其内充满牙髓，并有丰富的血管和神经。

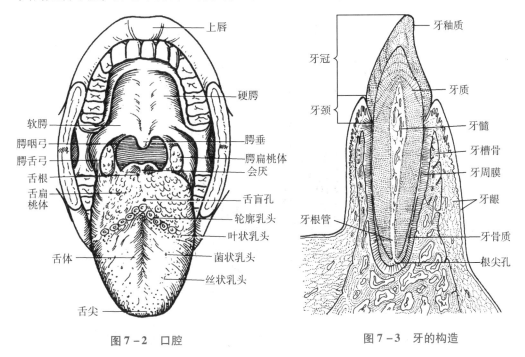

图 7 - 2　口腔　　　　　　　　　　　图 7 - 3　牙的构造

人一生要萌出两次牙齿。第 1 次萌出的叫乳牙，上、下颌左右侧各 5 个，共 20 个；第 2 次萌出的叫恒牙，上、下颌左右侧各 7 ~ 8 个，共 28 ~ 32 个。人出生后 6 个月左右开始萌牙，至 3 岁左右长全，6 ~ 7 岁时乳牙开始脱落，除第三磨牙之外，其他乳牙约在 13 ~ 14 岁全部换完，但第 3 磨牙（又称"智齿"）要到 20 岁左右才生长，有的更晚甚至终生不萌出。

（2）舌　是骨骼肌构成的肌性器官，具有协助咀嚼和吞咽食物、感受味觉及辅助发音等功能。舌可分舌根、舌体和舌尖三部。舌根表面黏膜有许多小结节状隆起，称为舌扁桃体。舌体表面黏膜，有许多粗细不等的突起，称舌乳头。舌乳头分丝状乳头、菌状乳头、叶状乳头和轮廓乳头 4 种（图 7 - 2），其中有些舌乳头上皮中含有味蕾，可感受味觉。舌下面黏膜薄而光滑，中央有黏膜襞连于口腔底，称舌系带（图 7 - 4）。

2. 咽　是消化道和呼吸道的共同通道，由上到下可分为鼻咽、口咽和喉咽三个部分。在鼻咽部侧壁上左、右各有一个咽鼓管的开口，经咽鼓管与中耳相通。

3. 食管　是前后扁窄的肌性管道，全长约 25cm，上连于咽，沿脊柱椎体下行，穿过膈肌的食管裂孔进入腹腔与胃的贲门相连。食管有三个狭窄处：第一狭窄位于咽与食管交接处，第二狭窄位于食管与左主支气管交叉处，第三狭窄为食管穿经膈肌处。这些狭窄处是食管肿瘤的好发部位，也是异物较易滞留的地方。

4. 胃　是消化管道中最膨大的部分，上连食管，下接十二指肠。成人胃容量约 1500ml，其位置随着胃的充盈程度而变化，胃中等充盈时，大部分位于左季肋区，小部分位于腹上区。胃能贮存食物、分泌胃液、吸收水和酒精，并对食物进行初步消化。

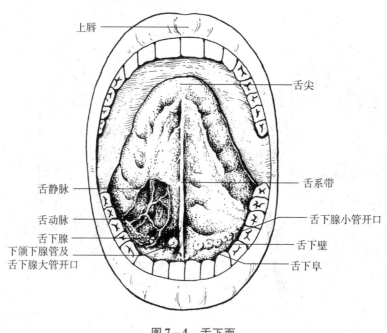

图7-4　舌下面

　　胃的结构包括两个壁、两个弯、两个口和四个分部：两个壁指前后两壁；两个口为胃与食管相连的入口，即贲门，与十二指肠相接的出口，即幽门；两个弯指胃的上缘较短而凹，朝向右上方的胃小弯，下缘较长而凸，朝向左下方的胃大弯（图7-5）；四个分部指近贲门的贲门部，高出贲门以上的胃底部，胃底和幽门部之间的胃体部，近幽门处的幽门部（图7-6）。

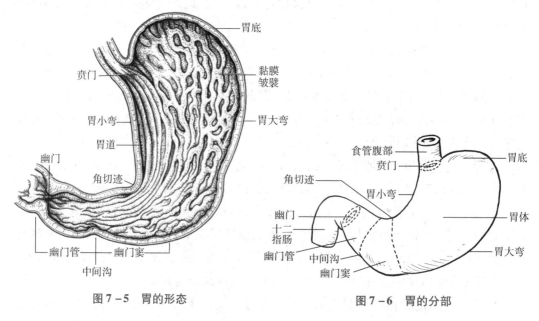

图7-5　胃的形态　　　　　　　　　　　图7-6　胃的分部

　　胃壁的结构特点主要表现在肌层和黏膜层。胃的肌层比较发达，分为内斜、中环和外纵三层。在幽门处环行肌增厚形成幽门括约肌，有控制和调节食糜通过的作用，也可以防止小肠内容物逆流至胃。胃黏膜能分泌黏液，保护胃黏膜，且黏膜固有层有许多胃腺，主要有贲门腺、幽门腺及胃底腺。胃底腺是分泌胃液的主要腺体，由三种细胞构成，壁细胞（盐酸细胞）合成与分泌盐酸及内因子；主细胞（胃酶细胞）分泌无活性的胃蛋白酶原；黏液颈细胞分泌黏液。

5. 小肠 是消化管中最长的一段，成人长 5~7m，上端起于胃的幽门，下端接盲肠，分为十二指肠、空肠、回肠三部分。是消化和吸收的主要部位。

（1）十二指肠 为小肠的起始段（图7-7），其长度相当于 12 个手指并列的长度，约 25cm，呈 C 型弯曲，包绕胰头，可分为上部、降部、水平部和升部四个部分。十二指肠上部近幽门处的一段长约 2.5cm 的肠管称为十二指肠球部，是十二指肠溃疡及穿孔的好发部位。在降部的后内侧壁上有一突起，为十二指肠大乳头，是胆总管和胰管的共同开口。

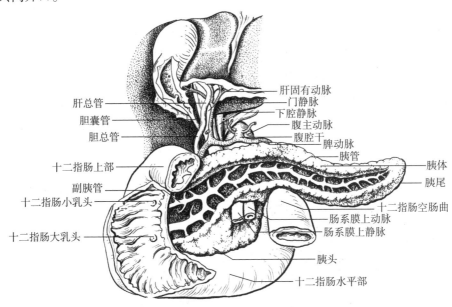

图 7-7 十二指肠、胆道和胰

（2）空肠和回肠 上端起自十二指肠空肠曲，下端接续盲肠，两者无明显界限。一般将近侧 2/5 称空肠，远侧 3/5 称回肠（图7-8）。

小肠黏膜和黏膜下层共同向肠腔突出形成环形皱襞，上皮细胞和固有层向肠腔突起，构成小肠绒毛（图7-9）。环形皱襞和肠绒毛大大扩大了小肠黏膜的吸收面积，使小肠吸收总面积达 200m²，这是小肠为主要消化吸收场所的原因之一。

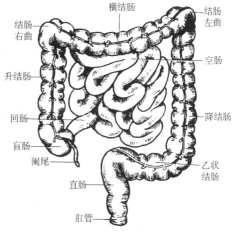

图 7-8 小肠和大肠

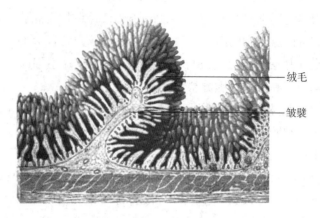

图 7-9　小肠绒毛

6. 大肠　是消化管的下段，全长 1.5m，续自回肠末端，止于肛门。大肠全程形似方框围绕于空、回肠的周围，包括盲肠、阑尾、结肠、直肠和肛管五个部分（图 7-8）。大肠在外形上与小肠有明显的不同，一般大肠口径较粗，肠壁较薄。大肠的主要功能为吸收水分、维生素和无机盐，并将食物残渣形成粪便，排出体外。

（1）盲肠　是大肠的起始部（图 7-10），位于右髂窝内，与回肠相接，长 6 ~ 8cm。回肠进入盲肠的开口称回盲口，回盲口上下缘形成回盲瓣，回盲瓣具有括约肌的作用，既可控制回肠内容物进入盲肠的速度，又可防止大肠内容物逆流入小肠。

（2）阑尾　一般长 5 ~ 7cm，阑尾开口位于回盲口下方约 2cm 处，即阑尾的根部。阑尾根部是三条结肠带汇集点，故手术时可沿结肠带追踪寻找阑尾。阑尾根部在体表的投影点通常在右髂前上棘与脐连线的中、外 1/3 交点处，该点称"麦氏点"，对于临床诊断阑尾炎有重要意义。

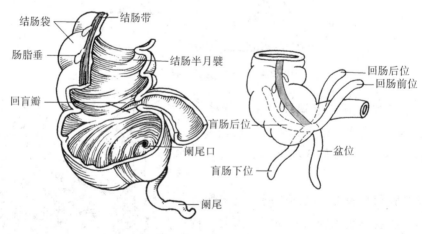

图 7-10　盲肠和阑尾

（3）结肠　结肠起于盲肠，续于直肠，包括升结肠、横结肠、降结肠和乙状结肠四个部分（图 7-8）。结肠和盲肠的特征性结构有：结肠带、结肠袋和肠脂垂（图 7-11），它们是结肠与小肠辨别的重要标志。

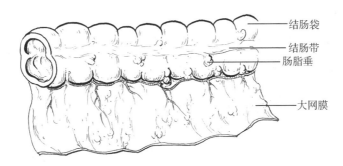

图 7 - 11　结肠的特征性结构

（4）直肠　是消化管位于盆腔下部的一段，全长 10～14cm。其行程不是直线而有几个弯曲，它有三条横皱襞，即直肠横襞，由黏膜和环形肌构成，具有阻挡粪便下移的作用。

（5）肛管　肛管上界为直肠穿过盆膈的平面，下界为肛门，成人平均长 4cm。肛管内面有 6～10 条纵行的黏膜皱襞称肛柱，肛柱间的半月形黏膜皱襞称肛瓣，连接各肛柱下端与各肛瓣边缘的锯齿状环行线称齿状线。齿状线下方宽约 1cm 的环状区域称肛梳（图 7 - 12）。肛梳部的皮下组织和肛柱部的黏膜下层有丰富的静脉丛，可因某些病理原因形成静脉曲张，称为痔。发生在齿状线以上的为内痔，齿状线以下的为外痔，上、下都有的为混合痔。

肛门有肛门外括约肌和肛门内括约肌。肛门外括约肌是随意肌，属会阴肌。肛门内括约肌是肠内环肌加厚而成，属平滑肌，其作用是于大便临完结的时候彻底清除残存在肛门管里的废物。

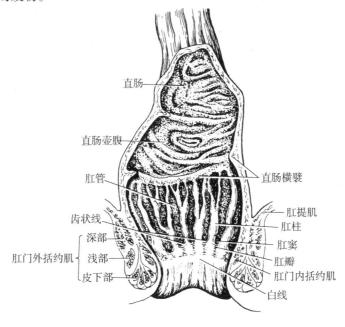

图 7 - 12　直肠和肛管

（二）消化腺

1. 唾液腺 唾液腺分大、小两类。小唾液腺位于口腔各部黏膜或黏膜下层。大唾液腺有 3 对，位于口腔周围，即腮腺、下颌下腺和舌下腺（图 7 – 13）。

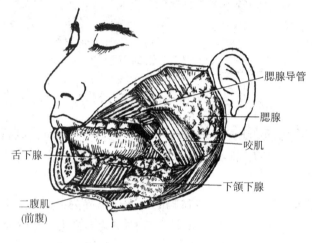

腮腺导管

腮腺

咬肌

下颌下腺

舌下腺

二腹肌
（前腹）

图 7 – 13　大唾液腺

2. 肝和胆 肝是人体内最大的消化腺，呈红褐色，质软而脆，呈楔形，右端圆钝，左端扁薄，大部分位于右季肋部及上腹部，小部分位于左季肋区。上界在右锁骨中线平第 5 肋，上部紧贴膈肌；下面与胃、十二指肠，结肠右曲等脏器相邻；前面大部分被肋所掩盖。肝可分为上、下两面，前、后两缘，左、右两叶。肝与膈相邻的面称膈面；肝下面邻接腹腔脏器，称脏面。膈面上有镰状韧带，将肝分为肝左叶和肝右叶（图 7 – 14）；脏面中间横沟中有肝门，是左右肝管、肝动脉及神经和淋巴管出入门户，右纵沟内容纳胆囊。胆囊为贮存和浓缩胆汁的长梨形囊状器官，容量为 40 ~ 60ml。胆囊由前向后分为胆囊底、胆囊体、胆囊颈和胆囊管四个部分。

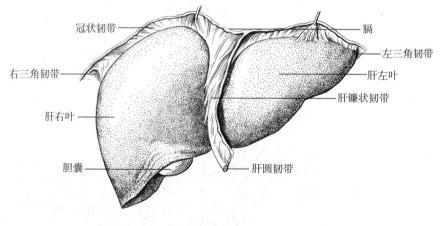

冠状韧带

右三角韧带

肝右叶

胆囊

膈

左三角韧带

肝左叶

肝镰状韧带

肝圆韧带

膈面

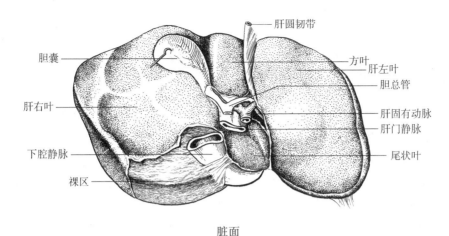

脏面

图7-14 肝

肝结构和功能的基本单位是肝小叶（图7-15），肝组织由50万~100万个肝小叶组成，肝小叶呈棱柱状，其结构由中央静脉、肝细胞、肝血窦和胆小管构成。肝可以分泌胆汁，胆汁经胆小管由肝左、右管收集至肝总管，再经胆囊管进入胆囊内贮存，进食后，胆囊收缩，胆汁自胆囊管、胆总管、肝胰壶腹、十二指肠大乳头，排入十二指肠（图7-16）。肝还参与体内物质代谢、解毒和防御功能。

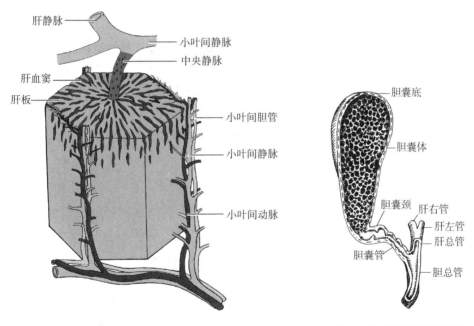

图7-15 肝小叶的结构模式图

图7-16 胆囊与输胆管道

3. 胰 是人体第二大消化腺，位于胃的后方，质地柔软，呈灰红色，为狭长腺体，分头、颈、体、尾四个部分，其右端胰头被十二指肠包绕，左端抵达脾门。胰分为内分泌部和外分泌部两个部分，外分泌部分泌的胰液经主胰管和副胰管汇集后，排泄到十二指肠降部。内分泌部是内分泌细胞团，称胰岛，主要分泌胰岛素和胰高血糖素，共同调节血糖浓度。

PPT

第二节　消化系统的生理功能

消化系统的基本功能是消化食物和吸收营养物质，还能排泄某些代谢产物。食物中的营养物质除了维生素、水和无机盐可以被直接吸收利用外，蛋白质、脂肪和糖类等结构复杂的物质，需被分解为结构简单的小分子物质才能被吸收。

食物在消化道内被分解为可吸收的小分子物质的过程，称为消化。食物消化有两种方式，一种是机械消化，即通过消化道肌肉的运动，将食物磨碎，并使食物与消化液充分混合，同时把食物不断向消化道的远端推送的过程；另一种是化学消化，即通过消化腺分泌消化液，由消化液中的酶分别把蛋白质、脂肪和糖等大分子物质分解为可吸收的小分子物质的过程，如糖类分解为单糖，蛋白质分解为氨基酸，脂类分解为甘油及脂肪酸。上述两种消化方式同时进行，相互配合。

经消化的营养成分透过消化道黏膜进入血液或淋巴液的过程称为吸收。未吸收的食物残渣则以粪便的形式被排出体外。消化和吸收是两个相辅相成、紧密联系的过程。

一、机械消化

（一）口腔的运动形式

1. 咀嚼　是由咀嚼肌群按一定的顺序收缩所完成的复杂的节律性动作。咀嚼的作用是：①将食物切碎、研磨、搅拌，使食物与唾液混合而成食团，便于吞咽；②使食物与唾液淀粉酶充分接触而引起化学性消化；③咀嚼动作能反射性地引起胃、肠、胰、肝和胆囊等消化器官的活动，为食物的进一步消化做好准备。

2. 吞咽　指食团经咽和食管送入胃内的过程，它是口腔和咽、喉各部分以及食管密切配合的有顺序的复杂动作。

（二）胃的运动形式

根据胃壁肌层的结构和功能特点，将胃分为运动较弱的头区和运动较强的尾区。胃底和胃体上 1/3 为头区，主要功能是容纳和暂时储存食物；胃体其余 2/3 和胃窦称尾区，主要功能是混合、磨碎食物形成食糜，并加快固体食物的排空。

1. 胃的运动形式及其作用

（1）紧张性收缩　胃壁平滑肌经常处于一定程度的缓慢持续收缩状态，称为紧张性收缩。紧张性收缩空腹时即存在，胃充盈后逐渐加强。这种收缩存在的意义有：①可使胃保持一定的形状和位置，不致出现胃下垂；②使胃腔内具有一定的压力，有助于胃液渗入食物内部，并促进食糜移向十二指肠；③是其他运动形式产生的基础。

（2）容受性舒张　当咀嚼和吞咽食物时，食物对咽、食管等处感受器的刺激反射性地引起胃底和胃体的舒张，称为容受性舒张。这种舒张可使胃容量增大以容纳即将进入的食物，同时保持胃内压基本不变，从而防止食糜过早排入小肠，有利于食物在胃内充分消化。

（3）蠕动　是起始于胃中部并向幽门方向推进的收缩波。蠕动是胃向十二指肠排放食糜的动力，约3次/分。当食糜到达幽门处，幽门括约肌舒张时，在蠕动波产生的压力下，胃窦内少量食糜被排入十二指肠；当幽门括约肌收缩时，食糜将被反向推回，经多次往返运动使食物和胃液充分混合，也有利于块状食物进一步被磨碎和粉碎。

2. 胃排空及其影响因素

（1）胃排空　食糜由胃排入十二指肠的过程称为胃排空。一般在食物入胃后5分钟左右即开始排入十二指肠。食糜的物理性状和化学组成不同，胃排空的速度也不同。一般而言，液体食物比固体食物排空快，小颗粒食物比大块食物快，三大营养物质中，糖类排空最快，蛋白质次之，脂肪最慢。混合性食物由胃完全排空的时间为4～6小时。

（2）影响因素　胃排空的直接动力是胃和十二指肠内的压力差，而其原动力是胃的蠕动。胃内因素促进胃排空，十二指肠内因素抑制胃排空。当胃内压超过十二指肠内压时，胃的排空进行，在食糜进入十二指肠后，受十二指肠内因素的抑制作用，胃运动减弱胃排空暂停；随着食物在十二指肠内被消化吸收，对胃运动的抑制消除，胃的运动又逐渐增强，胃排空再次发生。如此反复，直至食糜全部由胃排入十二指肠为止。

3. 呕吐　是通过一系列复杂的反射活动，将胃和肠内容物从口腔驱出体外的过程。呕吐前常有恶心、流涎、呼吸急迫、心率加快而不规则等自主神经兴奋的症状。呕吐是一种具有保护意义的反射，它可将胃肠内有害物质排出，但持续、剧烈的呕吐则可导致水、电解质和酸碱平衡紊乱。

（三）小肠的运动形式

1. 紧张性收缩　是小肠其他运动形式有效进行的基础，空腹时存在，进食后显著增强。紧张性收缩可使肠道保持一定的形状，并维持一定的腔内压，有助于食糜与消化液的混合，有利于吸收的进行。

2. 分节运动　小肠的分节运动是一种以肠壁环行肌为主的节律性收缩和舒张交替进行的运动（图7-17）。在食糜所在的一段肠道，环形肌在许多不同部位同时收缩，把食糜分割成许多节段，随后，原来收缩的部位舒张，而原先舒张的部位收缩，将原先的食糜分为两半，而相邻的两半则合并为一个新的节段，如此反复，使食糜不断分开又不断混合。

分节运动在空腹时几乎不存在，进食后逐渐加强，且小肠上部频率较高，下部较低（十二指肠约11次/分，回肠末段约8次/分）。这种活动梯度有助于食糜由小肠上段向下推进。分节运动的意义主要在于使食糜与消化液充分混合，有利于化学性消化的进行；同时能增强食糜与小肠黏膜的接触，并不断挤压肠壁促进血液和淋巴的回流，有利于营养物质的吸收。

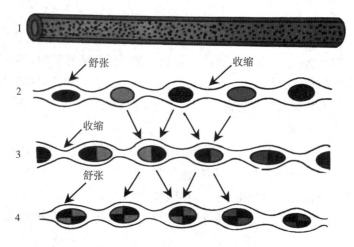

图 7-17　小肠的分节运动示意图

3. 蠕动　小肠的蠕动可发生于小肠的任何部位，通常重叠在分节运动之上，速度为 0.5~2.0cm/s，每个蠕动波把食糜推进一小段距离（数厘米）后即消失。进食后蠕动明显增强，蠕动的意义在于使经过分节运动的食糜向前推进，到达新的肠段，再开始新的分节运动。在小肠常可见到一种进行速度很快（2~25cm/s）、传播较远的蠕动，称为蠕动冲。它可将食糜从小肠的始端一直推送到末端或直达结肠。

（四）大肠的运动形式

大肠的运动少而缓慢，对刺激的反应也较迟缓，与大肠主要是吸收水分和暂时储存粪便的功能相适应。其运动形式类似小肠的分节运动和蠕动，但大肠有特殊的分节运动称为袋状往返运动；也有特殊的蠕动，称为集团蠕动。袋状往返运动是由环行肌的不规则收缩而引起的，它使结肠内的压力升高，结肠袋中的内容物向前、后两个方向做短距离位移，而不能向前推进，这种运动有助于促进水的吸收。集团蠕动是一种进行快而行程远的蠕动，它通常始于横结肠，可将大肠内一部分内容物推送到乙状结肠或直肠，引起便意。这种蠕动常见于餐后或胃内有大量食物充盈时。

正常人的直肠内通常是没有粪便的。当肠蠕动将粪便推入直肠时，刺激直肠壁内的感受器，冲动经盆神经和腹下神经传入脊髓腰、骶段的初级排便中枢，并同时上传到大脑皮层引起便意，当条件许可时，即可发生排便反射。排便过程为传出冲动沿盆神经下传，使降结肠、乙状结肠和直肠收缩，肛门内括约肌舒张；同时，阴部神经的冲动减少，使肛门外括约肌舒张；此外，腹部肌肉也参与收缩，增高腹内压，最终将粪便排出体外。

排便反射受大脑皮层的意识控制，如果对便意经常予以制止，可使直肠对粪便压力刺激逐渐失去正常的敏感性，使粪便在大肠内滞留过久，水分吸收过多而干硬，引起排便困难和排便次数减少，这是产生习惯性便秘的常见原因之一。

二、化学消化

（一）唾液

唾液是由大、小腺体所分泌的混合液，为无色无味近于中性（pH 6.6~7.1）的低渗液体，正常成年人每日分泌量为 1.0~1.5L。唾液中，水分约占 99%；有机物主要是黏蛋白、唾液淀粉酶、溶菌酶、免疫球蛋白、氨基酸等；无机物有 Na^+、K^+、Ca^{2+}、Cl^-、HCO_3^- 等。

唾液具有以下作用：①湿润和溶解食物，利于吞咽和产生味觉；②清洁和保护口腔，冲洗和清除食物残渣，减少细菌繁殖；溶菌酶和免疫球蛋白具有杀灭细菌和病毒的作用；③消化作用，唾液淀粉酶可把食物中的淀粉分解为麦芽糖；④排泄功能，进入体内的某些重金属（如铅、汞）、氰化物和狂犬病毒等可随唾液的分泌而排出。

（二）胃液

1. 胃液成分　纯净的胃液是无色的酸性液体，pH 为 0.9~1.5。正常成年人每日分泌量为 1.5~2.5L。胃液中除含大量水外，主要成分包括盐酸、胃蛋白酶原、黏液、内因子和碳酸氢盐等。

（1）盐酸　也称胃酸，由壁细胞所分泌。盐酸的生理作用主要有以下几个方面：①激活胃蛋白酶原，并为胃蛋白酶提供合适的酸性环境；②使食物中的蛋白质变性，使之易于被水解；③杀灭随食物进入胃内的细菌；④其造成的酸性环境有利于小肠对铁和钙的吸收；⑤进入十二指肠后，可促进促胰液素、缩胆囊素的释放，进而促进胰液、胆汁和小肠液的分泌。

胃酸分泌过多，使胃、十二指肠黏膜层受损，是诱发胃和十二指肠溃疡的原因之一；若盐酸分泌过少，则可产生腹胀、腹泻等消化不良的症状。

（2）胃蛋白酶原　主要由主细胞合成和分泌。胃蛋白酶原本身无活性，进入胃腔后，在 HCl 的作用下转变成有活性的胃蛋白酶。此外，已被激活的胃蛋白酶对胃蛋白酶原也有激活作用，即自身激活。胃蛋白酶的功能是水解蛋白质，生成䏡和胨及少量多肽和氨基酸。胃蛋白酶只在较强的酸性环境中才能发挥作用，其最适 pH 为 1.8~3.5，当 pH>5.0 时便完全失活。

（3）黏液和碳酸氢盐　黏液是由胃黏膜表面的上皮细胞、黏液颈细胞、贲门腺和幽门腺共同分泌的，其主要成分是糖蛋白，具有较高的黏滞性和形成凝胶的特性。它在胃黏膜表面形成厚约 0.5mm 的黏液凝胶保护层，具有润滑作用，可减少坚硬食物与胃黏膜之间的摩擦，从而减轻坚硬食物对胃黏膜的机械性损伤。同时黏液层内含有大量的 HCO_3^-，两者构成黏液-HCO_3^- 屏障，它能有效防止 H^+ 对胃黏膜的直接侵蚀作用以及胃蛋白酶对胃黏膜的消化作用。

除黏液-HCO_3^- 屏障外，胃上皮细胞的顶端膜和相邻细胞之间存在的紧密连接称为胃黏膜屏障，也可防止胃腔内的 H^+ 向黏膜扩散。许多因素如酒精、阿司匹林类药物以及幽门螺杆菌感染等，均可破坏或削弱胃黏膜的屏障作用，严重时可造成胃黏膜的损伤，引起胃炎或溃疡。

（4）内因子　是壁细胞分泌的一种糖蛋白。体内维生素 B_{12} 的吸收需要内因子的帮助，一方面内因子与维生素 B_{12} 结合，形成内因子 – 维生素 B_{12} 复合物，保护维生素 B_{12} 不被小肠内水解酶破坏；另一方面，内因子与远侧回肠黏膜上的受体结合，促进维生素 B_{12} 的吸收。当缺乏内因子时，可造成维生素 B_{12} 缺乏症，影响红细胞生成，引起巨幼细胞贫血。

2. 胃液的分泌　胃液的分泌受神经和体液因素的调节，神经调节主要是通过迷走神经的活动实现，体液调节主要通过激素或生物活性物质实现。乙酰胆碱、促胃液素和组胺可促进胃液的分泌；此外，Ca^{2+}、低血糖、咖啡因和酒精等也可刺激胃酸分泌；生长抑素、盐酸、蛋白、脂肪和高张溶液等能抑制胃液分泌。

（三）胰液

胰液是无色、无臭的碱性液体，pH 7.8 ~ 8.4。成年人每日分泌的胰液量为 1 ~ 2L。胰液的成分包括水、无机物和有机物。

胰液的无机成分中，HCO_3^- 含量很高。胰液中 HCO_3^- 的主要作用是中和进入十二指肠的胃酸，保护肠黏膜免受强酸的侵蚀；此外，HCO_3^- 可为小肠内多种消化酶发挥作用提供最适宜的 pH 环境。

胰液中的有机物主要是消化三大类营养物质的消化酶，主要有胰淀粉酶、胰脂肪酶、胰蛋白酶原和糜蛋白酶原。胰淀粉酶可将淀粉水解为糊精和麦芽糖；胰脂肪酶可将中性脂肪分解为甘油、甘油一酯及脂肪酸；胰蛋白酶原和糜蛋白酶原均是无活性的，小肠液中的肠激酶是激活胰蛋白酶原的特异性酶，可将无活性的胰蛋白酶原转变为有活性的胰蛋白酶，随后胰蛋白酶又可激活胰蛋白酶原，也可激活糜蛋白酶原。胰蛋白酶和糜蛋白酶作用相似，都能将蛋白质分解成小分子的多肽和氨基酸。

由于胰液中含有消化三类营养物质的消化酶，因而胰液是所有消化液中消化力最强、消化功能最全面的一种消化液。当胰液分泌缺乏时，食物中的脂肪和蛋白质将不能完全被消化和吸收，但对糖的消化和吸收影响不大。

> **请你想一想**
>
> 正常情况下，胰液为什么不会对周围组织进行"自我消化"？

（四）胆汁

胆汁是一种味苦的有色液汁，胆汁由肝细胞合成并分泌。胆汁在肝脏生成后由肝左、右管收集，经肝总管排出，在非消化期胆汁经肝总管后进入胆囊管，然后进入胆囊储存起来，在消化期再由胆囊排至十二指肠。成年人每日分泌的胆汁为 800 ~ 1000ml。

（1）胆汁的成分　胆汁除水分和 Na^+、K^+、Ca^{2+}、HCO_3^- 等无机成分外，其有机成分有胆盐、胆色素、胆固醇、脂肪酸和卵磷脂等。其中胆盐是由肝细胞分泌的胆汁酸与甘氨酸或牛磺酸结合而形成的钠盐或钾盐；胆色素是血红蛋白的分解产物；胆固醇是体内脂肪代谢的产物。胆汁是唯一不含消化酶的消化液，其中胆盐是最重要的成分。

正常情况下，胆汁中的胆盐（或胆汁酸）、胆固醇和卵磷脂之间有适当的比例，这是维持胆固醇呈溶解状态的必要条件。当胆固醇分泌过多或胆盐（更主要的是卵磷脂）减少时，胆固醇可析出而形成胆固醇结晶，从而形成胆固醇结石。此外，少量不溶于水的游离胆红素能与 Ca^{2+} 结合成胆红素钙而发生沉淀，某些情况下游离胆红素增多，便可能形成胆红素结石。

（2）胆汁的功能　胆汁对脂肪的消化和吸收具有重要意义。①胆汁可乳化脂肪，使脂肪乳化成脂肪微滴，从而增加胰脂肪酶的作用面积，促进脂肪消化；②可促进脂肪以及脂溶性维生素 A、D、E、K 的吸收；③中和胃酸及促进胆汁分泌。胆汁可在十二指肠内中和胃酸，胆盐随肝胆汁排至小肠后，约有 95% 在回肠末端被吸收入血，经门静脉进入肝脏再合成胆汁，这个过程称为胆盐的肠-肝循环。通过肠-肝循环而被重吸收后的胆盐，可直接刺激肝细胞合成和分泌胆汁。

（五）小肠液

小肠液呈弱碱性，pH 约 7.6。小肠液中除水和无机盐之外，含有的有机成分有黏蛋白、免疫球蛋白和肠激酶等。因此，小肠液的作用有：分泌的肠激酶能激活胰蛋白酶原为胰蛋白酶；弱碱性的黏稠的小肠液能使十二指肠黏膜免受胃酸侵蚀及机械损伤；大量的小肠液可稀释肠内消化产物，降低其渗透压，有利于消化产物的消化和吸收；小肠液中含有的免疫球蛋白能抵抗进入肠腔的有害抗原。

（六）大肠液

1. 大肠液的分泌　大肠液是由大肠黏膜表面的柱状上皮细胞及杯状细胞分泌的。大肠的分泌物富含黏液和碳酸氢盐，pH 为 8.3～8.4，其主要作用在于其中的黏液蛋白，它能保护肠黏膜和润滑粪便。

2. 大肠内细菌的活动　大肠内有大量细菌，主要是大肠埃希菌、葡萄球菌等，它们主要来自空气和食物，它们一般不致病，据估计，粪便中死的和活的细菌约占粪便重量的 20%～30%。细菌体内含有能分解食物残渣的酶。细菌对糖和脂肪的分解称为发酵，同时产生乳酸、醋酸、CO_2、甲烷等。细菌对蛋白质的分解则称为腐败，同时产生氨、氨基酸、硫化氢、吲哚等，其中有些成分由肠壁吸收后到肝脏中进行解毒。大肠内的细菌能利用肠内较为简单的物质合成维生素 B 复合物和维生素 K，它们在肠内被吸收，能为人体所利用。

三、吸收

吸收是指消化道内的物质通过消化道的上皮细胞进入血液或淋巴的过程。

（一）吸收部位

消化道不同部位对各种物质的吸收能力和速度是不同的。食物在口腔和食管内一般不能被吸收，只有某些脂溶性药物（如硝酸甘油）能通过口腔黏膜进入血液；在胃内，食物也很少被吸收，仅有乙醇和少量水分以及某些药物（如阿司匹林）可在胃内被吸收；小肠是吸收的主要部位，大部分营养成分在小肠的十二指肠和空肠段被吸收，而回肠具有其独特的功能，能吸收胆盐和维生素 B_{12}；大肠主要吸收水分和无机盐。

小肠之所以是吸收的主要部位，主要原因有：①小肠吸收面积大，正常成年人的小肠长 5~7m，其黏膜具有的环状皱褶和绒毛结构使小肠黏膜的总面积达到 200~250m²；②食物在小肠内停留时间较长，一般为 3~8 小时，保证了充分的吸收时间；③营养物质在小肠内已被消化为可吸收的物质；④绒毛内富含毛细血管和毛细淋巴管，小肠绒毛产生节律性的伸缩和摆动，可促进绒毛内血液和淋巴液的流动，有利于吸收。

（二）主要营养物质的吸收

1. 糖的吸收　食物中的糖类一般须被分解为单糖后才能被小肠吸收。小肠内的单糖主要是葡萄糖。葡萄糖的吸收是逆浓度梯度进行的，其能量来自钠泵的活动，属于继发性主动转运。

2. 蛋白质的吸收　食物中的蛋白质吸收的主要形式是氨基酸，几乎全部被小肠吸收。与葡萄糖的吸收相似，氨基酸的吸收也与钠同向转运，也属于继发性主动转运。实验证明，小量的完整蛋白质吸收进入血液，不但无营养意义，反而可作为抗原而引起过敏反应或中毒反应，对人体不利。

3. 脂肪的吸收　脂类的水解产物包括脂肪酸、一酰甘油和胆固醇等不溶于水，但能与胆盐结合，形成能溶于水的混合微胶粒，通过覆盖在小肠绒毛表面的静水层到达微绒毛上，在这个部位，胆固醇、甘油一酯、长链脂肪酸逐渐从微胶粒内释放出来，进入肠上皮细胞，胆盐则被留在肠腔内，长链脂肪酸及一酰甘油在肠上皮细胞内重新合成为三酰甘油，并与细胞中的载体蛋白结合成乳糜微粒，经由淋巴管再进入血液循环（图 7-18）。

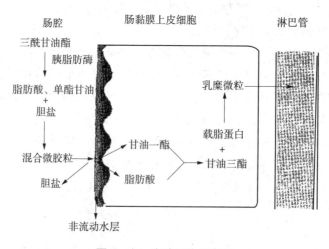

图 7-18　脂肪吸收示意图

4. 维生素的吸收　大多数水溶性维生素（如维生素 B_1、维生素 B_2、维生素 B_6、维生素 PP）是通过依赖于 Na^+ 的同向转运体被吸收的。但维生素 B_{12} 须先与内因子结合成复合物后，再到回肠被主动吸收。脂溶性维生素 A、维生素 D、维生素 E、维生素 K 的吸收与脂类消化产物相同。

5. 水的吸收　水的吸收是被动的，各种溶质，尤其是 NaCl 的主动吸收所产生的渗透压梯度是水吸收的动力。

四、消化系统功能调节

人体在不同的状态下，消化器官活动水平也不相同。消化系统活动水平的改变主要是在神经和体液的共同调节和互相配合下完成的。

（一）神经调节

消化道除口腔、咽、食管上段及肛门外括约肌受躯体神经支配外，其余均受交感神经和副交感神经的双重支配。

1. 交感神经　支配胃肠道的交感神经节后纤维分布到胃肠壁内神经丛、平滑肌、血管和外分泌细胞。节后纤维末梢释放去甲肾上腺素，属肾上腺素能纤维。一般说来，交感神经兴奋时，可引起胃肠运动减弱，腺细胞分泌减少。

2. 副交感神经　支配胃肠道的副交感神经节后纤维分布到胃肠壁平滑肌和腺细胞。在节后纤维中，多数是兴奋性胆碱能纤维，释放的乙酰胆碱对效应器起兴奋作用，因此一般说来，副交感神经兴奋时，可引起胃肠运动加强，腺细胞分泌增加。

在特殊情况下，如肠肌的紧张性高，则无论交感神经或副交感神经兴奋，均抑制肠运动；反之，如肠肌紧张性低，则两种神经兴奋时均可以增强肠运动。

（二）体液调节

消化器官的体液调节主要是指胃肠道激素的作用。从胃至结肠的黏膜层上皮细胞之间含有多种内分泌细胞，它们分泌的激素统称为胃肠激素。调节消化活动的几种主要胃肠激素的分泌细胞、产生部位及主要生理作用见表 7 - 1。

表 7 - 1　几种胃肠激素的产生部位及主要生理作用

激素名称	分泌细胞	产生部位	主要生理作用
胃泌素	G 细胞	胃窦和十二指肠	促进胃液、胰液、胆汁分泌 促进胃运动 刺激消化管黏膜的生长
胆囊收缩素	I 细胞	十二指肠、空肠	引起胆囊收缩、肝胰壶腹括约肌舒张 促进胰酶分泌 促进胰腺外分泌组织生长
促胰液素	S 细胞	十二指肠、空肠	促进胰液和胆汁的分泌 加强胆囊收缩 促进胰酶分泌 抑制胃酸分泌和胃运动
抑胃肽	K 细胞	胃、十二指肠、胰	抑制胃液分泌 抑制胃运动 促进胰岛素释放

第三节　消化系统的常见疾病

PPT

一、消化性溃疡

消化性溃疡指胃肠道黏膜被胃酸或胃蛋白酶自身消化而形成的溃疡，可发生于胃、十二指肠、食管下段和胃空肠吻合口等处，其中胃溃疡（GU）和十二指肠溃疡（DU）最常见。任何年龄均可发病，男性多见。十二指肠溃疡多见于青壮年，胃溃疡多见于中老年。十二指肠溃疡的发病率高于胃溃疡，比值约为 3∶1。

（一）病因和发病机制

目前普遍认为，消化性溃疡的发生是胃肠黏膜的防御保护因素和损害侵袭因素失衡的结果。当损害因素增强和（或）保护因素减弱时，就可导致消化性溃疡。

1. 损害因素

（1）幽门螺杆菌（Hp）感染　幽门螺杆菌感染是消化性溃疡的主要病因。十二指肠溃疡患者的 Hp 感染率高达 90%～100%，胃溃疡为 80%～90%。根除 Hp 可加速溃疡的愈合，降低溃疡的复发。Hp 能牢牢黏附于胃黏膜上皮细胞，导致细胞损伤，胃黏膜炎症发生，从而使胃黏膜保护屏障作用减弱。以上均证明 Hp 感染与消化性溃疡密切相关。

（2）非甾体类消炎药　非甾体类消炎药如阿司匹林、吲哚美辛、布洛芬等除直接损伤胃黏膜外，还能抑制体内前列腺素的合成，降低前列腺素对胃黏膜的保护作用，从而使胃黏膜受损。

（3）胃酸和胃蛋白酶　胃酸、胃蛋白酶在消化性溃疡发病中起决定作用。而胃蛋白酶原的激活和胃蛋白酶活性的维持均依赖胃酸，因此胃酸的作用占主导地位，胃酸加胃蛋白酶更具侵袭力。两者分泌过多则对胃黏膜屏障进行一个自我消化，破坏该屏障。

（4）其他　应激、吸烟、喝酒、长期精神紧张、进食无规律等是消化性溃疡发生的常见诱因。遗传、环境、胃十二指肠运动功能异常等，均与消化性溃疡的发生有关。

你知道吗

溃疡性格

消化性溃疡的人格特征与行为方式，被称为"溃疡性格"。消化性溃疡病患者的人格特征表现为顺从依赖、情绪不稳、过分自我克制、内心矛盾重重等。此类性格特点倾向于使患者在面对外来应激时，情绪得不到宣泄，从而迷走神经张力提高，胃酸和胃蛋白酶原水平上调，促进消化性溃疡的发生。

2. 保护因素　胃十二指肠腔表面由内向外的几层防御结构即为保护因素，分别是黏膜层上皮细胞（黏膜屏障）、前列腺素 E 和表皮生长因子、黏膜表面的黏液层和黏液

层内的 HCO_3^-（黏液 – HCO_3^- 屏障）。

（1）黏液 – HCO_3^- 屏障　该屏障可以减少食物对胃黏膜的机械损伤，也可阻碍胃腔内 H^+ 反弥散入黏膜。多因幽门螺杆菌和非甾体药物的作用而破坏。

（2）黏膜屏障　黏膜上皮细胞排列致密，也可防止胃肠腔内的 H^+ 向黏膜扩散。而黏膜内的血液循环和上皮细胞的更新对黏膜的完整性起着重要作用。多被胃酸、胃蛋白酶、酒精和吸烟等因素破坏。

（3）前列腺素　外源及内源前列腺素可增加黏膜血流量，而黏膜血流量是保持黏膜完整的重要因素。前列腺素多因非甾体类药物的作用而合成减少。

十二指肠溃疡主要是防御、修复因素减弱所致，而胃溃疡常为侵袭因素增强所致。

（二）临床表现

慢性、周期性、节律性上腹痛是本病的临床特点，多数消化性溃疡患者具有典型临床表现，部分患者平时缺乏典型临床表现，以大出血、急性穿孔为其首发症状。

1. 症状　上腹痛是本病的主要症状，且具有以下几个特点。

（1）疼痛部位　胃溃疡疼痛多位于剑突下正中偏左，十二指肠溃疡疼痛多位于上腹正中偏右。

（2）疼痛性质及程度　疼痛一般较轻可以忍受，疼痛感觉可以是钝痛、灼痛、胀痛、剧痛、饥饿样不适感等。

（3）疼痛节律性　患者有与进餐相关的节律性上腹痛，如胃溃疡多于进食后半小时至 1 小时出现疼痛，称为餐后痛；十二指肠溃疡多于进食后 2~4 小时、午夜或晨起出现疼痛，患者常被疼醒，称为空腹痛、午夜痛或夜间痛。

此外，还可表现为腹胀、厌食、嗳气、反酸等消化不良的症状，失眠、多汗等自主神经功能紊乱的症状，以及消瘦、贫血等营养不良的症状。

2. 体征　发作期于上腹部可有局限性轻压痛，缓解期多无明显体征。

3. 并发症

（1）出血　因消化性溃疡侵蚀周围或深处的血管，血管壁损伤而出血。多因精神紧张、饮食不当、吸烟过多或服用刺激性药物及饮酒等诱因导致，是消化性溃疡最常见的并发症。部分患者以上消化道出血为首发症状，轻者表现为黑便，重者主要表现为呕血，短时间大量出血可引起失血性休克。

（2）穿孔　因溃疡向深处发展，穿透胃、十二指肠壁所致。是消化性溃疡最严重的并发症，也是最主要的死因之一。溃疡穿孔可引起三种后果：①溃疡穿孔后胃内容物进入腹腔引起弥漫性腹膜炎及休克，弥漫性腹膜炎主要表现为突发剧烈腹痛，腹痛范围由上腹部逐渐波及全腹，腹肌板状僵硬伴有压痛及反跳痛，肝浊音界缩小或消失，肠鸣音减弱或消失。X 线检查可见膈下游离气体。②溃疡穿孔位置毗邻实质性器官如肝、脾等，形成穿透性溃疡，发生较慢，腹痛顽固而持续。③溃疡穿孔位置毗邻空腔器官形成瘘管。

（3）幽门梗阻　幽门平滑肌痉挛、溃疡周围组织炎性水肿可导致暂时性幽门梗阻，炎症好转即可消失，称为功能性梗阻。器质性幽门梗阻是由溃疡瘢痕收缩或粘连引起幽门通道狭窄导致，表现为餐后上腹部饱胀，餐后加重，吐后症状缓解，呕吐物多为酸臭性隔夜食物，严重时出现脱水和低钾、低氯性碱中毒。

请你想一想
消化性溃疡患者日常生活中应注意什么？

（4）癌变　十二指肠溃疡不发生癌变，胃溃疡癌变率在1%以下。

二、病毒性肝炎

病毒性肝炎是由肝炎病毒引起的以肝脏损害为主的一组全身性传染病。临床上以疲乏、食欲减退、恶心、厌油、上腹部不适和肝区痛为主要表现，可伴有黄疸、发热、肝大或肝功能损害。主要包括甲型、乙型、丙型、丁型和戊型肝炎五类，此外，后发现有庚型肝炎和输血传播型肝炎。

（一）流行病学

1. 传染源　甲型和戊型肝炎的传染源为急性期患者和亚临床感染者；乙型、丙型和丁型肝炎的传染源为急慢性患者、亚临床感染者和病毒携带者。

2. 传播途径　甲型和戊型肝炎的传播途径为粪－口传播；乙型、丙型和丁型肝炎的传播途径为血液传播，性传播和母婴传播，如输血及血制品、共用注射针头、共用餐具牙刷等日用品、亲吻及带 HBV 的孕妇产后喂养等。

3. 易感人群　人群对各种肝炎病毒普遍易感，甲肝多发于学龄儿童，乙肝多发于婴幼儿及青少年，丙肝多见于成人，戊肝以青壮年发病较多。甲型病毒性肝炎可以终生免疫，各型肝炎之间可重叠感染。

（二）病因和发病机制

甲、乙、丙、丁、戊型肝炎分别因感染甲型肝炎病毒（HAV）、乙型肝炎病毒（HBV）、丙型肝炎病毒（HCV）、丁型肝炎病毒（HDV）、戊型肝炎病毒（HEV）所致。其中甲型肝炎病毒为小 RNA 病毒；乙型肝炎病毒为嗜肝 DNA 病毒；丙型肝炎病毒为 RNA 病毒；丁型肝炎病毒为一种缺陷的 RNA 病毒；戊型肝炎病毒为无包膜 RNA 病毒。肝炎病毒感染引起肝细胞损伤的机制尚未完全明了。肝炎病毒在肝细胞中复制以及由此而引起的体液免疫与细胞免疫反应是导致肝细胞损伤的主要原因。

（三）临床表现

甲型和戊型肝炎症状相似，主要表现为急性肝炎，一般不会发展成慢性肝炎，预后好。乙型、丙型和丁型肝炎症状相似，可发展为慢性肝炎、肝硬化甚至肝癌，也可以成为慢性病原携带者，预后较差。病毒性肝炎根据病程长短、病情轻重及有无黄疸，可分为以下各型。

1. 急性肝炎　包括急性黄疸型肝炎和急性无黄疸型肝炎，其中急性黄疸型肝炎可分为黄疸前期、黄疸期和恢复期。

（1）黄疸前期　自限性发热为其突出表现，一般 5～7 天自行退热。还有乏力、食欲不振、恶心、厌油、腹部不适等症状，以及肝区痛、尿色深等体征。本期持续平均 5～7 天。

（2）黄疸期　本期特点为热退后黄疸出现，表现为巩膜、皮肤黄染，尿色加深如浓茶样。黄疸出现后自觉症状有所好转，此时肝大伴压痛、叩击痛。肝功能异常。本期持续 2～6 周。

（3）恢复期　黄疸逐渐消退，症状减轻至消失，肝脾恢复正常，但尚有乏力、肝区隐痛。肝功能逐渐恢复正常。本期持续 2 周～4 个月，平均 1 个月。

急性无黄疸型肝炎占急性肝炎的 80%～90%，以乙型、丙型肝炎多见。临床表现与黄疸型相似，但无黄疸，且症状轻。

2. 慢性肝炎　肝炎病程超过半年称为慢性肝炎。

（1）慢性迁延型肝炎　特点是症状轻、体征少、肝功能中单项 ALT 轻度或反复升高为主。病程有自限性，预后较好。

（2）慢性活动型肝炎　特点是症状重、体征多，肝功能多项持续有异常。主要症状有反复出现乏力、全身不适、食欲减退、腹胀、肝区不适或疼痛。体征为面色晦暗、巩膜黄染、肝脾肿大、可有蜘蛛痣或肝掌。肝功能改变明显。重症者有内分泌失调，女性表现为闭经，男性可有乳房发育、性欲减退、阳痿等异常。

3. 重型肝炎　包括急性重型肝炎、亚急性重型肝炎和慢性重型肝炎。

（1）急性重型肝炎　起病急，10 日内迅速出现肝衰竭，主要表现为黄疸迅速加深、肝脏进行性缩小、肝臭、出血倾向、腹水、肝性脑病和肝肾综合征。多数于数日内因肝衰竭、肝肾综合征或严重出血而死亡。

（2）亚急性重型肝炎　发病 10 日后病情加重，黄疸迅速加深，极度乏力，消化道症状重，后期因肝性脑病、肝肾综合征或严重出血而死亡。

（3）慢性重型肝炎　在慢性活动性肝炎或肝硬化基础上，临床表现同亚急性重型肝炎，预后差，病死率高。

4. 淤胆型肝炎　临床表现类似急性黄疸型肝炎，有黄疸深、消化道症状轻，同时伴全身皮肤瘙痒、粪便颜色变浅等梗阻性黄疸特征。

三、腹泻

腹泻是指排便次数增多，粪便稀薄或带有脓血、黏液、未消化的食物。腹泻可根据病情急缓分为急性腹泻和慢性腹泻，病程超过 3 周或长期反复发作者为慢性腹泻，是临床上多种疾病的常见症状。

（一）病因

1. 急性腹泻　多见于急性肠感染（如细菌、病毒、真菌感染等）、细菌性食物中毒（如沙门菌、嗜盐菌、变形杆菌、金黄色葡萄球菌等）、急性中毒（如毒蕈、河豚、有机磷、砷等)、急性全身感染（如败血症、流行性感冒、麻疹等），另外，变态反应性肠炎、过敏性紫癜、甲状腺危象、服用某些药物如氟尿嘧啶或新斯的明等可引起腹泻。

你知道吗

发生急性腹泻时的注意事项

发生急性腹泻时，除了应该及时看病外，还要注意以下问题。

1. 不要随便吃止泻药：因为如果是急性胃肠炎或食物中毒，腹泻有助于细菌毒素和有毒物质排出体外，而止泻药会很快止住腹泻，反而会加重病情。

2. 警惕肠道传染病：应该警惕具有传染性的腹泻，如痢疾。在没有明确腹泻病因前，不要与家人或同桌吃饭的人共用碗筷，饭前便后注意洗手以防传染。

3. 预防脱水：腹泻较重的患者身体会丢失大量水分和盐，如果没能够及时补充，很快就会出现口渴、尿少等脱水的症状，遇有这种情况千万不要等着去医院"挂吊瓶"，可以自己调配简单的口服液补充水分。

4. 慎用抗菌药：腹泻较轻又不方便去医院的人，须慎用黄连素等抗生素，警惕引发抗菌药相关性腹泻。

5. 饮食：腹泻期间要吃稀饭、汤面等流质或半流质食物。

2. 慢性腹泻

（1）消化系统疾病　胃部疾病，如慢性萎缩性胃炎、胃大部切除后胃酸缺乏等；肠道疾病，如感染、非感染性炎症、肿瘤；胰腺疾病，如慢性胰腺炎、胰腺癌、胰腺广泛切除等；肝胆疾病，如慢性肝炎、肝硬化、慢性胆囊炎等。

（2）全身性疾病　内分泌及代谢障碍疾病，如甲状腺功能亢进症、慢性肾上腺皮质功能减退症等；其他系统疾病，如系统性红斑狼疮、硬皮病、尿毒症、放射性肠炎等；药物副作用及神经功能紊乱等。

（二）临床表现

1. 起病及病程　急性腹泻起病急，病程较短，多为感染或食物中毒所致。急性菌痢常有和痢疾患者接触史或不洁饮食史；急性细菌性食物中毒常于进食后 2～24 小时内发病，常有同餐者先后发病；中毒者有毒物摄入史；此外，进食牛奶或服用某些药物后也可引起急性腹泻。慢性腹泻起病缓慢，病程较长，多见于慢性消化系统疾病、慢性炎症、肠道肿瘤或神经功能紊乱等。

2. 腹泻次数及粪便性质　小肠源性腹泻大便量多，次数较少，大肠源性腹泻则次数频繁，大便量少，常伴黏液或血液。急性感染性腹泻，每天排便次数可多达 10 次以上，粪便性状也因致病菌的不同而各有其特点，如急性菌痢先为稀便后呈脓血便；典型阿米巴痢疾大便为深红色果酱样；食物中毒性感染者粪便稀薄如水，伴明显恶臭；急性出血坏死性肠炎的大便带有恶臭，呈紫红色血便。慢性腹泻，每天排便数次，可为稀便，亦可带黏液、脓血。粪便中带黏液而无病理成分者常见于肠易激综合征。

3. 腹泻与腹痛的关系 急性腹泻常有腹痛，尤以感染性腹泻较为明显。小肠疾病的腹泻疼痛常在脐周，便后腹痛缓解不明显，而结肠疾病则疼痛多在下腹，且便后疼痛常缓解。

4. 腹泻的伴随症状 伴发热，可见于急性细菌性痢疾、肠结核、结肠癌、败血症、病毒性肠炎、甲状腺危象等；伴重度失水，常见于霍乱或副霍乱、沙门氏菌食物中毒、慢性尿毒症等；伴里急后重，可见于急性痢疾、慢性痢疾急性发作、直肠癌等；伴明显体重减轻，可见于消化系癌、吸收不良综合征等；伴皮疹，可见于败血症、变态反应性肠病、过敏性紫癜、糙皮病等；伴腹部包块，可见于肠恶性肿瘤，增殖性肠结核，血吸虫性肉芽肿等。

你知道吗

乳糖不耐受

乳糖不耐受是由于乳糖酶分泌少，不能完全消化分解母乳或牛乳中的乳糖所引起的非感染性腹泻，又称为乳糖酶缺乏症。母乳和牛乳中的糖类主要是乳糖，小肠尤其是空肠黏膜表面绒毛的顶端乳糖酶的分泌量减少或活性不高就不能完全消化和分解乳汁中的乳糖，部分乳糖被结肠菌群酵解为乳酸、氢气和甲烷等，其中乳酸刺激肠壁，增加肠蠕动而出现腹泻。

四、便秘

便秘是指粪便干结量少，排便困难且次数减少，一般每周少于 3 次。便秘根据有无器质性病变分为器质性和功能性便秘，按病程或起病方式分为急性便秘和慢性便秘。便秘长期持续存在，不仅影响生活质量，而且可以是心脑血管疾病发病的诱因。

（一）常见病因

1. 功能性便秘 不良的饮食习惯（如进食量少、食物缺乏纤维素及饮水不足等）、排便习惯的扰乱（如生活不规律而导致排便不规则）、缺乏锻炼（使得肠蠕动不够）、结肠运动功能的紊乱（如肠易激综合征）、自主神经功能紊乱（如心情长期处于压抑状态）和药物不良反应（如刺激性泻药长期服用可引发继发性便秘，此外，吗啡类药、抗胆碱能药、镇静剂、抗抑郁药以及含钙、铝的制酸剂等使肠肌松弛引起便秘），其他，如老年体弱、结肠冗长等。

2. 器质性便秘 直肠与肛门病变（如直肠炎、肛周脓肿等引起肛门括约肌痉挛、排便疼痛造成惧怕排便）、腹腔或盆腔内肿瘤及结肠病变（引起的肠道完全或不完全梗阻）、全身性疾病（使肠肌松弛，排便无力）等。

（二）临床表现

便秘主要表现为每周排便次数少于 3 次，排便困难，每次排便时间长，排出粪便坚硬如羊粪，排便时可有左腹部或下腹痉挛性疼痛与下坠感，常可在左下腹乙状结肠部位触及条索状物。可伴有腹痛、腹胀、食欲减退、乏力、头晕、头痛甚至烦躁、焦虑和失眠等症状。用力排便时，腹腔内压升高可引起或加重痔疮，强行排便时损伤肛管，可引起肛裂等其他肛周疾病，从而可出现大便带血或便血症状。

请你想一想

便秘患者应该怎样调整生活习惯和饮食习惯？

五、急性胃肠炎

急性胃肠炎是胃肠黏膜的急性炎症。临床表现主要为恶心、呕吐、腹痛、腹泻、发热等。本病常见于夏、秋季，多于饮食不当、暴饮暴食或不洁饮食后发生。

（一）病因和发病机制

1. 细菌和毒素的感染　常以沙门菌属和嗜盐菌（副溶血弧菌）感染最常见，毒素以金黄色葡萄球菌常见，病毒亦可见到。常有集体发病或家庭多发的情况。如吃了被污染的家禽、家畜的肉，鱼或吃了有嗜盐菌生长的蟹、螺等海产品及吃了被金黄色葡萄球菌污染了的剩菜、剩饭等而诱发本病。

2. 物理化学因素　进食生冷食物或某些药物，如水杨酸盐类、磺胺、某些抗生素等；或误服强酸、强碱及农药等均可引起本病。

（二）临床表现

1. 症状　多为轻度腹泻，一般状况良好，排便<10次/日，呈黄色或黄绿色"蛋花汤样"，混有少量黏液或白色皂块样物质，粪质不多。严重腹泻时，每天排便数次至数十次，为大量水样便，伴恶心呕吐，食欲低下，有时呕吐出咖啡样物。出现低血钾时可有腹胀。有全身中毒症状者，可有不规则低热或高热，烦躁不安进而精神不振、意识模糊，甚至昏迷。

2. 体征　上腹及脐周有压痛，无肌紧张及反跳痛，肠鸣音多亢进。

六、胆结石

胆结石又称胆石症，是在胆囊和胆管内发生结石的疾病，是多发病、常见病，往往与胆囊炎合并存在。

（一）病因和发病机制

胆石症病因仍不清楚，普遍认为是多因素作用的结果。主要与胆汁淤滞、胆汁化学成分的改变和细菌感染有关。造成胆结石主要原因如下。

1. 胆道细菌感染　以大肠埃希菌多见，由于细菌的生长繁殖导致感染并促进结石形成，同时感染的细胞及杂物（虫体、炎性产物）等构成结石核心，从而加重胆汁淤滞。

2. 不良生活习惯　喜静少动，运动和体力劳动少者胆囊的收缩力下降，胆汁排空延迟，容易造成胆汁淤积，胆固醇结晶析出沉积。此外，饭后吃零食及久坐将影响胆汁酸的重吸收，致胆汁中胆固醇与胆汁酸比例失调，胆固醇沉积下来。以上均为形成胆结石创造了条件。

3. 不良饮食习惯　平时爱吃高脂肪、高糖食物者，体重一般都偏重，而肥胖是患胆结石的重要基础。此外，长期不吃早餐习惯，会使胆汁浓度增加，有利于细菌繁殖，容易促进胆结石的形成。

此外，遗传因素、环境因素等也与结石的形成有关。

（二）分类

胆石按其化学组成成分可分为以下三类。

（1）胆固醇结石　组成成分以胆固醇为主，含量占80%以上。形状和大小不一，呈圆形或椭圆形，质硬表面多光滑，X线检查多不显影。80%胆固醇结石位于胆囊内。

（2）胆色素结石　含胆色素为主，呈棕褐色或棕黑色，形状大小不一，质松易碎，一般为多发。松软不成形的结石形似泥沙，又称泥沙样结石，主要发生于胆管内，常与胆道感染有关。

（3）混合性结石　由胆红素、胆固醇、钙盐等多种成分混合组成。根据其所含成分的比例不同而呈现不同的形状和颜色。因含钙盐多，X线检查常可显影。混合性结石60%发生在胆囊内，40%发生在胆管内。

（三）临床表现

1. 胆囊结石　20%～40%的胆结石患者可终生无症状，而在其他检查、手术或尸体解剖时被偶然发现，称为静止性胆囊结石。2/3的胆囊结石患者初起并无症状，只有当结石游动而发生嵌顿或填塞胆囊管时才出现症状。有症状型胆囊结石的主要表现如下。①胆绞痛：是其典型表现，通常表现为突发性痉挛性上腹正中或心前区疼痛，并可向右背、肩胛间区放射，常伴恶心呕吐及大汗淋漓，结石未复位疼痛常反复发作。一般在饱餐、进食油腻食物后或体位改变时，结石活动至胆囊颈管处发生嵌顿而梗阻即引发胆绞痛。②胃肠道症状：大多数患者进食后，出现上腹部隐痛不适、饱胀，伴嗳气等消化不良症状。③体征：可为阴性或上腹轻微不适及压痛。若结石嵌顿大于6小时，可诱发胆囊炎，且胆囊内胆汁淤积时可扪及肿痛的胆囊。

2. 胆总管结石　大多继发于胆囊或肝内胆管结石。当结石嵌顿在胆总管，引起机械性梗阻，出现胆绞痛，胆汁逆流入血可出现典型的急性胆管炎，表现为夏科（Charcot）三联征，即腹痛、寒战发热及黄疸。

3. 肝内胆管结石　肝内胆管结石若长期存在，可引起反复淤胆及胆管炎症，除导致胆管局限性狭窄及扩张外，还将造成肝组织的萎缩，患者多感肝区闷胀及隐痛，有的可出现一过性发热及黄疸、胆汁性肝硬化或慢性肝功能不全。如发生梗阻或继发感染则出现寒战高热，甚至出现急性梗阻性化脓性胆管炎表现。体格检查主要为肝呈不对称性肿大，肝区有压痛及叩击痛。

目标检测

一、单项选择题

1. 不属于下消化道的器官有（　　）。
   A. 回肠　　　　　　B. 十二指肠　　　　C. 阑尾　　　　　　D. 结肠

2. 上下消化道以（　　）为分界点。
   A. 十二指肠　　　　B. 胃　　　　　　　C. 回肠　　　　　　D. 盲肠

3. 胃的入口称为（　　），与食管相连。
   A. 胃底　　　　　　B. 胃体　　　　　　C. 贲门　　　　　　D. 幽门

4. 胃底腺不能合成和分泌的物质是（　　）。
   A. 盐酸　　　　　　B. HCO_3^-　　　　C. 内因子　　　　　D. 胃蛋白酶原

5. 吸收营养物质的主要部位是在（　　）。
   A. 口腔　　　　　　B. 胃　　　　　　　C. 小肠　　　　　　D. 升结肠

6. 胰管和胆总管共同开口于（　　）。
   A. 胃　　　　　　　B. 结肠　　　　　　C. 回肠　　　　　　D. 十二指肠

7. 人体最重要的消化液是（　　）。
   A. 唾液　　　　　　B. 胃液　　　　　　C. 胰液　　　　　　D. 小肠液

8. 小肠是吸收的主要部位，原因是（　　）。
   A. 吸收面积大、停留的时间长
   B. 食物经胃和小肠消化，已适合于吸收
   C. 小肠绒毛内有丰富的血管
   D. 以上都是

9. 与蛋白质消化密切相关的消化液有（　　）。
   A. 唾液、胃液　　　　　　　　　B. 胃液、胰液
   C. 胆汁、胰液　　　　　　　　　D. 唾液、小肠液

10. 下列消化液中不含消化酶的是（　　）。
    A. 唾液　　　　　　B. 胃液　　　　　　C. 胰液　　　　　　D. 胆汁

11. 对脂肪和蛋白质的消化，作用最强的是（　　）。
    A. 胃液　　　　　　B. 胆汁　　　　　　C. 胰液　　　　　　D. 小肠液

12. 胃排空最慢的食物是（　　）。
    A. 糖　　　　　　　　　　　　　B. 脂肪
    C. 蛋白质　　　　　　　　　　　D. 液体食物

13. 关于唾液的生理作用，下列叙述错误的是（　　）。
    A. 湿润、溶解食物，便于吞咽，并引起味觉
    B. 清除口腔中的残余食物

  C. 有杀菌作用

  D. 可使食物中的蛋白质初步分解

14. 胃酸的生理作用不包括（   ）。

  A. 激活胃蛋白酶原，并为胃蛋白酶作用提供一个酸性环境

  B. 杀死进入胃内的细菌

  C. 促进胰液、胆汁分泌

  D. 促进维生素 B_{12} 吸收

15. 关于大肠功能的叙述，下列哪项是错误的（   ）。

  A. 大肠可吸收水分

  B. 贮存食物残渣，形成粪便

  C. 分泌大肠液保护肠黏膜

  D. 大肠液中的消化酶对消化起重要作用

16. 下列关于十二指肠溃疡腹痛的节律性表达错误的是（   ）。

  A. 餐前痛   B. 餐后痛

  C. 饥饿痛   D. 空腹痛

17. 消化性溃疡最常见的并发症是（   ）。

  A. 出血   B. 穿孔

  C. 幽门梗阻   D. 癌变

18. 甲型肝炎的传播途径是（   ）。

  A. 血液传播   B. 接触传播

  C. 粪－口传播   D. 蚊虫叮咬

19. 一般病程呈急性发作的病毒性肝炎是（   ）。

  A. 甲型   B. 乙型   C. 丙型   D. 丁型

20. 下列因素不属于胆绞痛诱因的是（   ）。

  A. 进食油腻食物   B. 饱餐

  C. 受凉   D. 体位改变

二、思考题

1. 三大营养物质的消化产物是在哪些部位被吸收的？吸收过程怎样？

2. 为什么胆汁不含消化酶却对脂肪的消化和吸收具有重要作用？

3. 简述消化性溃疡的临床表现特征。

书网融合……

e 微课

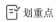
划重点

自测题

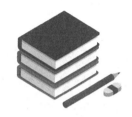

第八章　泌尿系统

学习目标

知识要求

1. **掌握**　泌尿系统的组成；肾的形态结构。
2. **熟悉**　泌尿系统的生理功能；尿的生成过程。
3. **了解**　尿生成的调节，泌尿系统常见疾病的病因和发病机制。

能力要求

1. 学会正确认识泌尿系统器官。
2. 能对常见泌尿系统疾病进行初步诊断。

案例引导

案例　小明特别喜欢吃西瓜，暑假里，自己一个人在空调房间里吃了很多西瓜，结果老是要上厕所排尿，每次尿量还很多。

讨论　小明为什么会频繁上厕所？尿量为什么会增多？

第一节　泌尿系统的形态结构

PPT

一、泌尿系统的组成

泌尿系统由肾、输尿管、膀胱、尿道四部分组成（图 8-1）。肾和输尿管称上尿路，膀胱和尿道称下尿路。肾是泌尿系统中最重要的器官，主要功能是产生尿液，输尿管输送尿液至膀胱，膀胱为储存尿液的器官，通过尿道将尿液排出体外。

二、泌尿系统各器官的形态结构

（一）肾

肾是实质性器官，位于脊柱两侧，腹膜腔后间隙内，左、右各一，形似蚕豆，可分为内、外侧两缘，前、后两面和上、下两端。肾的内侧缘中部凹陷，称为肾门。肾门是肾盂、血管、神经、淋巴管出入的门户。这些出入肾门的结构，被结缔组织包裹，合称为肾蒂。由肾门

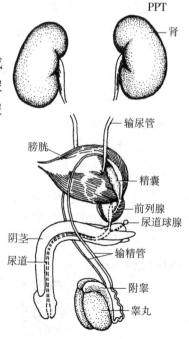

图 8-1　泌尿系统概观

凹向肾内有一个较大腔隙，称为肾窦。

左肾上端平第 11 胸椎下缘，下端平第 2 腰椎下缘。右肾比左肾低半个椎体。左侧第 12 肋斜过左肾后面的中部，右侧第 12 肋斜过右肾后面的上部，右肾较左肾低 1 ~ 2cm。肾脏是在横膈之下，体检时，右肾可以在肋骨下缘触及。

临床上将竖脊肌外侧缘与第 12 肋之间的部位，称为肾区（肋腰点），当肾有病变时，触压或叩击该区，常有压痛或震痛。

肾的纵切面，肾实质可分为表层的肾皮质和深层的肾髓质。肾皮质厚 1 ~ 1.5cm，富含血管并可见许多红色点状细小颗粒，由肾小体与肾小管组成。肾髓质位于深层，由 15 ~ 20 个肾锥体构成。肾锥体呈圆锥形，尖端朝向肾门，2 ~ 3 个肾锥体尖端合并成肾乳头。肾乳头周围包着漏斗状的肾小盏，2 ~ 3 个肾小盏合并成一个肾大盏，2 ~ 3 个肾大盏合成一个肾盂，肾盂逐渐变窄，出肾门后移行为输尿管（图 8 - 2）。

肾实质由许多泌尿小管构成，泌尿小管包括肾单位和集合小管两部分。肾单位是肾的基本单位，每侧肾约有 100 万个肾单位，肾单位由肾小体和肾小管构成，肾小体位于肾皮质内，呈球形，包括肾小球和肾小囊。肾小球是连接于入球动脉和出球动脉间的由毛细血管盘曲成的球形结构。肾小管分为近端小管、髓袢细段、远端小管（图 8 - 3）。集合管由远曲小管汇集而成，最后移行为乳头管，开口于肾乳头。

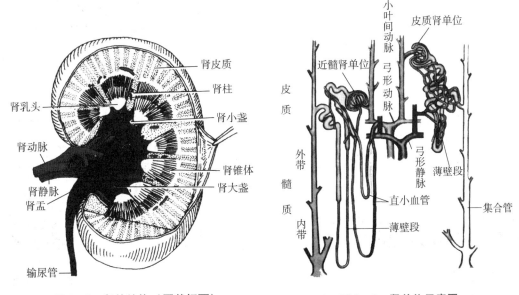

图 8 - 2　肾的结构（冠状切面）　　　　图 8 - 3　肾单位示意图

（二）输尿管

输尿管是一对细长的肌性管道，全长 20 ~ 30cm，管径平均 0.5 ~ 1.0cm，上起于肾盂，下止于膀胱内的输尿管口。输尿管有三处生理性狭窄：第一处狭窄位于肾盂与输尿管移行处（输尿管起始处）；第二处狭窄位于输尿管跨越髂动脉处；第三处狭窄位于输尿管穿入膀胱壁处。当肾结石随尿液下行时，容易嵌顿在输尿管的狭窄处，并产生输尿管绞痛和排尿障碍。

（三）膀胱

膀胱是储存尿液的肌性囊状器官，弹性很大，其形状、大小、位置和壁的厚度随尿液充盈程度而异。一般正常成年人的膀胱容量为 350～500ml。空虚的膀胱呈三棱锥体形，分尖、体、底和颈四部（图 8－4）。膀胱内面被覆盖黏膜，当膀胱壁收缩时，黏膜聚集成皱襞称膀胱襞。在膀胱底内面，左、右输尿管口和尿道内口之间有个三角形区域，此处不论膀胱扩张或收缩均保持光滑，称膀胱三角（图 8－5）。膀胱三角是肿瘤、结核和炎症的好发部位。

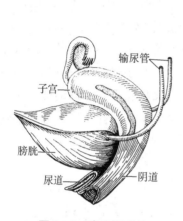

图 8－4　膀胱侧面观

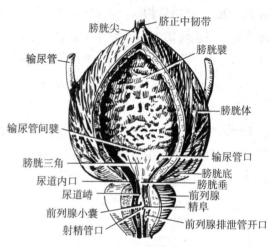

图 8－5　膀胱前面观

（四）尿道

尿道起于膀胱内口，止于尿道外口。男性尿道细长，成人长 16～22cm，分为前列腺部、膜部和阴茎海绵体部三部分，男性尿道兼有排尿和排精功能。女性尿道较短而直，长约 5cm，起于尿道内口，经阴道前方，开口于阴道前庭。男性尿道有三处生理性狭窄，分别位于尿道内口、尿道膜部和尿道外口，尿道狭窄处是尿道结石易嵌顿处。

第二节　泌尿系统的生理功能

PPT

泌尿系统的基本功能是通过生成尿液，排出机体新陈代谢中产生的废物，调节水盐代谢和酸碱平衡，并产生多种具有生物活性的物质，对维持机体内环境的稳定有重要作用。

请你想一想

观察并记录自己尿液的量、颜色及每天排尿次数。（课前安排，课上展示）。

一、肾的功能解剖

（一）肾单位

肾单位是尿生成的基本功能单位，它与集合管共同完成尿的生成过程。按肾单位所在的部位可分为皮质肾单位和近髓肾单位两类。

1. 皮质肾单位　肾小体位于外皮质和中皮质层的肾单位，约占肾单位总数的80%～90%。这类肾单位的特点为肾小体相对较小，髓袢较短，只达外髓质层，有的甚至不到髓质，入球小动脉口径比出球小动脉大，二者的比例约为2：1，出球小动脉分支形成小管周围毛细血管网，包绕在肾小管的外面，有利于肾小管的重吸收。

2. 近髓肾单位　肾小体位于靠近髓质的内皮质层，其特点是肾小球较大，髓袢长，可深入到内髓质层，有的可到达肾乳头部，入球小动脉和出球小动脉口径无明显差异，出球小动脉进一步分支形成两种小血管，一种为网状小血管，缠绕于邻近的近曲小管和远曲小管周围；另一种是细而长的U形直小血管。网状血管有利于肾小管的重吸收，直小血管在维持髓质高渗中起重要作用。在人类，近髓肾单位仅占全部肾单位的10%～15%。

（二）球旁器

球旁器由球旁细胞、致密斑和球外系膜细胞三部分组成，主要分布于皮质肾单位。

1. 球旁细胞　又称颗粒细胞，是入球小动脉和出球小动脉中一些特殊分化的平滑肌细胞，细胞内含分泌颗粒，能合成、储存和释放肾素。肾素能使血管紧张素原转化为血管紧张素。血管紧张素可使血管平滑肌收缩，还可刺激肾上腺皮质分泌醛固酮，促进远端小管和集合管吸收 Na^+ 和水，导致血容量增大，血压升高。肾素－血管紧张素系统是机体维持血压的重要机制之一。球旁细胞的大小与血流量及血压有关，肾内动脉血压降低或严重高血压时，球旁细胞的容积增加。

2. 致密斑　是远端小管起始部的一小块高柱状上皮细胞，排列紧密，形成的椭圆形斑。致密斑穿过由同一肾单位入球小动脉和出球小动脉间的夹角并与球旁细胞及球外系膜细胞相接触。致密斑是化学感受器，能感受小管液中 NaCl 含量的变化，并通过某种形式的信息传递，调节球旁细胞对肾素的分泌和肾小球滤过率。

3. 球外系膜细胞　是位于入球小动脉、出球小动脉和致密斑之间的一群细胞，细胞聚集成一锥形体，其底面朝向致密斑。该细胞具有吞噬和收缩等功能。

（三）肾的神经支配和血管分布

支配肾脏的神经主要有交感神经与副交感神经。肾交感神经来自腹腔神经丛发出的肾丛；副交感神经来自迷走神经的分支。这些神经沿肾血管进入肾实质内，形成神经末梢网，分布于肾小球及肾小管。肾的交感神经末梢释放去甲肾上腺素，调节肾血流量、肾小球滤过率、肾小管的重吸收和肾素释放。

肾脏由左、右两条肾动脉供血。肾动脉直接由腹主动脉分支而来，肾脏的血流量很丰富，在安静时，心输出量的 1/4 ~ 1/5 流经肾脏。而在肾内，血流量并非均匀分布，绝大部分流经肾皮质，占全肾血流量的 94%；髓质血流量只占很少。肾血管分支中，形成肾小球毛细血管网和肾小管周围毛细血管网，二者由出球小动脉相串联。其中，肾小球毛细血管网是机体内唯一的存在于小动脉之间的毛细血管网，其功能是对流经的血浆进行滤过。肾小球毛细血管网内血压较高，尤其是皮质肾单位的出球小动脉较入球小动脉细，有利于血浆在流经肾小球时被滤过进入肾小囊；分布于肾小管周围的毛细血管网是存在于小动脉与小静脉之间的毛细血管网，它由出球小动脉进一步分支形成，其血压较入球小动脉低。同时，血浆经过肾小球滤过后其胶体渗透压升高，有利于肾髓质间隙体液重吸收入毛细血管中。

在离体肾脏或去掉神经支配的肾脏，采用灌流方法将肾动脉压由 20mmHg（2.7kPa）提高到 80mmHg（10.7kPa），肾血流量随着肾动脉压的升高而成比例的增加；当肾动脉灌流压在 80 ~ 180mmHg（10.7 ~ 24kPa）范围内变动时，肾脏的血流量保持相对恒定；进一步加大肾动脉灌流压，肾血流量又随着肾动脉压的升高而增加。这种在没有外来神经支配的情况下，当肾动脉灌流压在一定范围内（80 ~ 180mmHg）变化时，肾血流量保持相对恒定的现象，称为肾血流量自身调节。肾血流量自身调节是肾脏本身内在的一种特性。这一调节使肾小球滤过率不会因血压波动而有明显改变，从而维持肾小球滤过率相对恒定。

二、尿的生成过程

尿的生成包括三个基本过程：①肾小球的滤过，形成超滤液（原尿）；②肾小管和集合管的重吸收；③肾小管和集合管的分泌排泄，最后形成尿液。

（一）肾小球的滤过

肾小球的滤过是指当血液流经肾小球毛细血管时，血浆中的水分和小分子溶质通过滤过膜滤入肾小囊中形成超滤液的过程。进入肾小囊的超滤液也称为原尿。肾小球滤过功能主要取决于滤过膜通透性和肾小球的有效滤过压。滤过膜有大小不等的孔道，血浆中小分子物质极易通过所有孔道，分子量较大的物质不能通过小的孔道，分子量为 70000 左右的血浆蛋白的滤过量就极少了。另外肾小球的滤过还与滤过物质所带电荷有关，近来发现滤过膜的结构中都覆盖有带负电荷的唾液蛋白，对血浆中带负电荷的蛋白质有相斥作用，因此不能滤过。因此，原尿与血浆相比，其蛋白质含量很少，其他成分基本相同。肾小球入球小动脉管径大于出球小动脉管径，所以肾小球毛细血管血压较高，可推动血浆滤过进入肾小囊而形成原尿。阻碍肾小球滤过的力量是血浆胶体渗透压和肾小囊内压。血浆胶体渗透压由血浆蛋白特别是清蛋白形成的，是吸引水分进入毛细血管的动力。

肾小球有效滤过压＝（肾小球毛细血管血压＋囊内液胶体渗透压）－
（血浆胶体渗透压＋肾小囊内压）

单位时间内（每分钟）两肾生成的超滤液量称为肾小球滤过率，正常成年人的肾小球滤过率平均值为125ml/min，故每天两肾的肾小球滤过液总量可达180L。肾小球滤过率与肾血浆流量的比值称为滤过分数。从肾小球滤过率和红细胞比容可计算肾血浆流量。若肾血浆流量为660ml/min，肾小球滤过率为125ml/min，则滤过分数约为19%。这表明当血液流经肾脏时，约有19%的血浆经滤过进入肾小囊腔，形成超滤液。

静脉输注大量生理盐水时，可使血浆胶体渗透压下降，有效滤过压升高，肾小球滤过增加。当尿路阻塞，如尿道结石梗阻或者肿瘤压迫时，可致肾小囊内压升高，有效滤过压降低，肾小球滤过减少。

（二）肾小管和集合管的重吸收

原尿流经肾小管和集合管时，其中某些成分被肾小管和集合管上皮细胞转运，重新进入血液的过程，称为肾小管和集合管的重吸收，正常人两肾生成的超滤液每天达180L，而终尿量仅1.5L左右，表明超滤液中的水分约99%被肾小管和集合管重吸收，超滤液中的其他物质，如滤过的 Na^+、Cl^-、Ca^{2+}、葡萄糖等，可被选择性重吸收。

1. Na^+ 和 Cl^- 的重吸收 近端小管重吸收超滤液中约65%的 Na^+、Cl^-，其中约2/3在近端小管的前段经跨细胞转运途径重吸收；约1/3在近端小管的后半段，经细胞旁途径被重吸收。超滤液中的NaCl大约20%在髓袢主要经 $Na^+ - K^+ - 2Cl^-$ 同向转运体被主动重吸收，主要部位在髓袢升支粗段。超滤液中约7%的NaCl在远端小管重吸收，不到3%在集合管被重吸收。在远端小管起始段，Na^+、Cl^- 经同向转运机制进入细胞内，细胞内的 Cl^- 经 Cl^- 通道扩散到细胞外。

2. 水的重吸收 超滤液中的水大约65%在近端小管重吸收，20%在髓袢重吸收，14%在远端小管和集合管重吸收，即大约99%被重吸收，仅1%由终尿中排出。

3. HCO_3^- 的重吸收 机体产生的挥发性酸（CO_2）主要由呼吸道排出。肾脏通过重吸收 HCO_3^- 和分泌 H^+，以及分泌氨，回收 HCO_3^-，对机体酸碱平衡的维持起重要的调节作用。正常情况下，从肾小球滤过的 HCO_3^- 几乎全部被肾小管和集合管重吸收，高达85%的 HCO_3^- 是由近端小管重吸收的。近端小管 HCO_3^- 的重吸收是以重吸收 CO_2 的形式进行的。

4. K^+ 的重吸收 肾脏对 K^+ 的排出量取决于肾小球滤过量、肾小管对 K^+ 的重吸收量和肾小管对 K^+ 的分泌量，但决定尿 K^+ 排出量最重要的因素是 K^+ 在远端小管和集合管的分泌量。小管液中的 K^+ 有65%～70%在近端小管重吸收，25%～30%在髓袢重吸收，这些部位对 K^+ 的重吸收比例是比较固定的。远端小管和皮质集合管既能重吸收 K^+，也能分泌 K^+，并可接受多种因素的调节，因而其重吸收和分泌的速率是可变的。

5. Ca^{2+} 的重吸收 Ca^{2+} 约70%在近端小管被重吸收，与 Na^+ 的重吸收平行，20%

在髓袢重吸收，9%在远端小管和集合管重吸收，不到1%的Ca^{2+}由终尿中排出。

近端小管对Ca^{2+}的重吸收约80%由溶剂拖曳的方式经细胞旁途经进入细胞间液，约20%经跨细胞途径被重吸收。上皮细胞内的Ca^{2+}浓度远低于小管液中的Ca^{2+}浓度，且细胞内电位相对小管液为负，此电-化学梯度驱使Ca^{2+}从小管液扩散进入上皮细胞内，细胞内的Ca^{2+}则由基底侧膜中的钙泵和$Na^+ - Ca^{2+}$交换体逆电-化学梯度转运出细胞。髓袢降支细段和升支细段对Ca^{2+}不通透，仅升支粗段能重吸收Ca^{2+}。升支粗段小管液为正电位，该段对Ca^{2+}也有通透性，故可能存在被动重吸收，也存在主动重吸收。在远端小管和集合管，小管液为负电位，故Ca^{2+}的重吸收是跨细胞途径的主动转运。

6. 葡萄糖和氨基酸的重吸收 超滤液中的葡萄糖浓度与血浆中相同，但正常情况下，尿中几乎不含葡萄糖，表明葡萄糖在肾小管被全部重吸收。滤过的葡萄糖均在近端小管，特别是近端小管的前半段被重吸收。近端小管对葡萄糖的重吸收是有一定限度的，当血糖浓度达180mg/100ml时，有一部分肾小管对葡萄糖的吸收已达极限，尿中开始出现葡萄糖，此时的血糖浓度称为肾糖阈。氨基酸和葡萄糖一样，主要在近端小管被重吸收。

7. 影响肾小管和集合管重吸收的因素

（1）小管液中溶质的浓度 小管液中溶质所形成的渗透压是肾小管和集合管吸收水分的对抗力量。如果小管液的溶质浓度增高，形成的渗透压较高，对抗肾小管重吸收水分的力量也大，结果可使尿量增多，这称为渗透性利尿。

（2）肾小球滤过率 近端小管每分钟重吸收滤过液的量，称肾小管重吸收率，它与肾小球滤过率之间保持着一种平衡，称为球-管平衡。球-管平衡的生理意义是使终尿量不致因肾小球滤过率的增减而出现大幅度的波动。

（3）肾小管上皮细胞的功能 肾小管上皮细胞有强大的重吸收功能，而且具有选择性，当某些病理因素损伤肾小管上皮细胞的功能时，可造成其重吸收障碍，导致尿量增加或尿液中出现某些异常。肾小管和集合管分泌功能，指肾小管和集合管的上皮细胞将通过其本身新陈代谢所产生的物质分泌到小管液中的过程。排泄功能则指肾小管的上皮细胞将血液中的某些物质排入小管液中的过程。在这一过程中肾脏分泌排泄H^+、NH_3、K^+，并通过$H^+ - Na^+$交换和$K^+ - Na^+$交换，保留了钠离子。进入机体的某些物质如青霉素、酚红等也是通过近端小管的排泄，排到小管腔，再排出体外的。当尿液形成后，肾脏中数百万个肾单位形成的尿液汇集于肾盂，经过输尿管的运输，暂时贮存在膀胱里。尿液的形成是连续不断的，尿的排出是间歇的。当膀胱里的尿液贮存达到一定量时，膀胱壁受压，产生尿意。排尿时，膀胱肌肉收缩，尿道括约肌松弛，尿液就从膀胱中流出，经过尿道排出体外。

你知道吗

药物与肾脏损害：按重量计算，肾脏是人体各器官中血液最丰富的。在服药的期间，药物可以随血液到达肾脏。由于特殊的结构和功能，肾脏可以和高浓度的药物直接接触，使它成为容易受到药物损害的器官。西药中氨基糖苷类抗生素和解热镇痛类药物（如对乙酰氨基酚、吲哚美辛、布洛芬），中药中的关木通、广防己和青木香均可以损害肾脏。因此，用药一定要严格、科学，切不可因"恨病吃药"而擅自加大用药剂量和延长用药时间。

（三）肾小管和集合管的分泌和排泄

1. H^+ 的分泌 正常人血浆 pH 之所以能保持在一定范围内，与肾排 H^+ 的作用有密切关系。H^+ 来源于血液中和小管上皮细胞代谢产生的 CO_2。CO_2 和水在肾小管上皮细胞内碳酸酐酶（CA）的催化下生成碳 H_2CO_3，而 H_2CO_3 又解离成 H^+ 和 HCO_3^-，H^+ 被主动分泌入小管腔中，HCO_3^- 仍留在细胞内。H^+ 的分泌造成了小管内外电荷的不平衡。所以在分泌 H^+ 的同时，小管液中的 Na^+ 向上皮细胞内弥散，形成 $H^+ - Na^+$ 交换。因此，H^+ 的分泌具有排酸保碱的作用，对维持机体酸碱平衡具有十分重要的作用。

2. NH_3 的分泌 远曲小管和集合管上皮细胞利用谷氨酰胺以及一些氨基酸脱氨生成 NH_3。NH_3 是脂溶性物质，容易通过细胞膜扩散进入管腔，并在管腔内与 H^+ 结合成 NH_4^+。NH_4^+ 又能与强酸盐（如 NaCl）的负离子结合成铵盐随尿液排出。NH_3 的分泌不仅有利于 H^+ 的排出，同时促进了 $NaHCO_3$ 的重吸收。因此，NH_3 的分泌同样排酸保碱，维持酸碱平衡作用。

3. K^+ 的分泌 小管液中的 K^+ 基本上在近曲小管已被重吸收回血液，终尿中的 K^+ 都是由远曲小管和集合管分泌的。K^+ 的分泌与 Na^+ 的主动重吸收有密切关系，醛固酮作用于远曲小管和集合管上皮细胞，促进 $K^+ - Na^+$ 交换。$K^+ - Na^+$ 与 $H^+ - Na^+$ 交换存在着竞争。

三、尿液的浓缩和稀释

尿液的排出量和渗透压可随体内液体量和渗透压的改变而发生大幅度的变化。机体缺水时，尿量减少，尿液被浓缩，尿液的渗透压高于血浆，形成高渗尿。体内体液量过多时，尿量将增加，尿液被稀释，尿液的渗透压低于血浆渗透压，形成低渗尿。正常人的尿液渗透压可在 50 ~ 1200mOsm/（kg·H_2O）之间波动，表明肾脏有较强的浓缩和稀释尿液的能力，这对维持机体内体液量以及水、盐平衡起重要的作用。

尿液的稀释与浓缩取决于肾髓质部渗透浓度梯度和集合管对水的通透性。髓袢的形态和功能特性是形成肾髓质渗透浓度梯度的重要条件（图 8 -6）。肾髓

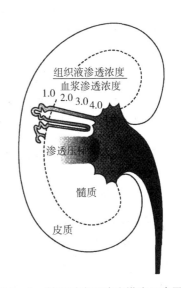

图 8 - 6 肾髓质渗透浓度梯度示意图

质的渗透浓度梯度是尿浓缩的动力。肾小管各段对水和溶质的通透性不同和逆流倍增现象导致了肾髓质部高渗的形成。在肾髓质部高渗的基础上，集合管对水的通透性降低和升高可分别使肾排泄低渗尿和高渗尿。呈 U 形并与髓袢平行的直小血管的低血流量及逆流交换作用对髓质部渗透浓度梯度的维持起重要作用。远端小管和集合管对水的通透性受血浆血管升压素水平调节。

四、尿生成的调节

肾脏泌尿功能的调节是指机体对肾小球的滤过作用和肾小管、集合管的重吸收和分泌作用的调节。

1. 对肾小球滤过作用的调节主要是通过肾血流量的调节实现的　肾血流量的调节在于能满足肾脏泌尿功能的需要，又能与全身血液循环的调节相配合。肾脏依靠自身调节来维持肾血流量的相对稳定，以保证正常泌尿功能的完成；依靠神经和体液调节以适应紧急情况下机体血液重新分配的需要。

2. 肾小管和集合管作用的调节

（1）抗利尿激素（血管升压素）是由下丘脑神经元合成，其主要作用是增加远曲小管和集合管上皮细胞对水的通透性，从而增加了水的重吸收，使尿液浓缩，尿量减少。血浆晶体渗透压的升高和循环血量的减少，是引起抗利尿激素释放的有效刺激。大量饮清水后，体液被稀释，血浆晶体渗透压降低，引起抗利尿激素释放减少或停止，肾小管和集合管对水的重吸收减少，尿量增加，尿液稀释，这种现象称水利尿；反之，抗利尿激素分泌增加，尿量就会减少。

（2）醛固酮　是肾上腺皮质球状带分泌的一种类固醇激素。当原尿中 Na^+ 含量减少肾小球旁器分泌肾素，肾素可激活血浆中的血管紧张素，血管紧张素可刺激肾上腺皮质分泌醛固酮。醛固酮的主要作用是促进远曲小管和集合管对 Na^+ 的主动重吸收和 K^+ 的排出。所以醛固酮具有保钠、排钾的作用。在重吸收 Na^+ 的同时，必然伴有 Cl^- 和水的重吸收，因而增加了细胞外液量。

醛固酮的分泌受肾素 – 血管紧张素 – 醛固酮系统和血 K^+、血 Na^+ 浓度的调节。血管紧张素 II 能刺激肾上腺皮质球状带合成和分泌醛固酮。血 K^+ 浓度升高或血 Na^+ 浓度降低时，特别是血 K^+ 浓度升高，可以直接刺激肾上腺皮质球状带分泌醛固酮，促使远曲小管和集合管重吸收 Na^+，排出 K^+，以维持血钾和血钠的正常浓度。

五、尿液的量及其排放

（一）尿量

尿量的多少主要取决于肾小球的滤过率、肾小管的重吸收和稀释与浓缩功能。由于人的个体差异和饮食习惯不同，正常人一天的尿液排出量差异较大，但一般情况下正常成年人每昼夜尿量为 1000～2000ml，如果每昼夜尿量超过 2500ml，则称为多尿，在 100～500ml 范围之内称为少尿，少于 100ml 称为无尿。

当饮水过多时，尿量排出也多，饮水少且出汗多时尿量也会减少。此外，尿量变化还与周围环境（气温、湿度）、饮食结构、年龄、精神因素、活动量等有关。

（二）排尿

排尿是一个反射过程，称为排尿反射。排尿反射的初级中枢位于脊髓骶段，但脑的高级中枢可抑制或加强其反射过程。当膀胱内尿量达到一定充盈度（400~500ml）时，膀胱壁上，特别是后尿道的感受器受牵张刺激而兴奋，冲动沿盆神经传入纤维传至脊髓骶段的排尿反射初级中枢，同时，冲动也上传到达脑干（脑桥）和大脑皮质的排尿反射高位中枢，并产生尿意。当条件不许可排尿时，人可有意识地通过高级中枢的活动来抑制排尿。随着膀胱的进一步充盈，引起排尿的传入信号越来越强烈，尿意也越来越强烈。小儿的大脑发育尚未完善，对初级中枢的抑制能力较弱，不仅排尿次数增多，且有夜间遗尿。

人的膀胱是中空的肌肉囊。位于骨盆的前部，由韧带与盆腔相连。男子的膀胱附于前列腺的基部；女子的膀胱在子宫的前下方，附于子宫颈和阴道前壁。排空时，膀胱萎陷；贮尿时，膀胱增大，呈梨状，可容纳500~600ml尿液。膀胱壁内衬皱褶的黏膜，与输尿管和尿道的黏膜相连续。膀胱壁外层有平滑肌纤维束交织成网构成的逼尿肌。在膀胱和尿道连接处，平滑肌纤维束较多，形成交叉的肌肉襻，称为尿道内括约肌，它只是在功能上起到括约肌的作用，而在结构上并不是真正的环状括约肌。尿道在通过尿-生殖膈膜的过程中被环状的横纹肌纤维包围，这个横纹肌还形成尿道外括约肌。膀胱与尿道，在胚胎发生上均源于泄殖腔的排尿-生殖部。在结构上或是在功能上同属于一个单位。平时，膀胱逼尿肌舒张，尿道括约肌收缩，这样，膀胱内贮存的尿液不致外流；排尿时膀胱逼尿肌收缩而尿道括约肌舒张，尿液得以从膀胱经尿道排出体外。无尿时膀胱内压力为零，若向膀胱内注入100ml液体，其内压可增至10cm水柱；若再注入液体，甚至增到300~400ml时，膀胱内压几乎没有变化，即在一定的容积范围内，膀胱内压并不随尿量增加而上升。这是由于逼尿肌紧张性随尿量增加而松弛，是膀胱贮尿的一种适应。当注入膀胱液体超过400~500ml时，逼尿肌的紧张性迅速增加，并伴有节律性收缩和松弛，最终引起排尿。由于逼尿肌的这些生理特性，即使膀胱在没有神经支配时，也能贮存一定容积的尿液，并能引起排尿。但在膀胱失去神经中枢控制的情况下，总有200~300ml尿液不能排出。

排尿或贮存尿任何一方发生障碍，均可出现排尿异常。当膀胱有炎症或机械性刺激（如结石）时，可致排尿次数增多，这种现象称为尿频；若腰骶部脊髓中枢损伤，排尿反射将不能实现，可致膀胱充满尿液而不能排出，这种现象称为尿潴留；如脊髓排尿中枢与大脑皮层失去联系时（如外伤），排尿便失去了随意控制，这种现象称为尿失禁。

PPT

第三节　泌尿系统的常见疾病

案例引导

案例　患者，女，25 岁。半年来反复出现尿频、尿急，近 1 个月来症状加重，且出现左侧腰痛，伴发热。实验室检查：尿蛋白（＋），尿显微镜检查可见 1～3 个红细胞/HP，8～10 个白细胞/HP，可见白细胞管型。

讨论　1. 该患者最可能的诊断是什么？
　　　2. 确诊需进一步做什么检查？

泌尿系统各器官（肾脏、输尿管、膀胱、尿道）都可发生疾病，其主要表现在泌尿系统本身，如排尿改变、尿液性状改变、肿块、疼痛等，但亦可表现在其他方面，如高血压、水肿、贫血等。泌尿系统常见疾病多为慢性病，肾功能损害可持续发展加重，进而累及全身各系统，严重威胁患者的生命。

一、急性肾小球肾炎

急性肾小球肾炎（急性肾炎）是以急性肾炎综合征为主要临床表现的一组疾病。其特点为急性起病，出现血尿、蛋白尿、水肿和高血压，并可伴一过性肾功能不全。常见于链球菌感染后，其他细菌、病毒及寄生虫感染亦可引起。发病时间四季散发，冬春季节多见。发病人群以 5～14 岁儿童多见，是小儿科泌尿系统的常见病。本节主要介绍链球菌感染引起的急性肾小球肾炎。本病为自限性疾病，不宜应用糖皮质激素及细胞毒药物。

（一）病因和发病机制

急性肾小球肾炎常因 β - 溶血性链球菌"致肾炎菌株"（常见为 A 组 12 型和 49 型）感染所致。常见于上呼吸道感染、猩红热、皮肤感染等链球菌感染后，但感染的严重程度与急性肾炎的发生及病变轻重并不完全一致。目前认为本病主要是由感染所诱发的免疫反应引起。其发病机制主要认为是由于链球菌感染，通过抗原刺激机体产生相应的抗体，形成抗原 - 抗体复合物，沉积在肾小球毛细血管并激活补体，释放出多种生物活性产物，引起免疫反应和炎症反应，使肾小球毛细血管丛产生病理和功能变化，导致肾小球毛细血管腔狭窄，甚至阻塞，使肾小球血流量减少，滤过率下降，体内水、钠潴留，出现一系列临床表现。

（二）临床表现

急性肾炎多见于儿童，男性多见。通常于链球菌感染后 1～3 周（平均约 10 天）起病，呼吸道感染较皮肤感染潜伏期短，起病较急，病情轻重不一，大多预后良好，常可在数月内自愈。本病典型者具有以下表现。

1. 尿异常　几乎所有患者均有血尿，约 30% 患者可有肉眼血尿，常为本病的首发症状和患者就诊原因。血尿的颜色与尿的酸碱度有关，中性和碱性尿液呈鲜红色或洗肉水样，酸性尿液呈浓茶样或烟灰水样。肉眼血尿 1～2 周转为镜下血尿，镜下血尿一般持续 1～3 个月。可伴有轻、中度蛋白尿，约 20% 的患者为大量蛋白尿。尿沉渣镜检除红细胞外，早期尚可见白细胞和上皮细胞增多，并可见颗粒管型和红细胞管型。

2. 水肿 80% 以上的患者有水肿，常为本病最早和最常见的症状。典型表现为晨起眼睑水肿或伴有下肢轻度可凹性水肿，少数严重者水肿可波及全身。

3. 高血压 约 80% 患者可出现一过性轻、中度高血压，常与其水、钠潴留有关，经利尿剂治疗后血压可逐渐恢复正常。少数患者可出现严重高血压，甚至高血压性脑病。

4. 肾功能异常 患者起病早期可因肾小球滤过率下降、水钠潴留而导致尿量减少，少数患者甚至出现少尿（<400ml/d）。肾功能可一过性受损，表现为血肌酐水平轻度升高。多于 1～2 周后尿量渐增，肾功能于利尿后数日可逐渐恢复正常。仅有极少数患者表现为急性肾衰竭，需要与急进性肾炎相鉴别。

5. 充血性心力衰竭 常发生在急性期，严重水、钠潴留和高血压为重要的诱因。患者可出现颈静脉怒张、奔马律和肺水肿等症状，常需紧急处理。

二、慢性肾小球肾炎

慢性肾小球肾炎（慢性肾炎），指以蛋白尿、血尿、高血压、水肿为基本临床表现，起病方式各有不同，病情迁延，病变缓慢进展，可有不同程度的肾功能减退，具有肾功能恶化倾向和最终将发展为慢性肾衰竭的一组肾小球疾病。

（一）病因和发病机制

多数慢性肾炎的病因不明，仅少数为急性链球菌感染后急性肾炎迁延不愈转为慢性。大部分慢性肾炎的发病机制是免疫介导炎症。另外，非免疫、非炎症机制在疾病发展过程中也起着重要作用，如健存肾单位长期代偿处于血流高灌注、高滤过和高跨膜压的"三高"状态，导致健存肾小球硬化。

（二）临床表现

起病缓慢、隐匿，病程迁延常超过 1 年或长达 10 年以上，渐进性发展为慢性肾衰竭，甚至尿毒症。可发生于任何年龄，但以青、中年为主，男性多见。临床上以蛋白尿、血尿、高血压、水肿为基本表现，伴有不同程度的肾功能减退。

1. 早期表现 可无任何症状，或有乏力、疲倦、腰部疼痛和食欲差等症状。

2. 尿异常 多为轻度尿异常，尿蛋白常为 1～3g/d，尿沉渣镜检红细胞增多，可见管型。

3. 高血压 血压可正常或轻度升高。部分患者的血压可持续性中度以上升高，严重者可有眼底出血、渗出，甚至视盘水肿。若血压控制不好，患者肾功能恶化较快，预后较差。

4. 水肿 可有可无，一般不严重。

5. 疾病发展 多数患者肾功能呈慢性渐进性损害。肾脏病理类型是决定肾功能损害进展快慢的重要因素，如系膜毛细血管性肾小球肾炎进展较快，膜性肾病进展较慢，但也与治疗是否合理等相关。

三、尿路感染

尿路感染是指各种病原微生物在尿路中生长、繁殖，并侵犯泌尿道黏膜或组织而引起的炎症性疾病。多见于育龄期妇女、老年人、免疫力低下及尿路畸形者。根据感染部位分为上尿路感染和下尿路感染，前者指肾盂肾炎，后者主要指膀胱炎、尿道炎。根据病程又分为急性感染和慢性感染。

（一）病因和发病机制

1. 病原微生物　细菌、病毒、衣原体、支原体等，任何致病菌侵入尿路都可引起尿路感染，其中革兰阴性菌为尿路感染最常见的致病菌，其中以大肠埃希菌最为常见，约占全部尿路感染的85%，其次为克雷伯菌、变形杆菌、柠檬酸杆菌、肠球菌和葡萄球菌等，尿路感染可由一种或多种细菌引起。

2. 感染途径

（1）尿路逆行感染　最为常见，约占尿路感染的95%。病原菌经由尿道上行至膀胱、输尿管、肾盂，引起感染。特别是输尿管的膀胱壁内段过短，膀胱充盈时起不到括约肌作用而使尿液向输尿管反流或者尿路梗阻时都易发生尿路逆行感染。

（2）血行感染　少见，不足2%。病原菌从全身任何一处感染灶通过血流到达肾脏和尿路其他部位引起感染，下尿路的感染灶也可以通过血流到达肾脏。

（3）直接感染　偶见。泌尿系统周围器官、组织发生感染时，病原菌偶可直接侵入到泌尿系统导致感染。

（4）淋巴道感染　罕见。病原菌可经过淋巴循环进入血液，再经血流感染泌尿系统。

3. 易感因素

（1）尿路梗阻　最主要的易感因素，结石、尿道狭窄、膀胱输尿管反流、前列腺增生、肾实质病变等均可导致尿液潴留，从而使细菌容易繁殖而发生感染。

（2）泌尿系统畸形和结构异常　如肾脏发育不良、肾盂及输尿管畸形等，均易使局部组织对细菌抵抗力降低。

（3）医源性因素　导尿或留置导尿管、膀胱镜和输尿管镜检查、逆行尿路造影等可致尿路黏膜损伤，易引发尿路感染。

（4）机体免疫力低下　如长期使用免疫抑制剂、糖尿病、慢性肾脏疾病、慢性腹泻、长期卧床、严重的慢性病和艾滋病等。

（5）女性　女性尿道较短而宽，距离肛门较近，容易发生尿路感染；且女性在月经期或发生妇科疾病（阴道炎、宫颈炎等）时，阴道、尿道黏膜改变而利于致病菌侵入。

（6）其他　如性生活、男性包皮过长、遗传因素等均与本病有关。

（二）临床表现

1. 膀胱炎　分为急性单纯性膀胱炎和反复发作性膀胱炎。急性膀胱炎多发生于女性，一般无全身感染症状，主要表现为尿频、尿急、尿痛、排尿不适、下腹部疼痛等刺激症状。尿液常浑浊，并有异味，可出现血尿。反复发作性膀胱炎可因复发或重新感染所致。

2. 急性单纯性肾盂肾炎　育龄女性最多见。

（1）全身症状　发热、寒战，体温多在 38.0℃ 以上，伴头痛、全身酸痛、恶心、呕吐等。部分患者可出现败血症。

（2）泌尿系统症状　尿频、尿急、尿痛、排尿困难、下腹部疼痛等。尿液浑浊，脓尿、血尿。体格检查可发现一侧或两侧肋脊角或输尿管点压痛和（或）肾区叩击痛。腰痛为钝痛或酸痛，可沿输尿管向下腹部放射。一般认为疼痛是由于肾脏肿胀牵拉肾包膜以及炎症刺激腰肌肌膜所致。

3. 慢性肾盂肾炎　半数以上患者可有急性肾盂肾炎病史，后出现程度不同的低热、间歇性尿频、排尿不适、腰部酸痛及肾小管功能受损表现，如夜尿增多、低比重尿等。病情持续可发展为慢性肾衰竭。急性发作时患者症状明显，类似急性肾盂肾炎。

四、慢性肾衰竭

慢性肾衰竭（CRF）为各种原因导致慢性肾脏疾病持续进展的共同结局，引起肾单位和肾功能不可逆丧失，以代谢产物和毒物潴留，水、电解质及酸碱代谢平衡紊乱和全身各系统症状为表现的一组临床综合征。可按照肾功能损害程度进行分期（表 8 - 1）。

表 8 - 1　慢性肾衰竭分期

分期	肾小球滤过率（%）	内生肌酐清除率（ml/min）	血肌酐（μmol/L）	临床症状
肾储备功能下降期	50 ~ 80	80 ~ 50	正常	无肾功能不全表现
氮质血症期	25 ~ 50	50 ~ 25	高于正常，<450	无明显症状，可有多尿、夜尿增多和轻度贫血症状
肾衰竭期	10 ~ 25	25 ~ 10	450 ~ 707	贫血较明显，夜尿增多，水、电解质紊乱，有轻度胃肠道、心血管和中枢神经系统症状
尿毒症期	<10	<10	>707	肾衰竭晚期，临床表现和血生化异常十分明显

你知道吗

血液透析简称血透，又称为人工肾。它的原理是利用半透膜原理，将患者血液与透析液同时引进透析器（人工肾），以扩散的方式进行物质交换，使血液中的钙离子、碱基等小分子物质流入肾衰竭患者的血液循环中，达到清除体内有害物质、补充体内所需物质的目的。因此，使用血液透析液可以使肾衰竭、尿毒症患者达到血液净化的目的，提高患者的生存质量。

（一）病因和发病机制

慢性肾衰竭的病因很多，各种原发或继发的肾脏疾病最终均可发展为慢性肾衰竭。在发达国家，糖尿病肾病、高血压肾小动脉硬化是主要病因，但在发展中国家，是以原发性肾小球肾炎为主要病因。慢性肾衰竭的发病机制尚未完全明了，目前认为与肾单位长期代偿处于血流高灌注、高滤过和高跨膜压的"三高"状态有关，肾组织内血管紧张素 II 水平增高，转化生长因子 P 等生长因子表达增加，导致细胞外基质增多，而造成肾小球硬化。

（二）临床表现

慢性肾衰竭早期仅表现为基础疾病症状，随着疾病进展才逐渐表现出一系列水、电解质、酸碱代谢紊乱和各系统损害的临床表现。

1. 水、电解质及酸碱平衡紊乱　在慢性肾衰竭的不同时期可出现脱水与水肿、低血钠与高血钠、低血钾与高血钾，以低钙高磷血症最为常见。在酸性代谢产物滞留和肾小管排泌能力下降出现代谢性酸中毒时，游离钙离子增加，当用药纠正酸中毒后，随着游离钙降低易诱发手足抽搐。代谢性酸中毒也是慢性肾衰竭患者的主要死亡原因之一。

2. 各系统症状

（1）胃肠道表现　为最早出现和最突出的症状，随病情进展而加剧的厌食、腹胀、口腔和舌黏膜溃疡、口腔内尿臭味、恶心、呕吐、腹泻，甚至消化道溃疡及大出血。

（2）心血管系统表现　①高血压：约占 80% 的患者，是慢性肾衰竭最常见的并发症，可引起动脉硬化、左心室肥厚和心力衰竭。②心力衰竭：是尿毒症患者最常见的死亡原因。发生急性左心衰竭时可出现呼吸困难、不能平卧、肺水肿等症状，但一般无明显发绀。③尿毒症性心肌病：由于代谢毒素作用，心脏负荷加重，贫血和营养不良等导致心肌发生损害。④心包炎：可分为尿毒症性及透析相关性心包炎，前者少见且预后极差，后者常因透析不充分引起。

（3）造血系统表现　多数患者均有轻、中度贫血，主要由于肾组织分泌促红细胞生成素（EPO）减少所致，故称为肾性贫血；如同时伴缺铁、营养不良、出血等因素，可加重出血倾向。白细胞可减少，白细胞趋化、吞噬和杀菌能力减弱，易发生感染。

（4）神经精神系统表现　早期患者有注意力不集中、疲乏、失眠，逐渐出现性格改变，抑郁、记忆力减退、淡漠，晚期出现精神异常、谵妄、幻觉、昏迷等异常表现，称为尿毒症脑病。还可有周围神经病变，如肢体麻木、烧灼、疼痛、感觉障碍及末梢神经炎等。

（5）呼吸系统表现　有尿毒症性支气管炎、间质性肺炎和胸膜炎，酸中毒时呼吸深而长。肺活量降低，肺功能受损，肺门区呈中心性肺水肿，周围肺区正常，呈"蝴蝶状"分布。

（6）皮肤表现　皮肤干燥、脱屑、瘙痒是尿毒症最常见的症状之一。患者面色萎黄，色素沉着，轻度浮肿感，称为尿毒症面容。肾衰竭晚期，尿素经汗腺排出后可在皮肤上形成尿素霜。

（7）骨骼系统　统称为肾性骨营养不良症，包括纤维性骨炎、肾性骨软化症、骨质疏松症和肾性骨硬化症，严重者甚至可出现自发性骨折。其发生与1，25－二羟 D_3 缺乏、继发性 PTH 增多、营养不良等相关。

（8）内分泌代谢紊乱　表现为空腹血胰岛素水平升高，肾素、催乳素分泌过多，但甲状腺素、睾酮及皮质醇偏低；基础代谢率减低，血三酰甘油水平升高、胆固醇水平正常。

（9）免疫功能异常　细胞免疫功能低下，机体抵抗力差，易发生呼吸、泌尿系和皮肤感染。感染是慢性肾衰竭病情加重的主要因素，也是死亡的主要原因之一。

你知道吗

引起慢性肾衰竭病情恶化的常见诱因有：①感染；②严重高血压未及时控制；③血容量不足、呕吐、腹泻或数日不能进食、出血等及低血压（过度降压或利尿）；④使用过肾毒性药物；⑤手术、应激或进食高蛋白饮食；⑥心力衰竭和（或）心律失常；⑦尿路梗阻加重；⑧严重贫血、电解质紊乱；⑨原有肾脏病未得到控制。

目标检测

一、单项选择题

1. 人体最重要的排泄器官是（　　）。
   　A. 肾　　　　　　B. 肝　　　　　　　C. 肺　　　　　　　D. 消化道
2. 肾小球滤过率是指（　　）。
   　A. 每侧肾脏每分钟生成的原尿量　　B. 两侧肾脏每分钟生成的原尿量
   　C. 每侧肾脏每分钟的血浆流量　　　D. 两侧肾脏每分钟的血浆流量
3. 有关肾的叙述，错误的是（　　）。
   　A. 是腹膜外位器官　　　　　　　　B. 左肾低于右肾半个椎体
   　C. 成人肾门约平第 1 腰椎体　　　　D. 第 12 肋斜过左肾中部后方
4. 血液流经肾小球时，促进原尿生成的直接动力是（　　）。
   　A. 入球小动脉血压　　　　　　　　B. 肾小球毛细血管血压
   　C. 肾动脉压　　　　　　　　　　　D. 全身平均动脉压
5. 在近球小管中滤出的 HCO_3^- 被重吸收的主要形式是（　　）。
   　A. H_2CO_3　　　　　B. H^+　　　　　　C. CO_2　　　　　　D. HCO_3^-
6. 糖尿病患者尿量增多的原因主要是（　　）。
   　A. 血管升压素分泌减少　　　　　B. 醛固酮分泌减少

C. 肾小球有效滤过压增高　　　　　D. 小管液中溶质浓度增加

7. 醛固酮作用于远曲小管和集合管，可促进（　　　）。

    A. Na^+ 的重吸收和 H^+ 的分泌　　　　B. Na^+ 的重吸收和 K^+ 的分泌

    C. K^+ 的重吸收和 H^+ 的分泌　　　　D. Na^+ 的重吸收和 NH_3 的分泌

8. 呈扁漏斗状，出肾门后渐变细而移行为输尿管的是（　　　）。

    A. 肾窦　　　　　B. 肾盂　　　　　C. 肾小盏　　　　　D. 肾大盏

9. 关于膀胱的说法，正确的是（　　　）。

    A. 是一储尿器官　　　　　　　　　B. 膀胱底处有尿道内口

    C. 充盈时全部位于盆腔内　　　　　D. 成人膀胱容积为 100～300ml

10. 下列哪项不是急性肾小球肾炎的临床特点（　　　）。

    A. 链球菌感染后 1～3 周内发病　　　B. 蛋白尿、血尿

    C. 大多预后差　　　　　　　　　　D. 血压轻度升高

11. 慢性肾小球肾炎常见的发病机制是（　　　）。

    A. 链球菌感染引起的化脓性炎症

    B. 先天性免疫反应性炎症

    C. 急性肾小球肾炎迁延不愈所致疾病

    D. 感染后引起的免疫反应性炎症

12. 尿路感染最常见的感染途径是（　　　）。

    A. 上行感染　　　B. 血性感染　　　C. 淋巴道感染　　　D. 直接蔓延

13. 尿路感染最常见的致病菌是（　　　）。

    A. 大肠埃希菌　　　　　　　　　　B. 副大肠埃希菌

    C. 铜绿假单胞菌　　　　　　　　　D. 粪链球菌

14. 慢性肾衰竭患者最早出现的症状是（　　　）。

    A. 厌食、恶心、呕吐　　　　　　　B. 嗜睡、定向力障碍

    C. 咳嗽、胸痛　　　　　　　　　　D. 皮肤黏膜出血

15. 我国慢性肾衰竭最常见的病因是（　　　）。

    A. 慢性肾炎　　　　　　　　　　　B. 糖尿病肾病

    C. 梗阻性肾病　　　　　　　　　　D. 急性肾盂肾炎

二、思考题

大量饮水后和大量出汗后，尿量会发生什么变化？为什么？

书网融合……

微课

划重点

自测题

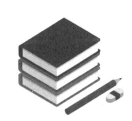

第九章 神经系统

学习目标

知识要求

1. **掌握** 中枢神经系统和外周神经系统的组成；脑、脊髓、脑神经、脊神经、内脏神经的组成；脑、脊髓的主要生理功能；神经系统常见疾病的临床表现。
2. **熟悉** 脑神经、脊神经以及内脏神经的主要生理功能；神经元之间的信息传递、联系方式；自主神经递质的受体分布和效应；神经系统常见疾病的病因。
3. **了解** 脑、脊髓的内部结构；脑脊液及其循环；血－脑屏障。

技能要求

通过脊蛙的屈肌反射，学会反射分析。

第一节 神经系统的形态结构

 微课

PPT

案例引导

案例 小明听说人的神经系统比天上的星辰都要复杂，小明不相信，你能帮助小明让他初步了解人的神经系统吗？

讨论 人的神经系统由那些组织器官组成？

一、神经系统的组成

神经系统是机体最重要的调节系统（起主导地位），主要由神经组织构成，分为中枢神经系统和外周神经系统。

中枢神经系统：位于颅腔和椎管——脑和脊髓，是神经系统功能活动的中枢部分。外周神经系统：包括脑神经、脊神经和内脏神经。按照其支配范围来划分，又可以分为躯体神经和自主神经。

二、神经系统的常用术语

（一）中枢神经系统常见术语

中枢神经系统内，神经元的胞体和树突集中的部位，在新鲜标本中色灰暗，称为灰质。其中，大脑和小脑表面的灰质又称皮质。而神经纤维集中的部位，色泽白亮，称为白质。大脑和小脑深部的白质又称髓质。形态和功能相似的神经元胞体聚集成的细胞团称为神经核。起止、行程和功能基本相同的神经纤维聚集成束则称为纤维束。中枢神经系统内，神经纤维交织成网，网眼内散布着大小不等的神经核，称为网状结构。

（二）周围神经系统常用术语

周围神经系统内，神经元胞体聚集处称为神经节，神经纤维聚集在一起，外包结构组织膜称为神经。

三、中枢神经系统

（一）脊髓

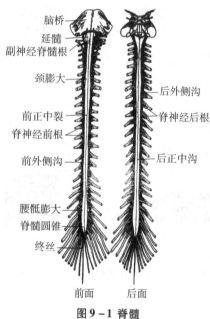

图 9 - 1　脊髓

1. 脊髓的位置和外形　脊髓（图 9 - 1）位于椎管内，上与延髓相连，下端尖细称为脊髓圆锥，成人平第 1 腰椎，而新生儿可达第 3 腰椎。脊髓有两处膨大即颈膨大和腰骶膨大。脊髓有节段性，共有 31 个节段，依次发出 31 对脊神经。脊神经是中枢神经系统的低级部位，能完成一些简单的反射活动，如膝跳反射等。

2. 脊髓的内部结构

（1）灰质　在脊髓横断面上呈蝶形（图 9 - 2），灰质前端膨大，称前角，内含动神经元，它发出的轴突组成前根，支配骨骼肌；灰质后端窄细，称后角，内含联络（中间）神经元；脊髓胸段和上腰段的前角与后角之间，灰质有突向外侧的侧角，其内含有交感神经元。它发出的轴突加入前根支配内脏运动。脊髓灰质呈柱状纵贯全部脊髓。

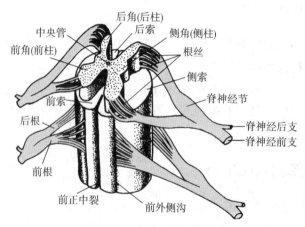

图 9 - 2　脊髓的内部结构

（2）白质　位于灰质周围，每侧可分为前索、侧索、后索三个索。各索都由多个上行或下行的神经束组成。上行神经束将脊神经传入的神经冲动继续上传入脑。重要的上行神经束有：脊髓丘脑束，它将来自躯干和四肢的痛、温、触、压觉冲动上传入脑；薄束和楔束，传导躯干和四肢的本体觉（肌、肌腱、关节的位置觉，运动和振动觉）和精细触觉。下行神经束将脑发出的冲动传至脊髓前角，然后再传至肌肉，支配其运动。重要的下行神经束有皮质脊髓束。

（二）脑

脑位于颅腔内，可分为脑干、间脑、小脑和端脑（大脑）。脑干自下而上又分为延髓、脑桥和中脑（图9－3）。

1. 脑干 上接间脑，下连脊髓，背面与小脑相连。在脑干腹侧面，延髓前正中裂两侧各有一纵形隆起，称锥体。脑桥的腹侧面膨隆称基底部。中脑的腹侧面有一对柱状结构，称大脑脚。

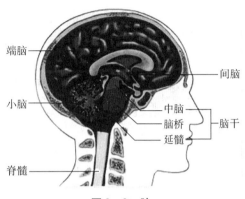

图9－3 脑

（1）脑干的外形 大脑脚、基底部及锥体内含有从大脑皮质下行到脊髓前角的运动神经束，称锥体束（皮质脊髓束），其大部分纤维在锥体下端左右交叉，形成锥体交叉。脑干的背侧面从上到下有四个圆形隆起，上方的一对称上丘，与视觉反射有关；下方的一对称下丘，与听觉反射有关。下丘下方深面分别有薄束核和楔束核（图9－4）。延髓、脑桥与小脑之间，有一室腔，称第四脑室，中脑内的管腔称中脑水管。人的12对脑神经除嗅神经和视神经外，其余10对均与脑干相连（图9－5）。

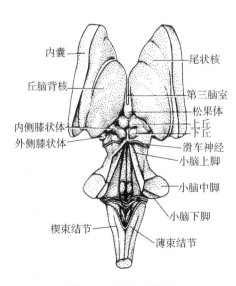

图9－4 脑干背面观

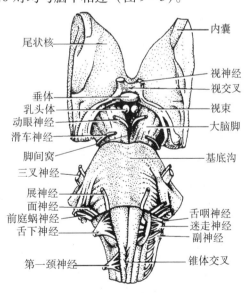

图9－5 脑干腹面观

（2）脑干内部结构 脑干内部由灰质、白质和网状结构构成。灰质的神经核中与脑神经有关的有脑神经运动核与脑神经感觉核。脑神经核的名称，多与其相连的脑神经名称一致。脑干内除脑神经核外，还有其他神经核，如薄束核与楔束核。脑干的白质主要由上行、下行的神经束组成。

2. 间脑　位于中脑和端脑之间，大部分被大脑半球所覆盖，主要由背侧丘脑和下丘脑组成。丘脑是皮质下的感觉中枢。一侧丘脑受到刺激，可以出现对侧半身感觉过敏或疼痛。若一侧丘脑受损，则可造成对侧半身感觉消失。下丘脑主要的神经核为内分泌神经元，能分泌神经激素，是皮质下内脏活动的高级中枢。

3. 小脑　位于延髓和脑桥的背侧，表面的灰质称小脑皮质，深面的白质称小脑髓质，髓质内有灰质团块，称为小脑中央核。

按照形态结构和进化，小脑可分为：绒球小结叶（原小脑或古小脑），小脑前叶（旧小脑），小脑后叶（新小脑）（图9-6）。

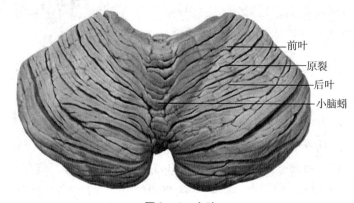

前叶
原裂
后叶
小脑蚓

图9-6　小脑

4. 端脑

（1）大脑半球的外形　端脑分为左、右大脑半球，表面有深浅不同的沟和裂（图9-7），这些沟裂将大脑半球分为五个叶：即中央沟以前、外侧裂以上的额叶；外侧裂以下的颞叶；顶枕裂后方的枕叶；外侧裂上方、中央沟与顶枕裂之间的顶叶；以及深藏在外侧裂里的脑岛。另外，以中央沟为界，在中央沟与中央前沟之间为中央前回；中央沟与中央后沟之间为中央后回。端脑表面的灰质称为大脑皮质，深面的白质称为髓质，白质内的灰质团称为基底神经核。半球内有一对腔隙称为侧脑室。

在大脑半球上外侧面，中央沟前方有中央前回，中央沟后方有中央后回，分别支配对侧半身骨骼肌的随意运动和接受对侧半身的躯体感觉。在颞叶有颞横回，为听觉中枢。在枕叶内侧面的脑回为视觉中枢。在大脑半球内侧面，环绕胼胝体有扣带回、海马旁回和其前端向后返曲的部分称钩，因它们位于大脑半球和间脑交界处的边缘，故合称边缘叶。边缘叶再加上与其密切联系的皮质下结构（如杏仁体、下丘脑、丘脑前核群等）共同组成边缘系统，它与内脏活动、情绪和记忆有密切关系，故又有"内脏脑"之称。

（2）大脑半球的内部结构　大脑半球的表面是灰质，称大脑皮质。在大脑半球的基底部，包埋于白质中的灰质团块，称基底核，包括尾状核、豆状核和杏仁体（杏仁

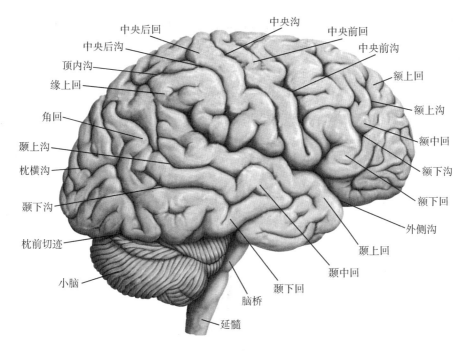

中央后回　　中央沟　　中央前回
中央后沟　　　　　　　　　中央前沟
顶内沟　　　　　　　　　　　额上回
缘上回　　　　　　　　　　　额上沟
角回　　　　　　　　　　　　额中回
颞上沟　　　　　　　　　　　额下沟
枕横沟　　　　　　　　　　　额下回
颞下沟　　　　　　　　　　　外侧沟
枕前切迹　　　　　　　　　　颞上回
小脑　　　　　　　　　颞中回
脑桥　　颞下回
延髓

图 9 - 7　大脑半球上外侧面

核）等。豆状核和尾状核又合称为纹状体。大脑半球的深部是白质，称大脑髓质，其
中神经束可分为三种：连合纤维，是连接左、右大脑半球的纤维，如胼胝体；联络纤
维，是联络同侧大脑半球各叶或各回的纤维；投射纤维，是连接大脑皮质和皮质下结
构的上、下行纤维。

（三）脑和脊髓的被膜、脑脊液及血 - 脑屏障

1. 脑和脊髓的被膜　脑和脊髓的外面包有三层膜，由外向内依次是硬膜、蛛网膜
和软膜。

（1）硬膜　致密而坚韧，其包被于脑的部分称硬脑膜；包被于脊髓的部分称硬
脊膜。

（2）蛛网膜　蛛网膜薄而透明。蛛网膜与软膜之间的间隙称蛛网膜下腔，腔内充
满脑脊液。

（3）软膜　软膜薄而透明，紧贴脑和脊髓的表面，并伸入脑的沟裂内。软膜富含
血管，有营养作用。软脑膜及其血管突入脑室形成脉络丛，脉络丛能产生脑脊液。

2. 脑脊液及其循环　脑脊液是一种无色透明的液体，循环于脑室和蛛网膜下腔
内，对脑和脊髓有营养和保护作用（图 9 - 8）。如脑脊液循环途径受阻，可引起脑
积水。

3. 血 - 脑屏障　在中枢神经系统内，毛细血管内的血液与脑组织之间，具有一层
选择通透性作用的结构，这层结构称血 - 脑屏障。其结构基础是：毛细血管的内皮、
毛细血管的基膜和神经胶质细胞突起形成的胶质膜。血 - 脑屏障可阻止有害物质及许
多大分子物质进入脑组织，维持脑细胞内环境的相对稳定，以实现其生理功能。

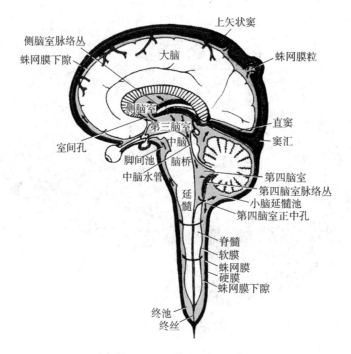

图 9 - 8　脑膜及脑脊液循环模式图

四、周围神经系统

（一）脊神经

脊神经共 31 对，包括颈神经 8 对、胸神经 12 对、腰神经 5 对、骶神经 5 对和尾神经 1 对。每对脊神经均由前根和后根在椎间孔处合成。脊神经都含有运动和感觉两种神经纤维成分，属混合神经。脊神经出椎间孔后，立即分为前、后两支，前支除胸神经前支外，均相互交织成神经丛。

1. 颈丛　由第 1～4 颈神经前支组成，主要分支是膈神经。膈神经为混合性神经，它的运动纤维支配膈肌，感觉纤维分布于胸膜、心包及膈下面中央部的腹膜。

2. 臂丛　第 5～8 颈神经和第 1 胸神经前支组成，主要分支有正中神经、尺神经和桡神经。正中神经和尺神经支配前臂屈肌群、手肌及手部皮肤；桡神经支配上臂肱三头肌和前臂的全部伸肌及皮肤。

3. 胸神经前支　胸神经前支不形成神经丛，它们分布于胸、腹壁的肌肉及皮肤。上 11 对胸神经前支行于相应的肋间，称肋间神经，第 12 对行于第 12 肋的下方，称肋下神经。

4. 腰丛　由第 1～4 腰神经前支组成，主要分支为股神经，支配大腿前肌群及皮肤与小腿内侧皮肤。

5. 骶丛　由第 4、5 腰神经、骶神经和尾神经的前支组成，位于盆腔内，其最重要的分支为坐骨神经。坐骨神经是全身最粗大的神经，分为胫神经和腓总神经，前者分布于小腿后面及足底的肌肉和皮肤；后者分布于小腿前外侧及足背的皮肤和肌肉。

（二）脑神经

脑神经共 12 对（表 9 - 1），依次为 I 嗅神经、II 视神经、III 动眼神经、IV 滑车神经、V 三叉神经、VI 展神经、VII 面神经、VIII 前庭蜗神经、IX 舌咽神经、X 迷走神经、XI 副神经、XII 舌下神经。

你知道吗

12 对脑神经记忆口诀

一嗅二视三动眼，四滑五叉六外展，

七面八听九舌咽，十迷一副舌下全。

表 9 - 1 脑神经的名称、性质、连脑部位、分布及功能

名　称	性质	核的位置	连脑部位	分布及功能
嗅神经（I）	感觉	大脑半球	端脑	鼻腔上部黏膜，嗅觉
视神经（II）	感觉	间脑	间脑	视网膜，视觉
动眼神经（III）	运动	中脑上丘	中脑	眼的上、下、内直肌和下斜肌，调节眼球运动；提上睑肌，瞳孔括约肌使瞳孔缩小以及睫状肌调节晶状体凸度
滑车神经（IV）	运动	中脑下丘	中脑	眼上斜肌使眼球转向下外方
三叉神经（V）	混合	脑桥中部	脑桥	咀嚼肌运动；脸部皮肤，上颌黏膜、角膜等的浅感觉、舌前 2/3 一般感觉
展神经（VI）	运动	脑桥中下部	脑桥	眼外直肌使眼球外转
面神经（VII）	混合	脑桥中下部	脑桥	面部表情肌运动；舌前 2/3 黏膜的味觉；泪腺，下颌下腺，舌下腺的分泌
前庭蜗神经（VIII）	感觉	脑桥及延髓	延髓、脑桥	内耳蜗管柯蒂氏器的听觉；椭圆囊，球囊斑及三个半规管壶腹脊的平衡功能
舌咽神经（IX）	混合	延髓	延髓	咽肌运动；咽部感觉、舌后 1/3 味觉和一般感觉、颈动脉窦的压力感受器和颈动脉体的化学感觉器的感觉
迷走神经（X）	混合	延髓	延髓	咽喉肌运动和咽喉部感觉；心脏活动；支气管平滑肌以上的消化道平滑肌的运动和消化腺体分泌
副神经（XI）	运动	延髓	延髓	胸锁乳突肌使头转向对侧；斜方肌提肩
舌下神经（XII）	运动	延髓	延髓	舌肌的运动

（三）内脏神经

内脏神经是指分布在内脏器官、心血管和腺体等处的神经。内脏神经和躯体神经一样，也含有感觉和运动两种纤维成分。内脏神经习惯上又称为自主神经或者是植物性神经，它与躯体运动神经有很大的差异。

1. 内脏运动神经

（1）内脏运动神经和躯体运动神经相比，在形态结构、分布范围等方面有以下特

点：①躯体运动神经分布于骨骼肌，受意识支配；而内脏运动神经分布于平滑肌、心肌和腺体，在一定程度上不受意识的支配。②躯体运动神经自脑干或脊髓发出后，不交换神经元直接到达骨骼肌；而内脏运动神经自脑干或脊髓发出后，到达所支配的器官前，必须在自主神经节内更换神经元，即需两个神经元：第一个神经元（胞体）位于脑干或脊髓内，它发出的轴突称节前神经纤维，第二个神经元（胞体）位于自主神经节内，它发出的轴突称节后神经纤维。③躯体运动神经只有一种纤维成分；内脏运动神经则有交感和副交感两种纤维成分，而且大多一起支配同一器官。

（2）根据形态结构和功能的不同，内脏运动神经可分为交感神经和副交感神经两部分。①交感神经：交感神经的低级中枢位于脊髓胸1～腰3节段的灰质侧角内。侧角内的神经元即节前神经元，它发出的轴突即节前神经纤维。与交感神经相连的神经节称交感神经节，交感神经节内的神经元即节后神经元，其轴突称节后神经纤维。②副交感神经：副交感神经的低级中枢位于脑干的副交感核与脊髓骶部第2～4节段的骶副交感核。副交感神经的节前神经纤维起自这些核的神经元；副交感神经的节后神经元位于其所支配的器官附近或器官壁内的副交感神经节内。

交感神经和副交感神经同属内脏运动神经，往往共同支配同一器官，构成内脏器官的双重神经支配。由于交感神经节位于脊柱两旁或前方，距所支配的器官较远；而副交感神经节位于所支配的器官附近或器官壁内，因此，交感神经的节前神经纤维短，节后神经纤维长，而副交感神经则刚好相反，其节前神经纤维长，节后神经纤维短。

2. 内脏感觉神经 内脏感觉神经元的胞体位于某些脑神经节和脊神经节内，其树突分布于各器官，轴突随脊神经后根进入脊髓，或随脑神经进入脑干。内脏感觉神经传入的神经冲动，部分参与完成内脏反射，如排尿反射和排便反射等，另一部分经脑干传至大脑皮质，产生内脏感觉。内脏器官的一般活动不引起主观感觉；强烈的内脏活动则可产生内脏感觉，如内脏平滑肌痉挛性收缩可引起剧痛，此时可用阿托品等解痉药止痛。

<u>你知道吗</u>

止痛药是指可部分或完全缓解疼痛的药物。有资料表明，在体内存在着"抗痛系统"，它由脑啡肽神经元、脑啡肽及阿片受体组成。脑啡肽能抑制感觉神经末梢释放兴奋性递质，从而干扰痛觉冲动传入中枢，起着疼痛感觉的调控作用。止痛药作用是激动阿片受体（例如吗啡），它可以激活脑内的"抗痛系统"，从而产生中枢性镇痛作用。止痛药使用有很多注意事项，如果随意使用止痛药，很可能会因为掩盖病情而延误治疗，因此出现不明原因疼痛时还是要及早就医。此外，很多止痛药基本在服用1个月后就会产生抗药性，药效时间也会缩短。一些中枢性镇痛药物，如使用不当还可能使人上瘾，故止痛药应慎重使用。

第二节 神经系统的生理功能

案例引导

案例 小明在上学的路上摔了一跤，头部受伤，当场昏迷，片刻后醒来，出现呕吐、近事遗忘等症状。医生经过检查后，诊断为轻度脑震荡。脑震荡是指头部遭受外力打击后，即刻发生的短暂脑功能障碍，通常不会造成神经系统的损害。

讨论 人的大脑有哪些功能？在以上案例中，小明在摔伤后大脑出现了哪些功能障碍？

一、神经系统各部分主要功能

神经系统是人体生命活动及调节的主导系统，人体的结构与功能均极为复杂，体内各器官、系统的功能和各种生理过程都不是各自孤立地进行，而是在神经系统的直接或间接调节控制下，互相联系、相互影响、密切配合，使人体成为一个完整统一的有机体，实现和维持正常的生命活动。同时，人体又是生活在经常变化的环境中，神经系统能感受到外部环境的变化并对体内各种功能不断进行迅速而完善的调整，使人体适应内外环境的变化。人类的神经系统高度发达，特别是大脑皮层不仅进化成为调节控制的最高中枢，而且进化成为能进行思维活动的器官。神经系统各部分的主要功能如表9-2所示。

表9-2 人体神经系统的组成及各部分的主要功能

组成			神经系统各组成部分的功能
中枢神经系统	脑	大脑	具有感觉、运动、语言等多种神经中枢，调节人体多种生理活动
		小脑	协调随意运动、维持身体平衡、调节肌紧张
		脑干	调节心跳、呼吸、血压等人体基本生命活动
	脊髓		能对外界或体内的刺激产生有规律的反应，还能将对这些刺激的反应传导到大脑，是脑与躯干、内脏之间的联系通道
周围神经系统	脑神经		传导神经冲动
	脊神经		传导神经冲动

二、神经元之间的信息传递

神经系统发挥任何一种调节功能都不可能由一个神经元单独完成，至少由两个或更多的神经元相互联系共同协调来完成。突触则成为神经元之间互相接触并传递信息的结构基础。

（一）突触的分类

按神经元之间接触方式不同，可分为轴突-胞体突触、轴突-树突突触、轴突-轴突突触。

按神经元之间传递方式不同，可分为化学性突触和电突触。通常说的突触指化学性突触。

按突触前神经元对突触后神经元功能活动影响的不同，突触又可分为兴奋性突触和抑制性突触。兴奋性突触是指突触前膜的变化引起突触后膜去极化，因而可引起突触后神经元发生兴奋。抑制性突触是指突触前膜的变化使突触后膜超极化，因而使突触后神经元发生抑制。

（二）突触传递的特征

1. 单向传递　兴奋在神经纤维上的传导是双向的，但通过突触时只能由突触前膜向突触后膜传递。故反射活动通过突触进行时，兴奋的扩布总是按一定方向进行的。

2. 突触延搁　突触传递要经过电－化学－电三个环节，消耗时间较长。突触延搁主要消耗在突触前膜释放递质、递质弥散和发挥作用等环节上。

3. 总和　在中枢神经系统内，一次冲动所引起的兴奋性突触后电位不足以使突触后神经元发生动作电位。如果在前一次冲动引起的突触后电位消失之前，紧接着传来第二次或多次冲动，则会产生多个突触后电位相加，这种由连续冲动产生电位相加的现象称时间总和。另一种总和为空间总和，即一个突触后神经元同时接受不同轴突末梢传来的冲动，则在突触后膜上所产生的突触后电位也可以相加起来，由不同部位产生的突触后电位相加的现象称为空间总和。

4. 兴奋节律的改变　在反射活动中，传入和传出神经的放电频率不同。这是因为传出神经元的放电频率，不仅取决于传入冲动频率，还与其本身和中间神经元的功能状态有关。

5. 后发放（后放、后放电）　在反射活动中，当刺激停止后，传出神经仍可在一定时间内发放神经冲动，使反射活动持续一段时间，这种现象叫后发放。

6. 对内环境变化的敏感性和易疲劳性　突触部位最容易受内环境变化的影响，如缺氧、CO_2增多、麻醉剂等均可作用于突触，改变其兴奋性，影响突触传递。当重复快速刺激突触前神经元时，突触后神经元的高频放电最长持续几秒钟，此后放电频率逐渐减少，这就是突触传递疲劳现象。

（三）神经递质

由突触前神经元轴突末梢释放的传递信息的化学物质称为神经递质。据其存在的部位可分为中枢神经递质和外周神经递质。

1. 中枢神经递质

（1）乙酰胆碱　乙酰胆碱是中枢神经系统内分布很广又很重要的递质，参与人体的感觉、运动、觉醒、睡眠、学习与记忆等多种功能活动。

（2）单胺类　包括多巴胺、去甲肾上腺素与5－羟色胺。多巴胺主要由中脑黑质合成，沿黑质－纹状体纤维上行达纹状体贮存，主要起抑制作用。目前认为，黑质－纹状体多巴胺递质系统与震颤麻痹有关。去甲肾上腺素递质系统主要参与大脑皮质的兴奋、觉醒和睡眠活动的调节。5-羟色胺递质系统主要参与情绪及睡眠等生理功能。

（3）氨基酸类 中枢神经系统内的部分氨基酸是神经递质。其中谷氨酸主要分布于大脑皮质和感觉传入系统，起兴奋作用；甘氨酸、γ-氨基丁酸在脊髓、小脑和大脑皮质均有分布，起抑制作用。

（4）肽类 肽类递质主要有 P 物质、内啡肽、脑啡肽、下丘脑调节性肽等，它们总称为神经肽。

2. 外周神经递质 主要有乙酰胆碱（ACh）和去甲肾上腺素（NA）。凡末梢以释放乙酰胆碱为递质的神经纤维称为胆碱能纤维。包括交感和副交感神经的节前神经纤维，副交感神经的节后神经纤维和支配汗腺、骨骼肌血管的小部分交感神经节后纤维，以及躯体运动神经纤维。凡末梢以释放去甲肾上腺素为递质的神经纤维称为肾上腺素能神经纤维，包括大部分交感神经节后神经纤维。近年来在胃肠中还发现了以释放嘌呤类或肽类物质为递质的神经纤维，称为嘌呤能或肽能神经纤维。

（四）递质的合成、释放与失活

乙酰胆碱是由胆碱和乙酰辅酶 A 在胆碱乙酰化酶的催化下在胞浆中合成的，然后由小泡摄取并贮存。去甲肾上腺素的合成是在胞浆内，在酪氨酸羟化酶的催化下合成多巴，多巴再经氨基酸脱羧酶作用生成多巴胺，然后被小泡摄取，在泡内经多巴胺 β-羟化酶催化形成去甲肾上腺素。多巴胺能神经元合成多巴胺的过程与去甲肾上腺的前两步过程相同，但因其小泡内不含多巴胺 β-羟化酶，因此，多巴胺被小泡摄取后就贮存其中。γ-氨基丁酸是谷氨酸经谷氨酸脱羧酶作用生成的。

递质合成后，贮存于小泡内，当神经冲动到达神经末梢时促发递质的释放。

递质的失活指递质作用于突触后膜发挥生理作用后，被迅速分解或转移而终止作用的过程。乙酰胆碱发挥作用后，被存在于突触后膜或效应器细胞膜上的胆碱酯酶作用，迅速分解为胆碱和乙酸而失去作用。去甲肾上腺素发挥作用后，大部分被突触前膜重摄入轴浆，其余部分经效应器细胞内的儿茶酚胺氧化酶和单胺氧化酶所破坏或被肝、肾所破坏。

（五）神经递质的受体

神经递质必须与相应的受体结合才能发挥作用（表9-3）。某些药物能与受体结合并产生与递质相似的生理效应，称之受体激动剂或递质拟似剂；还有些药物亦能与受体结合，但不能产生生理效应，从而妨碍递质与受体结合而不能发挥其作用，这些药物称为受体阻断剂。

1. 胆碱受体 能与乙酰胆碱结合发挥生理效应的受体称胆碱受体。按分布和效应不同又可为以下两类。

（1）毒蕈碱受体 能与毒蕈碱结合并产生乙酰胆碱样效应，故称为毒蕈碱型受体（M 受体），分布于副交感节后神经纤维所支配的效应器细胞膜上。乙酰胆碱与之结合所产生的效应称为毒蕈碱样作用（M 样作用），表现为瞳孔括约肌、支气管和胃肠平滑肌、膀胱逼尿肌收缩，消化腺分泌，心脏活动抑制，骨骼肌血管舒张，汗腺分泌等。阿托品是 M 型受体阻断剂，可阻断乙酰胆碱的 M 样作用。

（2）烟碱型受体　能与烟碱结合发挥生理效应的胆碱受体称为烟碱型受体（N 型受体），分布于自主神经突触后膜上的称为 N_1 受体，分布于骨骼肌终板膜上的称 N_2 受体。乙酰胆碱与之结合所产生的效应称为烟碱样作用（N 样作用），表现为肌肉震颤、心动过速、血压升高。

2. 肾上腺素能受体　指能与儿茶酚胺类物质（肾上腺素、去甲肾上腺素等）相结合的受体。它可分为两类，即 α 肾上腺素受体（α 受体）和 β 肾上腺素受体（β 受体）。儿茶酚胺与 α 受体结合产生的效应以兴奋为主，如血管收缩、子宫收缩、括约肌收缩、瞳孔散大等，也有抑制性的，如小肠平滑肌舒张。儿茶酚胺与 β 受体结合后对平滑肌产生抑制效应，如血管、子宫、小肠、支气管平滑肌舒张，但对心肌起兴奋作用。

β_1 受体主要分布于心肌，其作用是兴奋性的；β_2 受体主要分布于平滑肌，其作用是抑制性的。但分布于突触前膜的 β_2 受体的作用可能是兴奋性的。

3. 其他受体　除胆碱受体和肾上腺素受体外，还有多巴胺受体、5－羟色胺受体、γ－氨基丁酸受体、甘氨酸受体、阿片受体等。

表 9－3　自主神经递质的受体分布和效应

效应器		受体类型	效　应	受体类型	效应
眼	瞳孔开大肌	α_1	收缩（散瞳）	M	－
	瞳孔括约肌				收缩（缩瞳）
	睫状肌	β_2	舒张（远视）		收缩（近视）
心脏	窦房结	β_1、β_2	心率加快		心率减慢
	传导系统	β_1、β_2	传导加快		传导减弱
	心肌	β_1、β_2	收缩加强		收缩减弱
	冠状血管	α_1、α_2	收缩		舒张
		β_2	舒张		
血管	脑血管	α_1	收缩		舒张
	皮肤、黏膜	α_1、α_2	收缩		
	腹腔内脏血管	α_1	收缩		
		β_2	舒张		
支气管	平滑肌	β_2	舒张		收缩
	腺体	α_1	分泌减少		分泌
		β_2	分泌增加		

效应器		受体类型	效　应	受体类型	效应
胃肠道	胃运动和张力	β_2	减弱	M	增强
	肠运动和张力	α_2	减弱		增强
		β_2	减弱		增强
	胃括约肌	α_2、β_2	收缩		松弛
	胃腺	–	–		兴奋
膀胱	逼尿肌	β_2	舒张		收缩
	括约肌	α_1	收缩		舒张
子宫	平滑肌（妊娠）	α_1	收缩		不定
	平滑肌（妊娠、非妊娠）	β_2	松弛		
汗腺	一般汗腺	α	分泌		分泌
	掌心部位的汗腺				

三、中枢神经元间的联系方式

在中枢神经系统内神经元数目众多，联系复杂。神经元之间的联系方式主要有下列几种。

1. 辐散　一个神经元的轴突通过其分支与许多神经元建立突触联系，此种联系方式称辐散。它可使一个神经元的兴奋引起许多神经元同时兴奋或抑制，形成兴奋或抑制的扩散。辐散在感觉传导途径上多见。

2. 聚合　许多神经元的轴突末梢与同一个神经元建立突触联系的方式称为聚合。它能使许多神经元的作用集中到同一神经元，从而发生总和或整合作用。聚合在运动传出途径上多见。

3. 链状和环状联系　中间神经元之间的联系形式多种多样，多呈链状和环状。通过链状联系，可以在空间上扩大作用的范围。环状联系是一个神经元通过轴突侧支与中间神经元相连，中间神经元反过来再与该神经元发生突触联系，构成闭合环路。兴奋通过环状联系引起正反馈或负反馈效应。

四、中枢抑制

中枢神经系统的活动包括兴奋和抑制两个基本过程。抑制的主要方式有突触后抑制和突触前抑制。

（一）突触后抑制

突触后抑制是指发生在突触后膜上的超极化抑制。当一个神经元兴奋时，先引起抑制性中间神经元兴奋，其末梢释放的抑制性递质使突触后膜产生抑制性突触后电位（IPSP），从而引起突触后神经元抑制，这种抑制在中枢神经内普遍存在，使不同中枢的活动相互配合，反射活动更为协调。

（二）突触前抑制

突触前抑制是发生在突触前膜上的去极化抑制。它是通过轴－轴突触的活动来完成的。兴奋性神经元的突触前膜，在另一个神经元轴突末梢的影响下，即通过轴突－轴突式突触的活动，发生了去极化，使随之传来的动作电位幅值减小，释放兴奋性递质减少，突触后膜的兴奋性突触后电位（EPSP）亦减小，突触后神经元不易或不能发生兴奋，因而呈现抑制性效应。突触前抑制广泛存在于中枢神经系统内，尤其多见于感觉传入途径中，对外周传入中枢的感觉信息有控制作用。

第三节　神经系统的常见疾病

PPT

案例引导

案例　最近小明在看电视剧《都挺好》，电视剧中的主角苏大强是个 65 岁左右的老大爷，在老伴去世后，苏大强的性格大变，不但可劲作妖，折腾的几个孩子苦不堪言，脾气性格也是特别暴躁，动不动就会生气。原本观众以为苏大强是因为老伴的去世，性格才会变的那么快，但是结果是被诊断为阿尔茨海默病。后期苏大强的疾病程度逐渐加重，记忆也逐渐丧失，最后记忆定格在其女儿 15 岁即将高考的时间段，简直让观众都看得泪崩了。

讨论　你的身边有没有阿尔茨海默病的患者，他们都有哪些症状呢？

一、癫痫

癫痫俗称"羊痫风"或"羊癫风"，是由多种原因引起脑部神经元阵发性异常放电所致的发作性的运动感觉、意识、精神、自主神经功能异常的一种疾病。脑部兴奋性过高的神经元突然、过度的重复放电，导致脑功能突发性、暂时性紊乱，临床表现为短暂的感觉障碍、肢体抽搐、意识丧失、行为障碍或自主神经功能异常，称为癫痫发作。

（一）病因

根据癫痫的原因可以分为原发性（功能性）癫痫和继发性（症状性）癫痫两类。

1. 原发性癫痫　又称真性、特发性或隐源性癫痫，病因不明。患者的脑病并无可以解释症状的结构变化或代谢异常，而与遗传因素有较密切的关系。

2. 继发性癫痫　又称症状性癫痫，指能找到病因的癫痫，常见于多种脑部病损和代谢障碍，如先天性疾病（染色体异常）、产前期和围生期疾病（如产伤）、高热惊厥后遗症、外伤、感染中毒、颅内肿瘤、脑血管疾病、营养代谢性疾病等。

（二）临床症状

临床发作类型分为部分性发作和全面性发作。

1. 部分性发作 可分为单纯部分性发作、复杂部分性发作、局部发作后继全身性发作。

（1）单纯部分性发作（意识不会受到影响） 发作时不会失去意识，但会有动作性的症状，如局部肌肉或肢体的抽动或皮肤、嗅觉、视觉等感觉出现异常，伴有心率加快、血压变化、大小便异常等自主神经症状，在精神情绪方面可能会有失落感、陌生、恐惧等症状。

（2）复杂部分性发作（意识会受到影响） 特点为发作时出现各种精神症状或特殊感觉症状，随后发生意识障碍，有时开始发作即为意识障碍，部分可伴有自动症即患者在意识不清醒的情况下做一些无意识没有任何目的、无意义的行为或语言，如不自主走动、比手画脚、手舞足蹈、奔跑、踢打、胡乱摸索、重复的咀嚼、喊叫、胡言乱语、狂笑等怪异行为，对发作无记忆。

（3）局部发作后继全身发作 先出现单纯性或复杂性的局部发作后，继而出现全身性发作；或渐进式的先出现单纯性的局部发作，继而出现复杂性的局部发作，最后出现全身性的发作。

2. 全身性发作 大致分为以下类型。

（1）失神发作 临床特点是在活动时出现瞬间意识障碍，活动突然停止，呼之不应，两眼瞪视不动，没有任何反应的失神状态，有时会有眨眼、咀嚼的动作，发作过后，又能继续之前没有完成的行为，对发作无记忆。

（2）强直阵挛性发作 发作时会突然倒地、尖叫、意识丧失、牙关紧闭、眼睛上翻、口吐白沫、全身僵硬（头后仰、四肢呈僵硬伸直或弯曲、手握拳头），继而出现间歇性的抽搐而使全身抖动不止，有时会有大小便失禁。

二、帕金森病

（一）病因和发病机制

帕金森病是种中枢神经系统变性疾病，主要是因位于中脑部位黑质致密带的神经元缺失，多巴胺的合成减少，抑制乙酰胆碱的功能降低，乙酰胆碱的兴奋作用相对增强所导致。黑质细胞发生变性坏死的原因迄今尚未明了，可能与遗传和环境因素有关。目前较公认的学说为"多巴胺学说"和"氧化应激学说"。原因不明的多巴胺减少导致的震颤麻痹，即帕金森病。和帕金森病不同的是，帕金森综合征则是已知病因的一种综合征，脑的病理改变是大脑中脑黑质－纹状体通路遭到病变破坏，多巴胺神经元变性，以致多巴胺产生不足或不能传输多巴胺来维持正常神经功能所致。

（二）临床表现

临床常表现为静止性震颤、肌强直、运动减少、姿势障碍等。

1. 静止性震颤 震颤往往是发病最早期的表现，通常从某侧上肢远端开始，以拇指、示指及中指为主，出现搓丸样运动。然后逐渐扩展到同侧下肢和对侧肢体，晚期可波及下颌、唇、舌和头部。以后发展为仅于肢体静止时出现，所以称为静止性震颤，这是帕金森病震颤的最主要的特征。

2. 肌强直　帕金森病患者的肢体和躯体变得很僵硬。病变的早期多自一侧肢体开始，有僵硬感，并逐渐加重，出现运动迟缓、铅管样或齿轮样感觉。

3. 运动减少　在早期，由于上臂肌肉和手指肌的强直，患者的上肢往往不能做精细的动作，写字也逐渐变得困难，笔迹弯曲，越写越小，称"小写症"。面部肌肉运动减少，患者很少眨眼睛，双眼转动也减少，表情呆板，呈"面具脸"，行走呈"慌张步态"。

4. 姿势障碍　姿势障碍表现为身体屈曲姿势，步行时无上肢伴随动作，小步或前冲状态。

5. 其他表现　可有自主神经功能紊乱现象，如唾液和皮脂腺分泌增多，汗腺分泌增多或减少，大、小便异常和直立性低血压等。少数患者可合并痴呆或抑郁等精神症状。

你知道吗

帕金森病的外科新疗法

以往的手术治疗帕金森病是通过脑神经损毁手术——将部分脑神经损毁来控制帕金森病，但脑神经一旦损毁就无法复原，而且术后恢复也很困难。现在我国已经研制出一种新疗法：在脑内装入一个脑起搏器，控制器埋在患者胸部的皮下组织中，埋在皮下的一根电线从控制器经脖子到达脑部，导管末端是一个能定时输出从电波的机器，机器有开关，可自由控制，通过刺激患区能减轻甚至控制住患者的抖动，这种设备电池使用时间较长，而且不妨碍患者正常的生活，是目前来说一种比较好的治疗方案。

三、阿尔茨海默病

阿尔茨海默病又称老年痴呆症，是一种渐行性大脑退行性疾病。常起病于老年或老年前期，多缓慢进展且不可逆。主要表现为进行性记忆缺损、智能和人格障碍，以及语言障碍等，严重影响患者的社交、职业与生活功能。

（一）神经病理

1. 脑重量减轻，大脑皮质弥散性萎缩，脑回变窄，脑沟增宽，脑室扩大，神经元大量减少，并可见特征性的老年斑（SP）和神经原纤维缠结（NFT）改变。

2. 乙酰胆碱含量显著减少，乙酰胆碱转移酶活性显著降低，特别是海马和新皮质部位。

（二）临床表现

1. 记忆障碍（先近期后远期）　早期以近记忆下降为主，疾病后期远记忆也受累及，日常生活受到影响。

2. 认知障碍

（1）定向力障碍　学习新知识困难，工作主动性下降，承担新任务无法胜任，并随时间推移而加重。

（2）失语 语言功能受损，叫不出人名和物品名称，直至完全无法沟通。

（3）失用 渐渐不能完成各种日常活动。

（4）失认 再认能力丧失，在非常熟悉的地方也会迷失方向。

（5）智力下降 计算力、概括能力、工作能力下降。

3. 精神障碍 在阿尔茨海默病期间，患者经常会出现以下精神症状。

（1）异常敏感、多疑、易激惹、易伤感，焦虑、抑郁。

（2）终日忙碌，重复无意义的动作，无目的的徘徊，半夜起床活动或吵闹不休等。

（3）终日无所事事，寡言少动，部分忽略进食或贪食。

你知道吗

生活中预防阿尔茨海默病的方法其实非常普通：积极用脑、适度运动、情绪乐观、注意起居饮食要有规律。除此之外，老年人应保持活力，多看书，学习新事物，培养多种业余爱好，可活跃脑细胞，防止大脑老化。

四、脑出血

脑出血是指非外伤性脑实质内血管破裂引起的出血，占脑卒中的 20%～30%，是脑卒中最严重的类型，早期死亡率很高，幸存者中多数留有后遗症。

（一）主要病因

脑动脉硬化是最常见的原因，大多见于中老年人，常伴有高血压病史。动脉硬化的发生和发展常常与高血脂、糖尿病、高血压、血管的老化、吸烟等因素密切相关。其他血管病变包括脑血管畸形、淀粉样脑血管病、囊性血管瘤、颅内静脉血栓形成、动脉炎等。此外，抗凝及抗血小板或溶栓治疗、血液病、颅内肿瘤等也可致病。

（二）发病机制

脑出血主要是在动脉硬化的基础上血压升高所致，大多数患者发病前有高血压病史。在用力过猛、情绪激动、气候变化、过度劳累和酗酒等诱发因素作用下，血压骤然升高；长期高血压病史导致脑动脉硬化、血管壁玻璃样变，形成动脉瘤而容易发生破裂，导致脑出血的发生。

（三）临床表现

常见于 50 岁左右的中年患者，冬、春季易发，常常在活动或情绪激动时发病。出血前多无预兆，半数患者可出现剧烈头痛，常伴有呕吐，出血后血压明显升高。临床症状常在数分钟至数小时达到高峰，病情严重者迅速转入意识模糊或昏迷。临床症状、体征因出血部位及出血量不同而异。

1. 一般症状

（1）意识障碍 大部分患者均有不同程度的意识障碍，表现为嗜睡、意识模糊、昏睡甚至昏迷。意识障碍的程度是判断病情轻重和预后的重要指标。

（2）头痛和呕吐　是脑出血最常见的症状，可单独或同时出现。脑叶和小脑出血头痛最严重。头痛和呕吐同时出现是颅内压增高的指征之一。

（3）血压增高　是脑出血发病的重要原因与伴随表现。血压增高和心搏及脉搏缓慢同时存在，往往是颅压增高的重要指征。

（4）癫痫发作　部分患者可出现癫痫发作，多为局灶性和继发性全身发作，表现为面部、四肢甚至全身抽搐，可伴有意识丧失。

2. 局灶症状和体征

（1）内囊出血　为脑出血最常见的类型。常常出现典型的"三偏"症状，患者出现偏身感觉丧失、对侧偏瘫和偏盲。急性期伴有两眼向患侧凝视，位于优势半球可出现失语。病情严重者发病后即可进入深昏迷，生命体征不稳定，嘶声呼吸，反复呕吐咖啡色液体，可出现两侧瞳孔大小不等。

（2）丘脑出血　若出血量较大，临床常表现为偏瘫、偏身感觉缺失、上凝视麻痹、瞳孔缩小及对光反射消失、失语、眼球向病灶侧凝视、偏盲等。

（3）尾状核出血　极易破入脑室，临床上最常表现为急性发病的头痛、呕吐，出现颈强直等脑膜刺激征，并伴有一定程度的意识障碍、短暂性近记忆力障碍，临床上难与蛛网膜下隙出血鉴别。

（4）脑桥出血　是脑干出血最高发的部位。脑桥少量出血症状较轻，出血量大时，症状很快达高峰，常表现为深度昏迷、呼吸异常、高热、四肢瘫痪、去大脑强直、瞳孔可缩小至针尖样但对光反射良好，可有凝视麻痹、双侧锥体束征阳性。预后不良，多数死亡。

（5）小脑出血　发病可呈急性、亚急性或慢性。急性小脑出血的临床表现为突然枕或额叶头痛，头晕、眩晕、恶心、反复呕吐，不能站立和行走。患者多有躯干或肢体共济失调，同侧凝视麻痹，瞳孔缩小但对光反射好。水平眼球震颤、面肌无力常见。出血量较少患者可只表现呕吐，有或无头痛，步态不稳或肢体共济失调有或不明显；大量出血时可造成急性梗阻性脑积水和颅内压急剧升高，导致脑疝和死亡，应紧急处理。

（6）脑室出血　原发性脑室出血在临床上可表现为突然头痛、呕吐，患者迅速进入昏迷，或昏迷逐渐加深，双侧瞳孔缩小，双侧病理反射阳性，可出现去大脑强直等。

你知道吗
_____

　　40岁以上中老年人增强自身保健意识，定期健康体检，及时发现高血压、冠心病、高血脂及糖尿病等；积极治疗易引起脑出血的原发病，治疗高血压和动脉硬化必须长期、有效、积极地控制血压在正常范围内；保持良好的精神状态，养成良好的生活方式，避免情绪波动和激烈运动；养成定时排便的良好习惯，防止便秘。

五、脑血栓

脑血栓形成是脑梗死最常见的类型，是指脑动脉在粥样硬化等病变基础上发生血栓形成，导致血管管腔狭窄、闭塞，局部血流减少或中断，引起供血区脑组织缺血、缺氧而致坏死，出现一系列局灶性神经系统临床表现。

（一）病因和发病机制

1. 脑动脉病变　脑动脉粥样硬化是本病最基本、最常见的病因。脑动脉粥样硬化、高血压性动脉硬化、动脉炎等血管病变并发溃疡时，病变部位血小板凝集、血栓形成，导致病变的脑动脉血流减少甚至中断，供血区脑组织发生梗死。患者常伴高血压，与动脉粥样硬化互为因果，糖尿病和高脂血症也可加速动脉粥样硬化的进程。

2. 血液凝固性增高　红细胞增多症、血小板增多症、弥漫性血管内凝血等可引起血小板凝集力增强、血黏度增高而致血液凝固性增高，促使血栓形成引发本病。

3. 其他　本病还可能与脑血管痉挛、来源不明的微栓子、抗凝血酶Ⅲ缺乏等原因有关。

（二）临床表现

常见于 50 岁以上中老年患者，多伴有高血压、冠心病和糖尿病病史。本病起病相对较慢，数小时甚至 1~2 天达到高峰，大多数患者在安静状态下或睡眠中发病。大多数患者无头痛、呕吐、意识障碍等全脑症状。脑梗死的临床综合征有以下主要表现。

1. 颈动脉系统脑梗死　主要表现为病变对侧肢体瘫痪、感觉障碍及偏盲，优势半球病变常伴不同程度的失语、非优势半球病变伴失用或认知障碍等。少数发生意识障碍、共济失调、不随意运动等。

2. 椎－基底动脉系统脑梗死　可出现偏盲、近记忆力下降等，累及脑干或小脑可出现眩晕、复视、吞咽困难、霍纳综合征、四肢瘫痪、共济失调等，病情危重患者可致死亡。

3. 腔隙性脑梗死　是指脑或脑干深部血管直径较小的穿通动脉阻塞所引起的缺血性小梗死。主要见于高血压患者，一般预后良好，但多发性腔隙性脑梗死在临床上常表现为纯运动性偏瘫、纯感觉性卒中、轻偏瘫及共济失调和构音障碍－手笨拙综合征这四种临床综合征。

<u>你知道吗</u>

脑血栓的预防保健方式：40 岁以上中老年人增强自身保健意识，定期健康体检，及时发现血管危险因素，并接受规范的治疗，如高血压、冠心病、高血脂、糖尿病、吸烟、肥胖等常见的血管危险因素应及时处理。

实训九　脊髓反射的基本特征和反射弧的分析

【实训目的】

1. 学习脊蟾蜍的制作方法。
2. 学习测定反射时的方法。
3. 通过对脊蛙的屈肌反射的分析，探讨反射弧的完整性与反射活动的关系。

【实训原理】

在中枢神经系统的参与下，机体对刺激所产生的适应反应过程称为反射。较复杂的反射需要由中枢神经系统较高级的部位整合才能完成，较简单的反射只需通过中枢神经系统较低级的部位就能完成。将动物的高位中枢切除，仅保留脊髓的动物称为脊动物。此时动物产生的各种反射活动为单纯的脊髓反射。反射活动的结构基础是反射弧。典型的反射弧由感受器、传入神经、神经中枢、传出神经和效应器五个部分组成。反射弧任何一个环节的解剖结构或生理完整性一旦受到破坏，反射活动就无法实现。

【实训器材】

蛙（或蟾蜍）、蛙类手术器械、铁支柱、玻璃平皿、烧杯（500ml 或搪瓷杯）、小滤纸（约1cm×1cm）、纱布、1% 硫酸溶液。

【操作步骤】

1. 制备脊蛙　用左手拇指和示指，从蛙背侧捏住腹部脊柱，右手用剪刀伸入蛙口中，在鼓膜的后面（约在延髓与脊髓间）剪去头部，即为脊蛙（或脊蟾蜍）。放置五分钟后，用蛙嘴夹夹住蛙的下颌，挂在支柱台上（图9-9）。

2. 检查左侧屈腿反射　将左后肢趾尖浸入盛有1% 硫酸的平皿内，观察屈腿反射有无发生。然后用烧杯盛清水洗去皮肤上的硫酸溶液，并用纱布擦干。

3. 去感受器　在左后肢趾关节上皮肤做一个环形切口，将切口以下的皮肤全部剥除（趾尖皮肤一定要剥除干净），重复步骤2，观察屈腿反射有无发生。

4. 再次检查左侧屈腿反射　将浸有1% 硫酸溶液的小滤纸片贴在蛙的左后肢的皮肤上，观察屈腿反射有无发生，然后用烧杯盛清水洗去皮肤上的滤纸片和硫酸溶液，并用纱布擦干。

5. 检查右侧屈腿反射　将右后肢趾尖浸入盛有1% 硫酸的平皿内，观察屈腿反射有无发生。然后用烧杯盛清水洗去皮肤上的硫酸溶液，并用纱布擦干。

6. 剪断坐骨神经　在右侧大腿背侧剪开皮肤，在股二头肌和半膜肌之间分离找出坐骨神经并剪断，重复步骤5，观察屈腿反射有无发生。

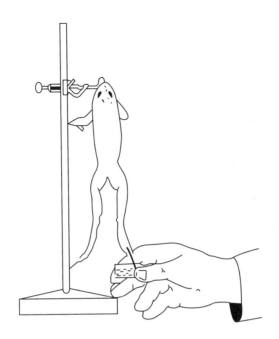

图 9 - 9　反射弧分析的装置图

7. 搔扒反射　将浸有 1% 硫酸溶液的小滤纸片贴在蛙的下腹部，观察有无搔扒反射。然后用烧杯盛清水洗去皮肤上的硫酸滤纸，并用纱布擦干。

8. 以探针捣毁蛙的脊髓后再重复步骤 7。

温馨提示

1. 制备脊蛙时，颅脑离断的部位要适当，太高因保留部分脑组织而可能出现自主活动，太低又可能影响反射的产生。

2. 用硫酸溶液或浸有硫酸的纸片处理蛙的皮肤后，应迅速用清水清洗，以清除皮肤上残存的硫酸，并用纱布擦干，以保护皮肤并防止冲淡硫酸溶液。

3. 浸入硫酸溶液的部位应限于一个趾尖，每次浸泡面积也应一致，切勿浸入太多。

4. 剥皮时，必须将足趾皮肤剥干净。

5. 剥离神经时用玻璃分针，不能用金属器械刺激神经。

【实训结果与思考】

1. 说出有反射活动时的反射弧的组成。

2. 右侧坐骨神经被剪断后，动物的反射活动发生了什么变化？这是损伤了反射弧的哪一部分？

3. 剥去趾关节以下皮肤后，不再出现原有的反射活动，为什么？

目标检测

一、单项选择题

1. 以下不属于外周神经系统的是（　　）。

  A. 脑神经   B. 脊神经   C. 内脏神经   D. 脊髓

2. 脊髓有节段性，依次发出多少对脊神经（　　）。

  A. 30 对   B. 31 对   C. 32 对   D. 33 对

3. 膝跳反射是由哪个神经控制完成的（　　）。

  A. 脑干   B. 端脑   C. 小脑   D. 脊髓

4. 以下不属于脑干结构的是（　　）。

  A. 延髓   B. 脑桥   C. 中脑   D. 间脑

5. 下丘脑属于哪一个部位的结构（　　）。

  A. 脑干   B. 端脑   C. 小脑   D. 间脑

6. 听觉中枢位于哪一个部位（　　）。

  A. 脑干   B. 端脑   C. 小脑   D. 间脑

7. 联络同侧大脑半球各叶或各回的纤维，称之为（　　）。

  A. 连合纤维   B. 联络纤维   C. 投射纤维   D. 浦肯野纤维

8. 脑和脊髓的外面包有三层膜，由外向内依次是（　　）。

  A. 硬膜 – 蛛网膜 – 软膜   B. 蛛网膜 – 硬膜 – 软膜

  C. 软膜 – 蛛网膜 – 硬膜   D. 硬膜 – 软膜 – 蛛网膜

9. 具有协调随意运动、维持身体平衡、调节肌紧张功能的器官是（　　）。

  A. 脑干   B. 端脑   C. 小脑   D. 间脑

10. 具有调节心跳、呼吸、血压等人体基本生命活动功能的器官是（　　）。

  A. 脑干   B. 端脑   C. 小脑   D. 间脑

11. 一个神经元的轴突通过其分支与许多神经元建立的突触联系，称之为（　　）。

  A. 辐散   B. 聚合

  C. 链状联系   D. 环状联系

12. 许多神经元的轴突末梢与同一个神经元建立突触联系的方式称为（　　）。

  A. 辐散   B. 聚合

  C. 链状联系   D. 环状联系

13. 短暂的感觉障碍、肢体抽搐、意识丧失、行为障碍或自主神经功能异常等是以下哪一种疾病的典型临床表现（　　）。

  A. 癫痫   B. 帕金森病

  C. 阿尔茨海默病   D. 脑出血

14. 静止性震颤、肌强直、运动减少、姿势障碍等是以下哪一种疾病的典型临床表现（　　　）。

A. 癫痫 　　　　　　　　　　　　　 B. 帕金森病

C. 阿尔茨海默病 　　　　　　　　　 D. 脑出血

15. 进行性记忆缺损、智能和人格障碍，以及语言障碍等是以下哪一种疾病的典型临床表现（　　　）。

A. 癫痫 　　　　　　　　　　　　　 B. 帕金森病

C. 阿尔茨海默病 　　　　　　　　　 D. 脑出血

16. 以下哪种疾病是高血压的并发症之一（　　　）。

A. 癫痫 　　　　　　　　　　　　　 B. 帕金森病

C. 阿尔茨海默病 　　　　　　　　　 D. 脑出血

17. 神经元之间互相接触并传递信息是通过（　　　）来进行的。

A. 突触 　　　 B. 细胞体 　　　 C. 神经元 　　　 D. 细胞质

二、思考题

1. 简述脑的组成及其生理功能。

2. 简述阿尔茨海默病的临床表现。

书网融合……

微课 　　　 划重点 　　　 自测题

▶▶ 第十章 内分泌系统

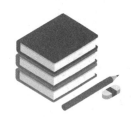

学习目标

知识要求

1. **掌握** 甲状腺激素、糖皮质激素及胰岛素的生理功能；甲状腺功能亢进症和糖尿病的临床表现。

2. **熟悉** 肾上腺素、去甲肾上腺素、生长激素、胰高血糖素的生理功能。

3. **了解** 其他内分泌腺所分泌的激素及主要功能。

能力要求

1. 能够正确识别人体主要内分泌腺的位置。

2. 学会测血糖。

案例引导

案例 女子小兰因为得了肾病需要长期大剂量服用激素治疗，以前长得很漂亮的她现在变成了"满月脸""向心性肥胖"的样子，让她很苦恼。

讨论 小兰服用的是什么激素？为什么会出现这样的体型？

第一节 内分泌系统的形态结构

PPT

一、内分泌腺和内分泌系统

内分泌系统由内分泌腺和分散存在人体某些组织器官中的内分泌细胞所组成。由于其分泌物直接进入血液或其他体液中，故称内分泌。

内分泌腺是指在结构上独立存在、肉眼可见，由一群特化的细胞组成的腺体。人体主要的内分泌腺有垂体、甲状腺、甲状旁腺、肾上腺、胰岛、性腺、松果体和胸腺（图10-1）。内分泌腺的组织结构有以下特点：①无导管，故又称无管腺；②体积小，重量轻，最大的甲状腺也不过只有20～40g；③腺细胞通常排列成索状、团状或围成滤泡状；④腺组织有丰富的血液供应和自主神经分布；⑤其结构和功能活动有显著的年龄变化。

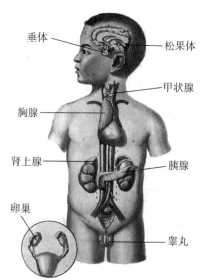

图 10-1　内分泌腺概观

内分泌系统是机体的功能调节系统，通过分泌各种激素发布调节信息，维护机体的新陈代谢，调节生长发育、生殖及衰老等过程，维持机体内环境稳定。

二、甲状腺和甲状旁腺

（一）甲状腺

甲状腺是人体最大的内分泌腺，位于颈前部，呈"H"形，由左、右两个侧叶和中间的峡部构成（图10-2）。甲状腺的左、右侧叶分别位于喉和气管颈部的两侧，上端可达甲状软骨中部，下端可达第6气管软骨环高度。甲状腺峡部连接左右侧叶，位于第2~4气管软骨的前方。甲状腺借结缔组织附于喉软骨上，吞咽时，甲状腺可随喉上、下移动。甲状腺过度肿大时，可压迫喉和气管而发生呼吸困难和吞咽困难。甲状腺由大量甲状腺滤泡和滤泡旁细胞组成，甲状腺滤泡能合成和分泌甲状腺激素，滤泡旁细胞能分泌降钙素。

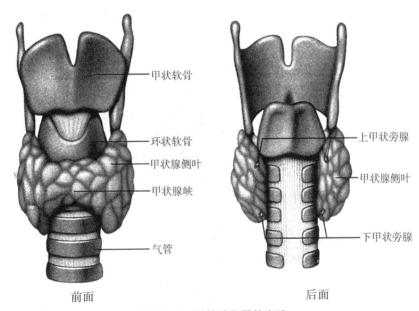

| 前面 | 后面 |

甲状软骨
环状软骨
甲状腺侧叶
甲状腺峡
气管

上甲状旁腺
甲状腺侧叶
下甲状旁腺

图 10-2 甲状腺和甲状旁腺

（二）甲状旁腺

甲状旁腺为棕黄色、黄豆大小的扁圆形小体，位于甲状腺左、右侧叶的后缘，上、下各有一对，有时也埋藏于甲状腺的实质内（图10-2）。甲状旁腺的腺细胞有主细胞和嗜酸性细胞两种，后者功能尚不明确，主细胞主要分泌甲状旁腺激素。

三、肾上腺

肾上腺位于肾的上内方，为成对的实质性器官，左、右各有一个，左侧肾上腺呈半月形，右侧呈三角形。肾上腺实质可分为皮质和髓质两部分。

（一）肾上腺皮质

肾上腺皮质根据细胞排列特点，由外向内可分为球状带、束状带和网状带。球状带的腺细胞排列成团球形，主要分泌盐皮质激素（主要是醛固酮）；束状带位于皮质中间，其腺细胞排列成索，分泌糖皮质激素（主要是皮质醇）；最内层靠近髓质的为网状带，腺细胞排列不规则，主要分泌雄激素，也分泌少量雌激素和糖皮质激素。

（二）肾上腺髓质

肾上腺的髓质与皮质网状带交接处参差不齐，界限不清。髓质的腺细胞体积较大，若用铬盐处理标本，胞质内可见黄褐色的嗜铬颗粒，故又称嗜铬细胞。它能分泌肾上腺素和去甲肾上腺素，两者都是儿茶酚胺类的激素。

四、垂体

垂体位于颅底的垂体窝内，以漏斗连于下丘脑。垂体是一个椭圆形小体，呈浅红色，成年人的垂体约豌豆大，重约0.6g。垂体包括腺垂体和神经垂体两部分（图10－3）。腺垂体主要由腺细胞构成，根据腺细胞着色不同，将其分为嗜酸性细胞、嗜碱性细胞和嫌色细胞。嗜酸性细胞分泌生长激素和催乳素；嗜碱性细胞分泌促甲状腺激素（TSH）、促肾上腺皮质激素（ACTH）、促性腺激素；嫌色细胞功能尚不清楚。

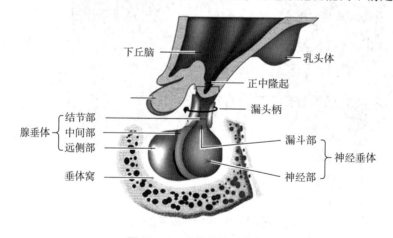

图 10 – 3　垂体结构示意图

五、胰岛

胰岛是散在于胰腺腺泡之间的许多细胞团，由柏林医生郎罕1869年首先发现，故又称"郎罕小岛"。人体胰腺中有10万~100万个胰岛，但仅占胰腺总体积的1%~2%。人类的胰岛细胞按其染色和形态学特点，主要分为A细胞、B细胞、D细胞及PP细胞。A细胞占20%，分泌胰高血糖素；B细胞占60%~70%，分泌胰岛素；D细胞分泌生长抑素；PP细胞分泌胰多肽。胰岛素和胰高血糖素是机体调节糖、脂肪及蛋白质代谢的重要激素。

六、性腺

性腺也称为生殖腺，详见本书第十一章生殖系统。

七、松果体

松果体为一淡红色的椭圆形小体，位于背侧丘脑的后上方，因形似松果而得名。儿童时期较发达，一般 7 岁左右开始退化。松果体细胞分泌褪黑素，具有防止性早熟的作用。

八、胸腺

胸腺是一个免疫器官，兼有内分泌功能。胸腺的上皮细胞能分泌多种激素，如胸腺素、胸腺生长素、胸腺刺激素等。这些激素能促进 T 细胞的分化成熟，并获得免疫活性。

第二节 内分泌系统的生理功能

PPT

一、激素

内分泌腺或散在的内分泌细胞所分泌的具有传递调节信息的高效能生物活性物质，称为激素。激素直接进入血液或淋巴液流遍全身，对人体的新陈代谢、生长发育、内脏活动和生殖功能都具有重要的调节功能。对激素引起效应的器官或细胞称为靶器官或靶细胞。

（一）激素的分类

激素按其化学性质可分为含氮激素和类固醇激素两类。

1. 含氮激素 体内多数内分泌腺分泌的激素属于此类，如胰岛素、肾上腺素、甲状腺激素、胃肠激素、腺垂体激素等。含氮类激素除甲状腺激素外，均易被消化酶破坏，作为药物使用时一般不宜口服。

2. 类固醇激素 主要包括肾上腺皮质激素（如皮质醇、醛固酮）和性激素（如雄激素、雌激素和孕激素）。类固醇激素不容易被消化酶破坏，可口服使用。

（二）激素作用的一般特性

1. 特异性 激素随血流分布到全身各处，与组织细胞广泛接触，但它只选择性地作用于某些器官、组织、细胞。激素选择作用的对象分别称为该激素的靶器官、靶腺、靶组织、靶细胞。激素与靶的特异关系是内分泌系统发挥特异调节效应的基础。

2. 高效性 激素是高效能的生物活性物质，它在血液中含量甚微但发挥作用却很大。若某内分泌腺分泌的激素过多或不足，可引起人体的功能或代谢明显异常。

3. 相互性 不同的激素有各自不同的作用，但是它们却是互相联系、互相影响的，主要表现如下。

（1）协同作用　是指多种激素联合作用时所产生的倍增效应，即大于各激素单独作用所产生效应的总和。如生长激素和肾上腺素，虽然它们的作用环节不同，但均能升高血糖。

（2）拮抗作用　是指两种不同的激素调节同一生理活动时，产生相互对抗的效应。如胰岛素能降低血糖，而肾上腺素能升高血糖。

（3）允许作用　是指某种激素本身并不能直接对某器官或细胞产生生理效应，然而它的存在却是另一激素发挥效应的必备条件。如糖皮质激素本身对血管平滑肌并没有收缩作用，但缺乏它时，去甲肾上腺素的缩血管作用则难以发挥。

4. 传递性　激素在内分泌细胞与靶细胞之间充当"化学信使"的作用，激素作为细胞间的信息传递者，不构成细胞成分，也不能提供能量，只是将各种信息从内分泌细胞传递给靶细胞，以调节人体的生理活动。

你知道吗

　　在晴空万里的天气里，人会感到精神抖擞，心情舒畅，这主要是由于气压和人体内的激素在起作用。专家指出，出现这种现象，主要是人体中的几种激素在起作用。当阴雨天气阳光较弱时，人体内的松果体分泌出较多的松果激素，同时甲状腺激素、肾上腺激素的浓度相对较低，而它们是唤起细胞工作的激素，它们一减少，细胞就会"偷懒"，变得极不活跃，人也会显得无精打采。而晴好天气里，松果体分泌出较少的松果激素，甲状腺激素、肾上腺激素的浓度则相对较高，人体内的细胞就会变得非常活跃，人就会感到精神抖擞。另外，晴好天气时气压较高，人体的呼吸就感到舒畅。

（三）激素信息的传递方式

　　激素是机体细胞间传递信息的化学物质，它从分泌的部位到达靶细胞可经多种方式传递。

1. 内分泌方式　激素分泌后，经血液运输至距离分泌部位较远的靶细胞发挥作用，这种方式又称为远距分泌，如腺垂体分泌的各种激素等。

2. 旁分泌方式　某些激素分泌后可直接经组织液扩散而作用于邻近的细胞，如胃肠激素。

3. 自分泌方式　激素分泌到细胞外后返回作用于分泌该激素的细胞自身，发挥自我反馈调节作用，如前列腺素等。

4. 神经分泌方式　某些神经细胞也能分泌激素，这种方式称神经分泌或神经内分泌，其分泌的激素称为神经激素，如下丘脑肽能神经元分泌的下丘脑调节肽及下丘脑视上核、室旁核分泌的抗利尿激素和缩宫素。

二、甲状腺

甲状腺分泌两种激素，即甲状腺激素和降钙素。降钙素的功能顾名思义，能使人体血钙浓度降低。

甲状腺激素主要包括甲状腺素，又称四碘甲腺原氨酸（T_4）和三碘甲腺原氨酸（T_3），它们都是酪氨酸碘化物。碘和甲状腺球蛋白是合成甲状腺激素的原料。甲状腺激素的主要作

用是促进机体的新陈代谢和维持正常的生长发育。

（一）甲状腺激素的生理作用

1. 对代谢的影响

（1）能量代谢 甲状腺激素能促进大多数组织细胞的氧化过程，使人体耗氧量及热量增加，提高能量代谢水平。临床上甲状腺功能亢进时，患者因产热过多而表现为怕热多汗，基础代谢率增高。甲状腺功能低下时，患者产热不足而喜热怕冷，基础代谢率降低。

（2）糖代谢 甲状腺激素能促进小肠对葡萄糖的吸收，增强糖原分解与糖异生，因此，甲状腺激素有升高血糖的趋势，但它同时能促进外周组织对糖的利用，又有降低血糖的作用。故甲状腺功能亢进的患者吃糖稍多即可出现高血糖，甚至糖尿，但随后又快速降低。

（3）脂肪代谢 甲状腺激素可促进脂肪的分解氧化和胆固醇的合成，但更主要的是它能促进胆固醇转化为胆酸排出。因此甲状腺功能亢进患者，血中胆固醇含量低于正常，甲状腺功能低下的患者血中胆固醇增高，易患动脉粥样硬化。

（4）蛋白质代谢 生理情况下，甲状腺激素能促进蛋白质合成，有利于幼年时期机体的生长发育。但甲状腺激素分泌过多时，则加速蛋白质的分解，以致患者消瘦、乏力，并导致血钙升高和骨质疏松。甲状腺激素分泌不足时，蛋白质合成减少，但组织间的黏蛋白增多，出现黏液性水肿。

2. 对生长发育的影响 甲状腺激素能促进人体的生长发育，特别是对脑和长骨的发育尤其重要。甲状腺激素还能促进组织分化、生长与发育成熟。如胚胎时期缺碘而导致甲状腺激素合成不足或出生后甲状腺功能低下的婴幼儿，可导致脑和长骨的发育明显障碍，表现为智力低下、身材矮小，称为呆小症或克汀病。

3. 对神经系统的影响 甲状腺激素能提高中枢神经系统的兴奋性，因此甲状腺功能亢进患者常有性情急躁、喜怒无常、兴奋失眠等症状。甲状腺功能低下的患者常有感觉迟钝、行为迟缓、表情淡漠、嗜睡等兴奋性降低的表现。

4. 对心血管系统的影响 甲状腺激素能使心率加快，心肌收缩力增强、心输出量增多。临床上常利用心率作为判断甲状腺功能亢进或低下的一个敏感而重要的指标。甲状腺功能亢进的患者表现为心动过速、心肌肥大，甚至因心肌过度劳累而导致心力衰竭。

5. 对胃肠活动的影响 甲状腺激素可增强胃肠蠕动和增加消化腺的分泌。甲状腺功能亢进症患者可出现食欲增强，胃肠蠕动加速，胃排空加快，肠道吸收减少，甚至出现顽固性吸收不良性腹泻；甲状腺功能低下时，可出现腹胀和便秘。

（二）甲状腺功能的调节

甲状腺功能主要受下丘脑和腺垂体的调节，形成下丘脑 – 腺垂体 – 甲状腺轴 3 级调节系统。此外，甲状腺还有明显的自身调节。下丘脑 – 腺垂体 – 甲状腺轴的调节：下丘脑释放的促甲状腺激素释放激素（TRH）能促进腺垂体分泌促甲状腺激素（TSH），促甲状腺激素又能刺激甲状腺增生和甲状腺激素（T_3、T_4）的合成、释放。

1. 甲状腺的反馈调节 血中甲状腺激素的高低，对 TSH 的分泌具有经常性的反馈调节作用。当血中 T_3、T_4 水平增高时，可反馈性抑制腺垂体 TSH 的分泌，使 T_3、T_4 的合成与释放减少；血中 T_3、T_4 水平降低时，对腺垂体 TSH 分泌的抑制作用则减弱，TSH 分泌增多，使 T_3、T_4 的合成与释放增加，从而维持血中 T_3、T_4 含量的相对稳定（图 10 – 4）。

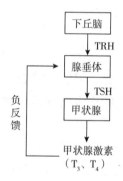

图 10 – 4　甲状腺分泌调节的示意图

2. 甲状腺的自身调节 甲状腺可根据机体碘量的多少，调整自身摄取碘和合成甲状腺激素的能力，称为甲状腺的自身调节。当血碘水平过高时，甲状腺摄碘能力下降，使甲状腺激素的合成不致过多；当碘供应不足时，甲状腺摄碘能力增强，甲状腺激素的合成增加，以满足机体之需。

若长期缺碘，超过自身调节的限度，血中 T_3、T_4 水平将降低，通过反馈调节可使 TSH 分泌增多，刺激甲状腺细胞增生，腺体肿大，称"大脖子病"或地方性甲状腺肿。

三、甲状旁腺

甲状旁腺分为主细胞和嗜酸性细胞两种。主细胞是构成甲状旁腺的主要细胞，能合成和分泌甲状旁腺激素。嗜酸性细胞目前功能尚不清楚。甲状旁腺激素是体内调节血钙浓度最主要的激素，它的主要作用是升高血钙、降低血磷。临床上进行甲状腺手术时，若不慎误将甲状旁腺摘除，将导致严重的低血钙，患者出现手足抽搐，若不及时治疗，可因喉部肌肉痉挛而窒息死亡。

1. 对骨组织的作用　骨骼是体内最大的钙库。甲状旁腺激素一方面可提高骨细胞膜对 Ca^{2+} 的通透性和动员骨钙入血；另一方面甲状旁腺激素可促进破骨细胞的生成并增强破骨细胞的溶骨活动，使钙大量入血，从而升高血钙。

2. 对肾的作用　甲状旁腺激素可抑制近曲小管对磷的重吸收并促进远曲小管对钙的重吸收，使血钙升高，血磷降低。

3. 对肠的作用　甲状旁腺激素可激活羟化酶，促进活性更高的 1，25 - 二羟维生素 D_3 的生成，促进小肠对钙的吸收，使血钙升高。

四、肾上腺

（一）肾上腺皮质激素

肾上腺皮质激素主要有糖皮质激素和盐皮质激素两种。

1. 糖皮质激素　主要是由肾上腺皮质束状带细胞分泌。人体糖皮质激素以皮质醇（氢化可的松）为主，它的主要作用如下。

（1）对物质代谢的影响　在糖代谢方面，糖皮质激素能促进肝的糖异生，增加肝糖原贮备。同时还能抑制外周组织细胞对糖的利用，因而使血糖呈上升趋势。因而糖尿病患者要慎用或禁用糖皮质激素。在脂肪代谢方面，糖皮质激素对不同部位脂肪的作用不同，它可使四肢脂肪组织分解，而面部和躯干脂肪合成增多。肾上腺皮质功能亢进或长期大量应用糖皮质激素者，可出现面圆（满月脸）、背厚、躯干发胖（水牛背）而四肢消瘦的"向心性肥胖"的特殊体型。在蛋白质代谢方面，糖皮质激素能促进肝外组织的蛋白质分解，特是肌肉组织，因此当糖皮质激素分泌过多或长期使用时，可引起肌肉萎缩、骨质疏松、生长停滞、皮肤变薄等症状。在水盐代谢方面，糖皮质激素可增加肾血流量，有利于水的排出，还有较弱的保钠排钾作用。

（2）在应激反应中的作用　当人体突然受到出血、创伤、冷冻、饥饿、疼痛、感染、惊恐等各种有害刺激时，将立即引起血中促肾上腺皮质激素和糖皮质激素的大量分泌，引起机体一系列适应性和耐受性的反应，称为应激反应。通过应激反应，可增强人体对有害刺激的抵抗能力，对维持生命起重要作用。此外，大量糖皮质激素具有抗炎、抗毒、抗过敏、抗休克等药理作用。

（3）对其他组织器官的作用　糖皮质激素可使血液中的红细胞、血小板和中性粒细胞数量增加，而使淋巴细胞和嗜酸性粒细胞数量减少；能提高血管平滑肌对儿茶酚胺的敏感性，从而提高儿茶酚胺的缩血管效应，对维持正常动脉血压具有重要意义；能促进胃酸和胃蛋白酶原的分泌，若长期大量应用可诱发或加重消化性溃疡，溃疡病者慎用或禁用；小量的糖皮质激素能使人体产生欣快感，大剂量则出现思维不集中、烦躁不安以及失眠等现象。

2. 盐皮质激素　主要是由肾上腺皮质的球状带分泌，它的主要作用是调节水盐代谢。在这类激素中醛固酮为代表，具有保钠排钾的作用。当盐皮质激素分泌减少时，可引起低血钠、高血钾、脱水和循环衰竭等现象。此外，盐皮质激素也兼有糖皮质激素的作用，只是作用比较弱。

（二）肾上腺皮质激素分泌的调节

1. 盐皮质激素分泌的调节 醛固酮的分泌受肾素－血管紧张素－醛固酮系统和血钠、血钾水平的调节。

2. 糖皮质激素分泌的调节 糖皮质激素的分泌主要受下丘脑－腺垂体－肾上腺皮质轴调节。下丘脑释放的促肾上腺皮质激素释放激素（CRH）可促进腺垂体分泌促肾上腺皮质激素（ACTH），ACTH则可促进肾上腺皮质的生长发育和刺激糖皮质激素的合成与释放。同时，血中糖皮质激素水平可反馈性调节促肾上腺皮质激素释放激素和促肾上腺皮质激素的分泌（图10-5）。临床上，长期使用糖皮质激素的患者，可反馈性抑制腺垂体促肾上腺皮质激素的释放，导致肾上腺皮质萎缩。若突然停药，将引起肾上腺皮质功能不全的症状。因此，长期用药时，不能骤然停药，应逐渐减量。

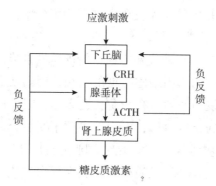

图 10-5 糖皮质激素分泌调节的示意图

你知道吗

"应急反应"与"应激反应"均为应激刺激，两种反应往往同时发生，既有区别，又有联系，在整体状态下难以区分。一般认为，应急反应是通过交感－肾上腺髓质系统完成的，主要是提高机体的警觉性和应变能力；应激反应是通过垂体－肾上腺皮质系统完成的，主要是提高机体对伤害刺激的耐受性和适应能力，两者共同维持机体对紧急事件的适应能力。

（三）肾上腺髓质激素

肾上腺髓质激素主要有肾上腺素和去甲肾上腺素两种，均属于儿茶酚胺类。

1. 肾上腺素 又称副肾素，有强心作用。主要作用于心肌，使心跳加快、加强。

2. 去甲肾上腺素 主要作用是使小动脉的平滑肌收缩，血压升高。

下面主要讨论肾上腺髓质激素对代谢和神经系统的作用。

（1）对代谢的作用 肾上腺素与去甲肾上腺素均能使肝糖原分解为葡萄糖，释放入血，故均有升高血糖的作用。肾上腺素与去甲肾上腺素都能激活脂肪酶，加速脂肪分解，使血中脂肪酸升高。以上作用以肾上腺素的作用较强。此外，两者均能增加组织的耗氧量及产热量。

（2）对神经系统的作用　任何导致交感神经兴奋性加强的紧急状态，如运动、情绪激动、疼痛、出血等，都能促进肾上腺髓质激素大量分泌，使各器官系统的活动及代谢增强，机体反应灵敏，警觉性和应变能力提高，引起"应急反应"。

（四）肾上腺髓质激素分泌的调节

肾上腺髓质受交感神经节前纤维支配，当交感神经兴奋时，肾上腺髓质激素释放，交感神经系统与肾上腺髓质组成交感 – 肾上腺髓质系统。

五、垂体

（一）腺垂体分泌的激素

腺垂体是体内重要的内分泌腺，根据 HE 染色，将其分为嗜酸性细胞、嗜碱性细胞和嫌色细胞。嗜酸性细胞分泌生长激素（GH）和催乳素（PRL）；嗜碱性细胞分泌促甲状腺激素（TSH）、促肾上腺皮质激素（ACTH）、促性腺激素；嫌色细胞功能尚不清楚。

1. 生长激素（GH）　生长激素的生理作用是促进生长发育及调节物质代谢。

（1）促进生长发育　生长激素能促进机体各组织、器官的生长，尤其是对骨骼、肌肉及内脏器官的作用最为明显。在幼年时期，如果生长激素分泌过多则生长发育过度，身材高大，称为巨人症；如果生长激素分泌过少，则生长迟缓，身材矮小，称为侏儒症。如果成年后生长激素分泌过多，由于长骨骨垢已闭合，只能使扁骨及短骨异常增生，出现手足粗大、鼻高、下颌突出等，称为肢端肥大症。

> **请你想一想**
>
> 生长激素和甲状腺激素分泌不足时，对儿童发育的影响有什么区别？

（2）对代谢的影响　生长激素能促进蛋白质合成、脂肪分解和血糖的升高。生长激素分泌过多引起高血糖所造成的糖尿，称为垂体性糖尿。

2. 催乳素（PRL）　促进乳腺发育生长，引起并维持成熟乳腺泌乳。

3. 促甲状腺激素（TSH）　促进甲状腺增生和甲状腺激素的合成与分泌。

4. 促肾上腺皮质激素（ACTH）　促进肾上腺皮质束状带细胞分泌糖皮质激素。

5. 促性腺激素　促性腺激素有两种，即卵泡刺激素（FSH）和黄体生成素（LH）。

（1）卵泡刺激素　在女性，它能够促进卵泡的生长、发育、成熟，在男性则促进睾丸的生精作用。

（2）黄体生成素　在女性，促进排卵和黄体形成，在男性，则促进睾丸间质细胞分泌雄激素。

（二）神经垂体释放的激素

下丘脑视上核和室旁核的神经内分泌细胞能合成抗利尿激素（ADH）和缩宫素

（OXT），并通过下丘脑－神经垂体束的轴突运输至神经垂体贮存，当机体需要时由此释放入血。

1. 抗利尿激素 主要是通过促进肾小管对水的重吸收而发挥抗利尿作用，还可引起皮肤、肌肉和内脏的血管收缩，使血压升高，故又称血管升压素。生理情况下，血浆中的抗利尿激素浓度很低，对正常血压没有调节作用，当机体失血时，抗利尿激素释放明显增加，尿量减少，对升高和维持动脉血压起重要作用。

2. 缩宫素 缩宫素又称催产素，主要作用是在分娩时刺激子宫收缩和在哺乳期促进乳汁排出。缩宫素对非孕子宫的作用较弱，而对妊娠子宫的作用较强。在分娩的过程中，胎儿刺激子宫颈可反射性引起缩宫素分泌增加，使子宫收缩进一步增强，起到"催产"的作用。

六、胰岛

胰岛为胰的内分泌部，胰岛细胞主要有 4 种类型，其中 A 细胞分泌胰高血糖素，B 细胞分泌胰岛素，D 细胞分泌生长抑素，PP 细胞分泌胰多肽。

（一）胰岛素

1. 胰岛素的生理作用 胰岛素是调节血糖浓度的关键激素。胰岛素能够促进血液中的葡萄糖进入组织细胞被储存和利用；另一方面则抑制糖原分解和糖异生，减少血糖的来源。胰岛素分泌不足时，将引起机体代谢紊乱，因血糖浓度升高，就会有一部分从尿液中排出，形成糖尿，称为糖尿病。

你知道吗

胰岛素目前只能靠皮下或者是静脉给药，而不能口服。原因有：第一，胰岛素是蛋白质类的物质，正常情况下，消化道内有胃蛋白酶、胰蛋白酶等蛋白水解酶，口服胰岛素会在消化道内被蛋白水解酶消化吸收，失去其降血糖的作用。第二，胰岛素分子量较大，而且分子间有较强的聚合能力，难以通过消化道黏膜吸收入血发挥降糖的作用。所以，目前情况下，胰岛素只能皮下注射或者静脉注射给药，而不能口服。

2. 胰岛素分泌的调节 ①血糖浓度的调节：胰岛素的分泌主要受血糖水平的反馈调节。血糖浓度升高时，胰岛素分泌增加，使血糖水平降低；当血糖水平降至正常时，胰岛素分泌也恢复基础水平，从而维持血糖浓度相对稳定。此外，血中氨基酸和脂肪的水平升高，也能刺激胰岛素分泌。②其他激素的调节作用：抑胃肽、生长激素、甲状腺激素、氢化可的松等都可刺激胰岛素分泌。胰高血糖素、生长抑素则抑制胰岛素分泌。③神经调节：迷走神经兴奋可使胰岛素分泌增多，交感神经兴奋则抑制胰岛素的分泌。

（二）胰高血糖素

1. 胰高血糖素的生理作用 与胰岛素的作用相反，胰高血糖素是促进物质分解代谢的激素。胰高血糖素具有很强的促进糖原分解和增强糖异生，使血糖明显升高。胰高血糖素还可激活脂肪酶，促进脂肪分解，同时又能加强脂肪酸氧化，使酮体生成增多。胰高血糖素还可促进胰岛素和生长抑素的分泌。另外，大量的胰高血糖素具有增强心肌收缩力、促进胆汁分泌以及抑制胃液分泌的作用。

2. 胰高血糖素分泌的调节 血糖水平是调节胰高血糖素分泌的重要因素。当血糖水平降低时，胰高血糖素分泌增多；血糖水平升高时，胰高血糖素分泌减少。

第三节 内分泌系统的常见疾病

PPT

一、甲状腺功能亢进症

案例引导

案例 患者，女，39 岁，烦躁不安、畏热、消瘦 2 月余。于 2 个月前因工作紧张，烦躁性急，着衣不多，仍感燥热多汗。发病以来饭量有所增加，体重却较前下降。睡眠不好，常需服用安眠药。查体：T 37.2℃，P 92 次/分，R 20 次/分，BP 130/70mmHg。发育营养可，神情稍激动，眼球略突出，眼裂增宽，瞬目减少。两叶甲状腺轻度肿大、均匀，未扪及结节，无震颤和杂音。

讨论 1. 该患者最可能的诊断是什么？

2. 该疾病是由于哪种激素作用引起的？

甲状腺功能亢进症（简称甲亢）是由多种原因导致甲状腺激素分泌过多，引起以神经、循环、消化等系统兴奋性增高和代谢亢进为主要表现的一组临床综合征。引起甲亢的病因很多，最常见的是弥漫性毒性甲状腺肿（也称 Graves 病，简称 GD），下文主要介绍 GD。

（一）病因

GD 的病因目前尚未完全清楚。一般认为，与以下因素有关。

1. 遗传因素 本病有显著的遗传倾向，同胞兄妹发病危险为 11.6%。

2. 免疫因素 GD 患者的血清中存在针对甲状腺细胞 TSH 受体的特异性自身抗体，称为 TSH 受体抗体（TRAb）。其中 TSH 受体刺激性抗体（TSAb）是 GD 的致病性抗体，它与 TSH 受体结合后会产生 TSH 样的作用，导致甲状腺细胞增生及甲状腺激素合成、分泌增加。

3. 环境因素 如精神刺激、细菌感染、性激素、应激等都对本病的发生有影响。

（二）临床表现

大多数患者起病缓慢，精神刺激常为重要诱因，典型表现可分为三大症状，即甲状腺激素分泌过多综合征、甲状腺肿及眼征。

1. 甲状腺激素分泌过多综合征

（1）高代谢表现　多食易饥但体重下降，怕热多汗、疲乏无力等症状。

（2）神经系统　焦躁易怒、情绪激动、失眠、注意力不集中，有时出现幻觉、狂躁等。可有舌和双手平举向前伸出时有细震颤。

（3）心血管系统　心悸、气促，突出的临床表现为持续性心动过速，休息或睡眠时心率仍高于正常系本病的特征之一。亦可出现心律失常，以房性期前收缩最常见。

（4）消化系统　食欲亢进，大便次数增加，甚至呈顽固性腹泻。

（5）运动系统　主要表现为肌肉软弱无力，亦可发生低钾性周期性瘫痪。

（6）生殖系统　女性患者常有月经稀少，甚至闭经。男性多阳痿。

> **请你想一想**
>
> 甲亢与地方性甲状腺肿（大脖子病）如何区分？

2. 甲状腺肿　甲状腺呈对称性、弥漫性肿大，随吞咽动作上下移动，质软、无压痛。肿大程度与甲亢轻重无明显关系。有时可在甲状腺上、下叶外侧触及震颤，及听到血管杂音。

3. 眼征　突眼为本病的特异性表现之一，大致分为两种。

（1）单纯性突眼　眼球轻度突出，眼裂增宽，瞬目减少，上眼睑挛缩。向上看时，前额皮肤不能皱起，两眼内聚减退或不能。

（2）浸润性突眼　为 GD 所特有，为眶内和球后组织体积增加、淋巴细胞浸润和水肿所致，又称为 GD 眼病。眼球明显突出，超过眼球突度参考值上限的 3mm 以上（我国人群眼球突出度参考值上限：女性 16mm；男性 18.6mm）。有眼内异物感、胀痛、畏光、流泪、复视、斜视、视力下降。眼睑肿胀，结膜充血水肿，眼球活动受限，严重者眼球固定，眼睑闭合不全、角膜外露而形成角膜溃疡、全眼炎，甚至失明。

（三）特殊的临床表现

1. 甲状腺危象　亦称甲亢危象，与循环内甲状腺激素水平增高有关，常由感染、手术、创伤、精神刺激等诱发。临床表现有高热、大汗、心动过速（＞140 次/分）、烦躁、焦虑不安、谵妄、恶心、呕吐、腹泻，严重者可有心力衰竭、休克及昏迷等。甲状腺危象的诊断主要靠临床表现综合判断，临床若高度疑似本症及有危象前兆者应按甲状腺危象处理。

2. 甲状腺毒症性心脏病　表现为心动过速、心排血量增加、心房颤动、心力衰竭。其心力衰竭分为两种类型：年轻患者常因心动过速和心排血量增加导致心力衰竭，称为高排出量型心力衰竭；老年患者则因诱发和加重已有的或潜在的缺血性心脏病导致心力衰竭，此类心力衰竭是心脏泵衰竭。房颤也是影响甲亢患者心脏功能的因素之一，30%～50%甲亢患者发生心力衰竭时合并房颤。

3. 淡漠型甲亢　多见于老年患者，起病隐匿，典型甲亢表现均不明显，主要表现为明显消瘦、心悸、乏力、震颤、头晕、神经质或神志淡漠、腹泻、食欲缺乏。因此，如老年人不明原因的突然消瘦、新发房颤时应考虑淡漠型甲亢的可能。

4. 三碘甲腺原氨酸（T_3）型甲亢 甲亢时三碘甲腺原氨酸（T_3）和四碘甲腺原氨酸（T_4）比例失调，T_3 明显多于 T_4，发生的机制尚不清楚，老年人多见。

5. 妊娠期甲状腺功能亢进症 甲亢对妊娠的负面影响主要是流产、早产、先兆子痫、胎盘早剥等。如果患者甲亢未控制，建议不要怀孕；如果患者正在接受抗甲状腺药物治疗，血清甲状腺激素达到正常范围，停药或者应用抗甲状腺药物的最小剂量，可以怀孕；如果患者为妊娠期间发现甲亢，选择继续妊娠，则应选择抗甲状腺药物治疗和妊娠中期手术治疗。有效地控制甲亢可以明显改善妊娠的不良结果。

6. 胫前黏液性水肿 约5%的GD患者伴发本症，白种人中多见，多发生在胫骨前下 1/3 处，皮损大多为对称性。早期皮肤增厚、变粗，有棕红色、红褐色或暗紫色斑块或结节，边界清楚，大小不等，皮损周围的表皮稍发亮，薄而紧张，病变表面及周围可有毳毛增生、变粗及毛囊角化；后期皮肤粗厚，如橘皮或树皮样，皮损融合，称为"象皮腿"。

二、甲状腺结节

甲状腺结节是临床常见疾病。流行病学调查显示：一般人群中通过触诊的检出率为3%～7%，而借助高清晰超声的检出率可高达20%～67%，女性和老年人群更为多见。5%～15%的甲状腺结节为甲状腺癌，受年龄、性别、放射线接触史、家族史和其他因素影响。甲状腺结节的评估重点是鉴别其良、恶性。

（一）病因

良性甲状腺结节的病因包括良性腺瘤、局灶性甲状腺炎、多结节性甲状腺肿、甲状腺（或甲状旁腺）囊肿和甲状腺舌管囊肿，单叶甲状腺发育不全导致对侧叶增生，手术后或^{131}I 治疗后甲状腺残余组织的瘢痕和增生等。

（二）临床表现

甲状腺结节是甲状腺内的独立病灶。这个病灶可以触及，或者在超声检查下发现其有区别于周边组织。但是，超声检查未能证实的结节，即使可以触及，也不能诊断为甲状腺结节。未触及的结节与可以触及的相同大小的结节具有同等的恶性危险。主要对直径超过1cm的结节做进一步检查，因为这样的结节甲状腺癌可能性增大。对于直径 <1cm 的结节，如果超声检查有癌性征象、有头颈部放射治疗史或甲状腺癌家族史时也要进一步检查。

绝大部分的甲状腺结节并无临床症状。体格检查集中于甲状腺和颈部淋巴结。下述病史和体格检查结果是甲状腺癌的危险因素：①童年期有头颈部放射线照射史或放射性尘埃接触史；②有全身放射治疗史；③有甲状腺癌的既往史或家族史；④男性；⑤结节生长迅速；⑥伴持续性声音嘶哑、发音困难；⑦伴吞咽困难或呼吸困难；⑧结节形状不规则、与周围组织粘连固定；⑨伴颈部淋巴结病理性肿大。

三、糖尿病

案例引导

案例 患者，女，58岁，教师。平素身体肥胖，口渴多饮，消瘦乏力半年。近来总是极度疲乏，口渴多饮，夜尿偏多，到医院就诊。查体：T 36.2℃，P 70次/分，R 16次/分，BP 150/100mmHg，咽部轻度充血，心音钝，律整，双肺未闻及病理性呼吸音。血常规正常，尿糖（±），空腹血糖7.1mmol/L，餐后2小时血糖11.1mmol/L。糖化血红蛋白为8.3%。

讨论 1. 该患者最可能的诊断是什么？

2. 该疾病是由于哪种激素分泌异常引起的？

糖尿病是由于多种原因引起胰岛素分泌不足，以慢性高血糖为特征的代谢性疾病。临床上可出现多尿、多饮、多食、消瘦等症状，久病后可出现心、脑、肾、视网膜等多器官的慢性损害。

（一）病因

糖尿病的病因至今尚未阐明。总的来说，遗传因素、环境因素及自身免疫共同参与其发病。目前认为1型糖尿病是由于胰岛B细胞自身免疫的破坏导致胰岛素分泌不足所致，还有病毒感染和遗传因素等。2型糖尿病常有明显家族史，高血压、高血脂、肥胖、不良饮食习惯、精神因素、吸烟等使易感人群的糖尿病患病率显著增加。

由于胰岛素生物活性或其效应绝对或相对不足，使葡萄糖在组织中的利用减少，输出增多，是发生高血糖的主要原因。

（二）分类与临床表现

1. 分类

（1）1型糖尿病 胰岛B细胞破坏，引起胰岛素绝对缺乏，一般需终身依赖胰岛素治疗。1型糖尿病占所有糖尿病的10%左右。

（2）2型糖尿病 胰岛素分泌缺陷和胰岛素抵抗，多可通过控制饮食或口服降糖药而得到控制。此型占所有糖尿病的90%。

（3）妊娠期糖尿病。

（4）特殊类型糖尿病。

2. 临床表现 代谢紊乱引起典型的"三多一少"（多饮、多尿、多食、消瘦）症状。1型糖尿病患者多见于儿童和青少年，起病突然，"三多一少"症状明显，进展快，病情较重，严重时发生酮症酸中毒及昏迷。2型糖尿病常见于中老年人，起病缓慢，病情较轻，早期无任何症状或仅有轻度乏力、口渴等症状。

（三）并发症

1. 急性并发症 糖尿病酮症酸中毒、高渗性非酮症糖尿病昏迷。

2. 慢性并发症 糖尿病因长期高血糖而导致动脉硬化和微血管病变，使得心、脑、肾、视网膜、神经、皮肤等器官严重受损，出现相应脏器的症状及体征。①糖尿病性血管病：侵犯主动脉、冠状动脉、脑动脉、肾动脉和肢体外周动脉等，引起冠心病、脑血管疾病、肾动脉硬化、肢体动脉硬化等。②糖尿病肾病：由于肾小球系膜和基底膜增厚，肾小球硬化，患者逐渐出现蛋白尿、水肿、高血压、肾功能逐渐减退甚至衰竭。③糖尿病视网膜病变：病程超过 10 年患者大部分合并程度不等的视网膜病变，后期常引起失明。④糖尿病神经病变：以周围神经受累最常见，表现为对称性肢端感觉异常，可呈麻木、针刺灼热感，严重时出现肌力减弱、肌肉萎缩。⑤糖尿病足：由于下肢远端供血不足，周围神经病变及感染等因素导致足部疼痛、皮肤溃疡、坏疽等病变，称为糖尿病足。

3. 其他并发症 常合并疖、痈等皮肤化脓性感染；女性常有真菌性阴道炎、肾盂肾炎和膀胱炎。

（四）糖尿病酮症酸中毒

早期"三多一少"症状加重；酸中毒失代偿后，病情迅速恶化，疲乏、食欲缺乏、恶心、呕吐、多尿、口干、头痛、嗜睡，呼吸深快，呼气伴有烂苹果味；后期严重失水、尿量减少、眼眶下陷、皮肤黏膜干燥，血压下降、心率加快，四肢厥冷；晚期可有不同程度意识障碍、反射迟钝，甚至昏迷。感染等诱因引起的临床表现可被糖尿病酮症酸中毒的表现所掩盖。少数患者表现为腹痛，似急腹症。

（五）高渗性非酮症糖尿病昏迷

本病起病缓慢，最初表现为多尿、多饮，渐出现严重脱水和神经精神症状，患者反应迟钝、烦躁或淡漠、嗜睡，逐渐陷入昏迷、抽搐，晚期尿少甚至无尿。严重脱水、休克，可有神经系统损害的定位体征，但无酸中毒大呼吸。

你知道吗

饮食治疗是各类糖尿病治疗的基础。糖尿病饮食的第一个主要原则就是控制饮食。降低血糖其实就是少吃或不吃那些容易导致血糖上升的食物。例如加糖的食物，像糖果、加糖饮料以及各种甜点都应该少吃。淀粉类含量高的食物也要限量，像番薯、土豆、芋头。饮食的原则就是吃干不吃稀，建议糖尿病患者尽量吃"干"的，而不要吃粥、汤面条等"稀"的，食物越软越烂，意味着越好消化，则升糖越快；吃硬不吃软，道理与上面相同。

实训十 快速指尖血糖检测 e微课

【目的要求】

1. 学会快速指尖血糖检测的方法。

2. 能正确判断血糖的正常标准。

【操作原理】

糖尿病患者需要定期监测血糖，使用血糖仪监测血糖方便快捷，在家就能自己操作完成。血糖仪监测血糖的原理是通过测量血液中的葡萄糖与试纸中的葡萄糖氧化酶反应产生的电流量测量血糖，具有方便、快速、安全的特点，但只适合日常监测，不能作为诊断糖尿病的工具。

【操作用物】

血糖仪、匹配的血糖检测试纸、采血针、75%酒精、棉签、医用污物袋。

【操作步骤】

1. 用75%酒精棉签消毒采血部位皮肤。

2. 打开血糖仪，取出血糖试纸一条，将试纸插入血糖仪。

3. 确认检查者手指消毒剂干透后实施采血，第一滴血用无菌棉签擦掉。

4. 再挤血，用试纸吸取血液使试纸区完全变红，指导检查者用无菌棉签对采血区按压1~2分钟。

5. 血糖仪显示结果，读取，记录结果。

6. 取出试纸放入医用污物袋，放好血糖仪。

温馨提示

1. 确认患者是否空腹、餐前或餐后2小时。

2. 选择末梢循环好、皮肤薄的指尖穿刺，通常选择中指或者无名指指尖。

3. 采血后第一滴血用无菌棉签擦掉，再稍稍挤压手指形成一小滴血样（勿过分挤压手指，以免组织内液挤出影响结果）。

4. 彻底清洁、消毒并晾干采血部位，残留水分或酒精可能稀释血样，影响结果。

【结果与思考】

为什么快速指尖血糖检测只适合日常监测，不能作为诊断糖尿病的工具？

目标检测

一、单项选择题

1. 关于内分泌腺的描述，错误的是（　　　）。

   A. 甲状腺是人体内最大的内分泌腺

   B. 甲状旁腺共有4个

　　　C. 神经垂体能合成分泌抗利尿激素和缩宫素

　　　D. 松果体在 7 岁以前较发达

2. 关于甲状腺的描述，错误的是（　　　）。

　　　A. 由左、右侧叶和中间的峡部构成

　　　B. 滤泡上皮细胞分泌降钙素

　　　C. 峡部位于第 2 ~ 4 气管软骨环的前方

　　　D. 吞咽时甲状腺可随喉上、下移动

3. 成年后生长激素分泌过多将会引起（　　　）。

　　　A. 巨人症　　　　　　　　　　　　B. 侏儒症

　　　C. 甲状腺功能亢进　　　　　　　　D. 肢端肥大症

4. 不属于腺垂体分泌的激素是（　　　）。

　　　A. 生长激素　　　B. 黄体生成素　　　C. 催乳素　　　　　D. 缩宫素

5. 肾上腺皮质束状带可分泌的激素是（　　　）。

　　　A. 糖皮质激素　　　B. 醛固酮　　　　C. 雄激素　　　　　D. 肾上腺素

6. 下列哪个内分泌腺分泌的激素不足时，将引起血钙下降（　　　）。

　　　A. 甲状腺　　　　　B. 垂体　　　　　C. 甲状旁腺　　　　D. 肾上腺

7. 向心性肥胖是由下列哪种激素分泌增多所致（　　　）。

　　　A. 甲状腺激素　　　　　　　　　　B. 甲状旁腺激素

　　　C. 糖皮质激素　　　　　　　　　　D. 肾上腺素

8. 糖尿病的发生与胰岛的哪种细胞有关（　　　）。

　　　A. A 细胞　　　　　B. B 细胞　　　　C. D 细胞　　　　　D. PP 细胞

9. 生理情况下唯一能降低血糖的激素是（　　　）。

　　　A. 甲状腺激素　　　　　　　　　　B. 生长激素

　　　C. 糖皮质激素　　　　　　　　　　D. 胰岛素

10. 胰岛素对脂肪代谢的影响是（　　　）。

　　　A. 促进脂肪合成，抑制脂肪分解

　　　B. 抑制脂肪合成

　　　C. 促进脂肪氧化

　　　D. 促进脂肪分解

11. 甲状旁腺素的作用是（　　　）。

　　　A. 升高血钙　　　B. 升高血磷　　　　C. 升高血钠　　　　D. 升高血镁

12. 松果体细胞分泌的褪黑素不足时可出现（　　　）。

　　　A. 侏儒症　　　　B. 钙代谢失常　　　C. 糖尿病　　　　　D. 性早熟

13. 呆小症与侏儒症的最大区别是（　　　）。

　　　A. 身材比例适当　　　　　　　　　B. 身材更矮小

　　　C. 内脏增大　　　　　　　　　　　D. 智力低下

14. 甲亢患者甲状腺肿的特点是（　　　）。

    A. 固定，不能活动　　　　　　　　B. 质硬

    C. 压痛　　　　　　　　　　　　　D. 腺体上可扪及震颤

15. 调节人体产热最重要的激素是（　　　）。

    A. 肾上腺素　　　　　　　　　　　B. 去甲肾上腺素

    C. 生长激素　　　　　　　　　　　D. 甲状腺素

16. 2 型糖尿病的特点为（　　　）。

    A. 起病较急　　　　　　　　　　　B. 症状重，较明显

    C. 需依赖胰岛素治疗　　　　　　　D. 易并发脑血栓等血管病变

17. 以下哪项不属于糖尿病的慢性并发症（　　　）。

    A. 酮症酸中毒　　　　　　　　　　B. 糖尿病足

    C. 糖尿病视网膜病变　　　　　　　D. 糖尿病血管病变

18. 糖尿病的基础治疗方法是（　　　）。

    A. 医学营养治疗　　　　　　　　　B. 运动治疗

    C. 饮食治疗　　　　　　　　　　　D. 药物治疗

二、思考题

1. 简述甲状腺激素和糖皮质激素的主要生理功能。

2. 简述甲状腺功能亢进症（GD）的临床表现。

3. 简述 1 型糖尿病与 2 型糖尿病的临床表现。

书网融合……

    微课　　　　　　　　　划重点　　　　　　　　　自测题

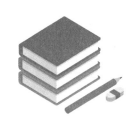

第十一章　生殖系统

学习目标

知识要求

1. **掌握**　阴道炎、宫颈炎及良性前列腺增生的临床表现。
2. **熟悉**　性激素的生理功能；月经周期的特点。
3. **了解**　妊娠的过程。

能力要求

1. 能够正确识别生殖器官的位置。
2. 学会计算排卵的时间和预产期的时间。

案例引导

案例　小芳14岁了，有一天身体不大舒服，腰酸，小腹痛、不想吃东西，回家发现内裤上有血，很慌张，急忙叫妈妈来。妈妈告诉小芳，女儿长大了。

讨论　月经初潮一般出现在什么年龄？女性为什么会有月经？

第一节　生殖系统的形态结构

PPT

一、生殖系统的组成

生殖系统分男性生殖系统（图11-1a）和女性生殖系统（图11-1b），具有产生生殖细胞、分泌性激素和繁殖后代的功能。按器官所在位置，分为内生殖器和外生殖器两部分。内生殖器多数位于盆腔内，包括生殖腺、生殖管道和附属腺；外生殖器则显露于体表，主要为性的交接器官。

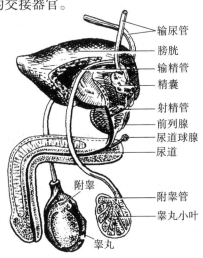

输尿管
膀胱
输精管
精囊
射精管
前列腺
尿道球腺
尿道
附睾
附睾管
睾丸小叶
睾丸

a. 男性生殖系统

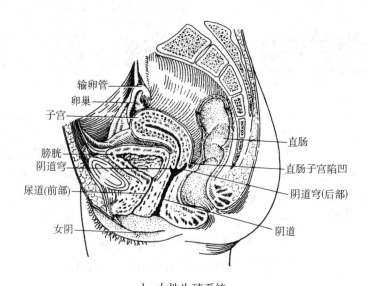

输卵管
卵巢
子宫
膀胱
阴道穹
尿道(前部)
女阴

直肠
直肠子宫陷凹
阴道穹(后部)
阴道

b. 女性生殖系统

图 11 -1 生殖系统概观

二、生殖系统各器官的形态结构

（一）男性生殖系统

1. 男性内生殖器（图 11 -2）

（1）睾丸 位于阴囊，左、右各一个，一般左侧略低于右侧，形态呈扁椭圆形，表面光滑，后缘附有附睾，并有血管、神经及淋巴管等出入。

（2）附睾 位于睾丸的上端和后缘，从上至下分头、体、尾 3 部，尾端变细连接输精管。

（3）输精管和射精管 输精管是附睾管的直接延续，呈圆索状。射精管由输精管的末端与精囊的排泄管汇合而成，长约 2cm，向前下穿前列腺实质，开口于尿道的前列腺部。

（4）精囊 位于膀胱底后方输精管末端的外侧，左、右各一，其排泄管与输精管末端汇合成射精管，其分泌物参与精液的组成。

（5）前列腺 呈栗子形，位于膀胱的下方，前邻耻骨联合，后与直肠相贴，中央有尿道穿过，其分泌物参与精液的组成。老年时因腺内组织增生，易形成前列腺肥大，导致排尿困难。

（6）尿道球腺 为一对豌豆大小的球形腺体，位于会阴深横肌内，其分泌物经其排泄管直接排入尿道，参与精液组成。

（7）精液 是由睾丸产生的精子与输精管道及附属腺的分泌物共同组成的乳白色液体。呈弱碱性，适于精子的生存和活动。正常成年男性一次射精 2 ~ 5ml，含精子 3 亿 ~ 5 亿个。输精管结扎后，射精时仍有精液排出，但仅是输精管道及附属腺的分泌物，不再含有精子，故达到绝育的目的。

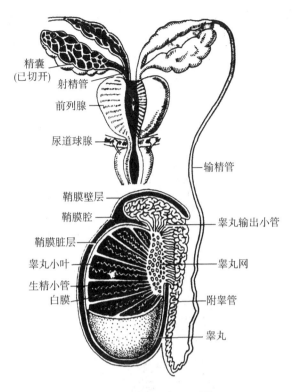

精囊
(已切开)
射精管
前列腺
尿道球腺

鞘膜壁层
鞘膜腔
鞘膜脏层
睾丸小叶
生精小管
白膜

输精管

睾丸输出小管
睾丸网
附睾管
睾丸

图 11 - 2 男性内生殖器

2. 男性外生殖器

（1）阴囊 位于阴茎后下方的囊袋状结构，容纳两侧的睾丸、附睾及部分精索。阴囊壁由皮肤和肉膜组成，皮肤薄而柔软，肉膜含有平滑肌纤维，可随外界温度变化而反射性舒缩，以调节阴囊内的温度，有利于精子的发育和生存。

（2）阴茎 为男性的性交器官，分为阴茎头、阴茎体和阴茎根 3 部分（图 11 - 3）。包绕阴茎头的双层环形皮肤皱襞称为阴茎包皮。包皮的长短因人而异，一般幼儿的包皮可将整个阴茎头包裹，青春期后，包皮逐渐向后退缩，露出阴茎头。若成年后包皮仍将阴茎头包裹，则称包皮过长；若同时有包皮口过小，导致包皮不能往后退缩露出阴茎头，则称包茎。包皮与阴茎头之间的腔隙内易积留包皮垢，可刺激阴茎头发生炎症，甚至可诱发阴茎癌，故应常清洗或做包皮环切术。

在阴茎头腹侧中线上，连于尿道外口下端与包皮之间的皮肤皱襞称为包皮系带。行包皮环切术时，应注意勿伤及包皮系带，以免影响阴茎的正常勃起。阴茎由两条阴茎海绵体、一条尿道海绵体以及筋膜和皮肤构成。尿道海绵体内含有大量血窦，可因充血使阴茎膨胀勃起。

> **请你想一想**
> 什么叫包皮过长以及包茎？
> 有什么危害？

（3）男性尿道 起自膀胱的尿道内口，穿过前列腺、尿生殖膈和尿道海绵体，止于阴茎头的尿道外口，兼有排尿和排精功能。根据行程，男性尿道可依次分为前列腺部、膜部和海绵体部三部分。临床上常将尿道前列腺部和膜部合称为后尿道，而将尿道海绵体部称为前尿道。男性尿道的三处狭窄分别位于尿道内口、膜部和尿道外口，其中以尿道外口最为狭窄。尿路结石易滞留于狭窄处。当阴茎自然悬垂时，男性尿道有两个弯曲，分别是耻骨下弯和耻骨前弯。耻骨下弯位于耻骨联合的后下方，由前列腺部、膜部和海绵体部的起始段形成，此弯曲凹向前上方，恒定不能伸直；耻骨前弯位于耻骨联合的前下方，凹向下，将阴茎向上提起时，此弯曲可变直而消失。

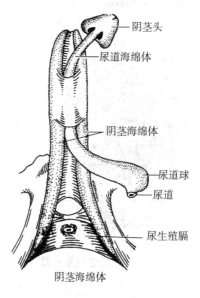

图 11 - 3　阴茎

（二）女性生殖系统

1. 女性内生殖器（图 11 - 4）

（1）卵巢　是产生女性生殖细胞卵子和分泌女性激素的器官，左、右各一，呈扁圆形，位于骨盆腔的卵巢窝内。幼女时期，卵巢小而光滑，成年后，由于排卵，表面出现瘢痕，凹凸不平，35 ~ 40 岁开始缩小，50 岁左右逐渐萎缩，月经随之停止。

（2）输卵管　是输送卵子的肌性管道，长 10 ~ 14cm，左、右各一，内侧端连于子宫底的两侧，与子宫腔相通；外侧端游离，开口于腹膜腔，并与卵巢相邻。输卵管由内向外分为输卵管子宫部、输卵管峡部、输卵管壶腹部和输卵管漏斗部，漏斗部的游离端有许多指状突起，称输卵管伞。输卵管峡为结扎的常选部位；受精在输卵管壶腹部完成；输卵管伞是手术识别输卵管的标志。

（3）子宫　呈倒置梨形，由上到下为子宫底、子宫体、子宫颈 3 部分，位于盆腔中央，在膀胱和直肠之间，长 7 ~ 8cm，宽 4 ~ 5cm，厚 2 ~ 3cm，容量约 5ml，是壁厚腔小的肌性器官，胎儿在此生长发育。子宫壁分为外层的浆膜，中层的肌层和内层的黏膜，内层称子宫内膜，会随月经周期而有增生和脱落的周期变化。子宫下端接阴道，两侧为输卵管和卵巢，后两者临床统称子宫附件。

你知道吗

"宫颈糜烂"曾经是一个困扰了很多女性的疾病。以前女性去做体检，几乎是十有八九会被诊断为"宫颈糜烂"，但是实际上，那是一个错误的认识。这种现象是一种被称为"宫颈柱状上皮异位"的生理现象。女性在青春期之前，卵巢功能没有完善，雌激素低下，柱状上皮就靠内侧些，到了来月经以后，柱状上皮受雌激素的影响下，更多地朝外侧发展，因此就有更多的类似"糜烂"一样的柱状上皮在宫颈口，在被检查的时候发现。绝经以后，女性雌激素水平下降，柱状上皮又开始退回内方，因此此刻检查"糜烂"也就消失了。因此所谓的"宫颈糜烂"，其实是正常的生理现象，不需要进行任何的治疗，现在上网查询到的诸多治疗"宫颈糜烂"的方法，都是错误的。

（4）阴道　连接子宫和外生殖器的肌性管道，有高伸展性，下端开口于阴道前庭，它既是性交的器官，又是排出月经和娩出胎儿的管道。

（5）前庭大腺　位于阴道口两侧、前庭球后端深面，形如豌豆，相当于男性的尿道球腺。前庭大腺导管开口于阴道前庭，其分泌物有润滑阴道口的作用。

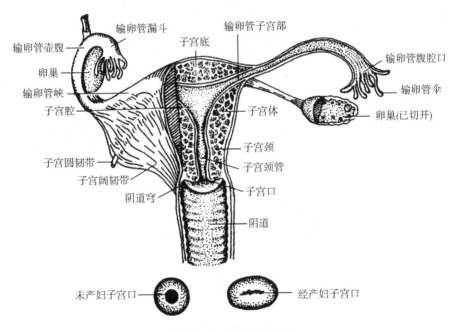

图 11-4　女性内生殖器

2. 女性外生殖器（图 11-5）

（1）阴阜　为耻骨联合前方的皮肤隆起，性成熟期皮肤长有阴毛。

（2）大阴唇　为一对纵长隆起的皮肤皱襞。大阴唇的皮下组织较疏松，血管丰富，外伤后易形成血肿。

（3）小阴唇　位于大阴唇内侧，为一对较薄的皮肤皱襞。前段延伸为阴蒂包皮和阴蒂系带，后端两侧互相会合，形成阴唇系带。

（4）阴道前庭　是位于两侧小阴唇之间的裂隙。前部有尿道外口，后部有阴道口，阴道口两侧各有一个前庭大腺导管的开口。

（5）阴蒂 由两个阴蒂海绵体组成，相当于男性的阴茎海绵体。阴蒂头中含有丰富的神经末梢，故感觉敏锐。

（6）前庭球 呈马蹄形，位于尿道外口和阴道口两侧的皮下，相当于男性的尿道海绵体。

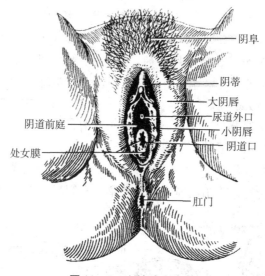

图 11－5 女性外生殖器

3. 乳房 女性乳房于青春期后开始生长发育，妊娠期和哺乳期有分泌活动。乳房由皮肤、结缔组织、脂肪组织和乳腺构成。结缔组织将乳腺分割成 15～20 个乳腺叶，每个乳腺叶又分为若干乳腺小叶，一个乳腺叶有一个排泄管，称输乳管，行向乳头，在近乳头处膨大为输乳管窦，其末端变细，开口于乳头（图 11－6）。

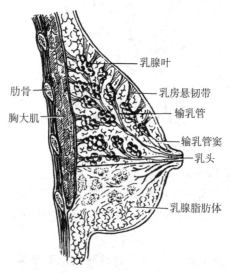

图 11－6 乳房

你知道吗

乳腺癌时，若累及乳房悬韧带，可使其缩短而致肿瘤表面皮肤凹陷，即所谓"酒窝征"。若癌块继续增大，如皮肤真皮内淋巴管被癌细胞堵塞，可引起淋巴回流障碍而致真皮水肿，皮肤呈"橘皮样"改变，是乳腺癌的特征性表现。

4. 会阴 狭义的会阴即产科会阴，指肛门与外生殖器之间狭小区域的软组织，由于分娩时此区承受压力大，易发生撕裂，故应注意保护此区。广义的会阴则指封闭小骨盆下口的所有软组织，呈菱形。

第二节 生殖系统的生理功能

PPT

生殖是生物繁殖后代和延续种族的各种生理过程的总称。人类的生殖是通过两性生殖器官活动而实现的。生殖器官具有产生生殖细胞、产生新个体和分泌性激素等功能。

一、男性生殖

男性的生殖功能主要包括生成精子、分泌雄激素和进行性活动。睾丸既是产生精子的场所，又具有合成和分泌雄激素的功能，是男性的主性器官。

（一）生精作用

精子由靠近曲细精管基底膜处的精原细胞经过一系列的分裂最终分化而成，含有23 条染色体（图 11-7）。精子的生成过程易受理化因素的影响，如高温、放射线、酒精、烟草等均可能影响精子的生成。

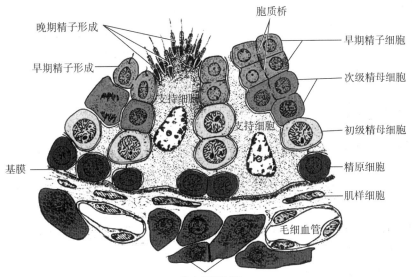

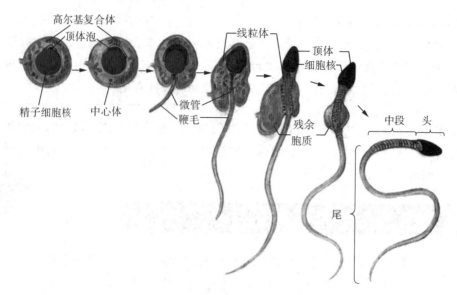

图 11 - 7　睾丸生精过程及精子成熟过程

（二）内分泌功能

从青春期开始，睾丸分泌雄激素，主要是睾酮，是一种类固醇激素，雄激素有以下生理作用。

1. 维持生精作用。

2. 促进男性生殖器官的生长发育。

3. 促进并维持男性的第二性征。青春期后，男性身体在雄激素的作用下，出现骨骼粗壮，肌肉发达，喉结突出，嗓音低沉，长胡须及腋毛、阴毛等，这些现象称男性的第二性征。

4. 促进肌肉、骨骼、生殖器官等处蛋白质的合成，促进肾合成促红细胞生成素，刺激红细胞的生成，故成年男性的红细胞数量均较成年女性高。

5. 维持正常性欲。

二、女性生殖

女性的生殖功能主要包括产生卵子、分泌性激素、妊娠和分娩。卵巢具有产生卵子和合成分泌性激素（雌激素和孕激素）的功能，是女性的主性器官。

（一）卵巢的功能

1. 卵巢的生卵作用　青春期开始后，卵巢在腺垂体促性腺激素的作用下，生卵功能出现月周期性变化，一般分为三个阶段，即卵泡期、排卵期和黄体期。

（1）卵泡期　此期是卵泡发育与成熟的时期。女性在出生时，卵巢内含有 70 万 ~ 200 万个原始卵泡，到青春期仅存 4 万个左右。从青春期至绝经期（除妊娠期外），女性一生中排卵 400 余个，绝大部分卵泡在发育的各个阶段退化为闭锁卵泡。

原始卵泡历经初级卵泡、次级卵泡的不同发育阶段，最终成为成熟卵泡。在卵泡发育的同时，原始卵泡中的卵母细胞也发生一系列成熟分裂过程，最终停止于次级卵母细胞的第二次减数分裂的分裂中期。

（2）排卵期　成熟卵泡在黄体生成素分泌高峰的作用下，卵泡壁破裂，出现排卵孔，卵细胞与透明带、放射冠及卵泡液排出，此过程称为排卵。排出的卵子被输卵管伞"拾取"并送入输卵管壶腹部停留。生育期女性一般每隔 28 天左右排一次卵，一般只排一个卵，两侧卵巢交替排卵。排出的卵子处于第二次减数分裂中期的次级卵母细胞，若 24 小时内未受精，则在排卵后 12 ~ 24 小时退化消失；若与精子相遇受精，则继续完成分裂，形成一个含有 23 条染色体的成熟卵子。此时受精成功，最终就会形成具有 23 对染色体的新个体（图 11 - 8）。

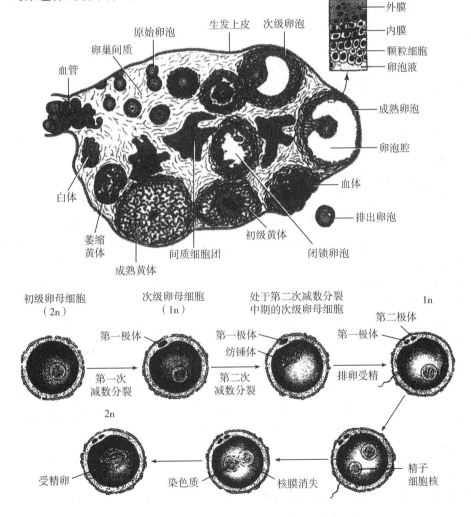

图 11 - 8　卵巢生卵过程及受精卵形成过程

（3）黄体期 排卵后便进入黄体期，残余的卵泡壁连同卵泡膜一起向卵泡腔塌陷，在黄体生成素作用下，逐渐发育成为一个体积较大而又富有血管的内分泌细胞团，新鲜时呈黄色，故称黄体。黄体的发育及维持的时间取决于排出的卵子是否受精，若卵子受精成功，在胚胎分泌的人绒毛膜促性腺激素作用下，黄体继续发育增大，称为妊娠黄体，一直持续到妊娠6个月。若排出的卵子未能受精，黄体仅维持14天左右便开始退化，成为月经黄体。

2. 卵巢的内分泌功能 卵巢主要分泌雌激素和孕激素。排卵前主要由卵泡细胞和卵泡膜的膜细胞分泌雌激素，排卵后则由黄体细胞分泌孕激素和雌激素。雌激素主要为雌二醇，孕激素主要为孕酮。

（1）雌激素的生理作用 ①促进女性生殖器官的发育成熟；促进卵泡发育成熟；促进子宫内膜呈增殖型变化；促进输卵管的节律性收缩，有利于精子与卵子的运行；刺激乳腺导管增生，促进乳腺发育；促进阴道上皮细胞增殖、角化并合成糖原，糖原分解时使阴道呈酸性，有利于阴道乳酸菌的生长，抑制其他细菌生长，称为阴道的自洁作用。②激发和维持女性第二性征，如全身脂肪和毛发分布具有女性特征、乳房发育、音调较高、骨盆宽大等。③维持正常的性欲。④促进肾小管对水、钠的重吸收，导致水、钠潴留。有些妇女经前水肿可能与此有关。⑤刺激成骨细胞的活动，加速骨的生长。绝经期后由于雌激素分泌减少，骨中钙逐渐流失，易引起骨质疏松。⑥降低血浆中低密度脂蛋白而增加高密度脂蛋白含量，防止动脉粥样硬化的发生。生育期女性冠心病的发病率比男性低，而绝经期后发病率升高。

（2）孕激素的生理作用 孕激素主要作用于子宫内膜和子宫平滑肌，为胚泡着床做准备。孕激素绝大部分作用是以雌激素的作用为基础的，主要有以下生理作用：①促使增生期的子宫内膜进一步增厚，降低子宫平滑肌细胞膜的兴奋性、抑制母体对胎儿的排斥反应，以及降低子宫平滑肌对缩宫素的敏感性等，有利于安宫保胎。②促进乳腺发育，为分娩后的泌乳做好准备。③促进机体产热，排卵后基础体温升高0.5℃左右。④抑制排卵，并可减少宫颈黏液的分泌量，使黏液浓稠，不利于精子穿过，可保证妊娠期间不再排卵和受精。

（二）月经周期

在卵巢周期性分泌雌激素和孕激素的作用下，子宫内膜每28天左右发生一次内膜剥脱、出血、增生、修复的过程，称为月经周期。女性首次出现月经，称为初潮，多开始于13～15岁。月经初潮是青春期到来的标志之一。在一个月经周期中，子宫内膜随卵巢的周期性变化也出现周期性改变，依次分为3个期（图11-9）。

1. 月经期 为月经周期的第1～4天。由于排出的卵未受精，月经黄体退化，雌激素和孕激素分泌量急剧减少，子宫内膜开始脱落出血，经阴道排出体外，即为经血，量50～100ml。子宫内膜脱落后，即开始修复、增生，进入增生期。

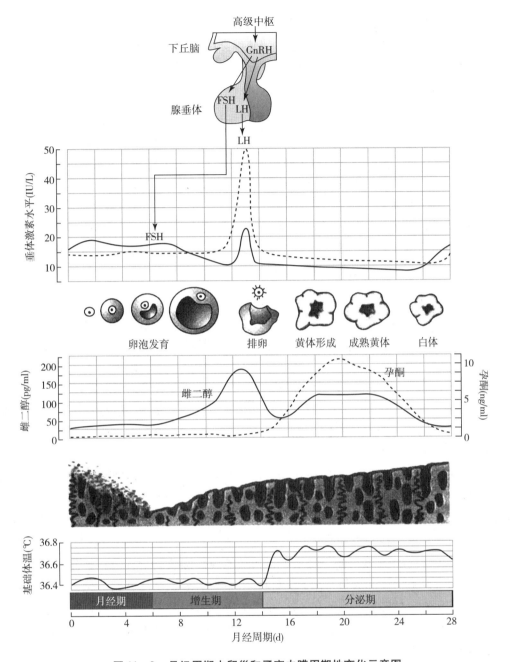

图 11 - 9 月经周期中卵巢和子宫内膜周期性变化示意图

2. 增生期 为月经周期的第 5 ~ 14 天。在生长卵泡分泌的雌激素作用下，子宫内膜逐渐增厚。至第 14 天，成熟卵泡排卵，子宫内膜进入分泌期。

请你想一想

如何计算排卵的时间？ 排卵当天身体有什么变化？

3. 分泌期 月经周期的第 15 ~ 28 天。由于卵巢已排卵，黄体随即形成。在黄体分泌的孕激素和雌激素作用下，子宫内膜继续增厚并出现轻微水肿，子宫内膜的腺体开始分泌含糖原的清亮黏液。此时，子宫内膜变得松软而富有营养，为胚胎的着床和发育提供适宜的环境。若排出的卵已受精，内膜将继续增厚发育称蜕膜，故妊娠期不来月经；若没受精，子宫内膜开始变薄并出现局部坏死、脱落和出血，进入下一个月经期。

（三）卵巢功能和月经周期激素分泌的调节

腺垂体分泌的卵泡刺激素（FSH）和黄体生成素（LH）调控卵巢的排卵和内分泌功能。卵泡刺激素 FSH 刺激卵泡的早期发育，卵泡最终成熟受 FSH 和 LH 的双重调控，黄体生成素 LH 分泌高峰促使卵泡排卵和黄体的形成。卵巢分泌的激素在影响子宫内膜的同时，对下丘脑促性腺激素释放激素 GnRH 和腺垂体 FSH 和 LH 的分泌进行反馈性调节。下丘脑、腺垂体和卵巢激素之间的相互关系，构成下丘脑 – 腺垂体 – 卵巢轴。

一般女性性成熟约持续 30 年，45～50 岁卵巢功能开始衰退，对 FSH 和 LH 的反应性下降，雌激素分泌减少，子宫内膜不再呈现周期性变化而进入更年期。此后卵巢功能进一步衰退，丧失生殖功能而步入老年期。

（四）妊娠与分娩

请你想一想

如何计算预产期的时间？

妊娠是指新的子代个体的产生和孕育的过程，包括受精、着床、妊娠的维持及胎儿的生长与娩出。妊娠时间一般以最后一次月经来潮的第一天开始算起，平均为 280 天，如从排卵开始计算，则为 266 天。

1. 受精　是精子与卵子融合形成受精卵的过程。正常情况下，受精的场所位于输卵管壶腹部。精子与卵细胞接触，经过融合后，形成含有 23 对染色体的受精卵，开始了新子代个体的孕育过程。

2. 着床　是胚泡与子宫内膜相互作用并植入子宫内膜的过程，需要 6～7 天。受精卵能分泌人绒毛膜促性腺激素（HCG），该激素能帮助胚泡植入子宫内膜、避免母体的排斥反应、促进胚泡的生长和胎盘的生成。临床上可通过检测母体血液或尿液中的人绒毛膜促性腺激素，诊断早期妊娠。

3. 妊娠的维持和激素分泌　受精后，人绒毛膜促性腺激素刺激卵巢黄体变为妊娠黄体，继续分泌雌激素和大量孕激素。妊娠 10 周时，妊娠黄体开始退化，胎盘逐渐形成。胎盘不仅在母体和胎儿之间可有效进行选择性的物质交换，而且是期间重要的内分泌器官，可分泌雌激素和大量的孕激素，以及其他蛋白质激素、肽类激素和类固醇激素，调节母体与胎儿的代谢活动。

4. 分娩　是成熟胎儿及其附属物从母体子宫排出体外的过程。妊娠晚期，子宫平滑肌的兴奋性及对缩宫素等物质的敏感性逐渐增高，最终出现宫颈变软，宫口开放，子宫体产生强烈的阵发性收缩，胎儿娩出。

你知道吗

体外受精及胚胎移植技术是目前世界上广为应用的生殖辅助技术，是将母体取出的卵子和经优选诱导获能处理后的精子置于培养液内使其受精形成受精卵（体外受精），并在试管内发育成胚泡后移植回母体正处于分泌期的子宫内发育成胎儿（胚胎移植），然后与正常受孕妇女一样由母体娩出。由于胚胎最初是在试管内发育，故该技术又称试管婴儿技术，利用体外受精技术出生的婴儿称为试管婴儿。

（五）乳汁的分泌

乳腺分泌受神经体液因素调节。妊娠时，随着血液中催乳素、雌激素和孕激素水平升高，乳腺小叶腺泡不断发育。分娩后，当婴儿吸吮乳头时，其传入神经信号可刺激下丘脑催乳素释放因子、垂体催乳素和缩宫素的释放，后两者协同作用，可使乳汁分泌增加并经输乳管排出。

第三节 生殖系统的常见疾病

PPT

案例引导

案例 患者，女，45岁，因垂体功能减退症，长期使用雌激素治疗，近1周来出现外阴瘙痒、灼痛，白带增多，呈豆腐渣样。

讨论 1. 该患者最有可能的诊断是什么？

2. 导致该疾病的病因是什么？

一、女性生殖器官炎症

女性生殖器官炎症指由细菌、原虫、真菌、病毒、螺旋体、衣原体、支原体等多种病原体引起的发生在女性生殖器官的炎症。具体包括女性外阴炎、阴道炎、宫颈炎、盆腔炎等。临床上以阴道炎和慢性宫颈炎最常见。

由于女性生殖系统在解剖和生理上的特殊性，易患生殖器官炎症，原因有：阴道口前邻尿道，后邻肛门，局部潮湿，容易受到污染；女性生殖器官又与外界直接相通，病原体容易入侵；女性特殊生理期如月经期、妊娠期、分娩期和产褥期等，生殖系统的防御功能受到破坏，机体免疫力下降，容易发生感染。外阴和阴道是性交、分娩、流产、清宫等宫腔操作的必经之路，容易受损伤或受病原体的感染；婴儿或绝经后妇女，阴道自净作用弱，局部抵抗力下降，容易发生感染。

你知道吗

在生理情况下，阴道上皮细胞在雌激素的影响下增生，细胞内含丰富的糖原，糖原在阴道杆菌作用下分解为乳酸，维持阴道正常的酸性环境（pH≤4.5），抑制多数适应于弱碱性环境的病原体生长繁殖，这种现象称为阴道自净作用。

（一）阴道炎

1. 病因

（1）滴虫性阴道炎 由阴道毛滴虫感染引起。滴虫可寄生于阴道、尿道、尿道旁腺、膀胱以及男方包皮褶皱、前列腺，常与其他阴道炎并存。阴道毛滴虫的传播方式有两种。①直接传播：通过性行为被性伴侣传染，男女可以互相传染。②间接传播：如共用浴池、浴盆、浴巾、坐便器或污染的衣服、被褥、器械等。

（2）念珠菌性阴道炎　由白色念珠菌感染引起。多见于孕妇、糖尿病患者及接受大量雌激素治疗和长期使用广谱抗生素或皮质类固醇激素治疗的患者。传播途径主要为内源性传染，白色念珠菌寄生于阴道外，也可寄生于人的口腔、肠道，一旦条件适宜可引起感染。少部分患者可通过性交直接传染。极少通过接触污染的衣物间传染。

（3）细菌性阴道炎　阴道内菌群失调（正常菌群减少，厌氧菌群增加）所致的一种混合感染。发病时，阴道内乳酸杆菌减少，厌氧菌增多，产生氨类物质使阴道分泌物增多伴臭味。

2. 临床表现

（1）滴虫性阴道炎　主要症状为阴道分泌物增多及外阴瘙痒。典型分泌物呈稀薄泡沫状、灰黄色、有腥臭味，若合并细菌感染则呈脓状。瘙痒部位主要在阴道口及外阴，灼痛、性交痛亦常见。妇科检查可见阴道黏膜充血，有散在出血点，"草莓样"宫颈、阴道后穹隆有较多典型白带。阴道毛滴虫如寄生在尿道和膀胱内可产生滴虫性尿道膀胱炎，患者有尿频、尿急、尿痛、血尿等症状。部分患者感染滴虫后并不出现临床症状，称为无症状带虫者。

（2）念珠菌性阴道炎　主要症状为外阴瘙痒、白带增多，呈白色豆渣样。外阴瘙痒程度不一，严重者坐卧不宁，并伴有尿急、尿痛和性交痛。妇科检查可见外阴有抓痕或溃烂。小阴唇内侧及阴道黏膜附有白色絮状物，擦除后可见黏膜红肿，可有糜烂及浅表溃疡。

（3）细菌性阴道炎　外阴灼热不适，阴道分泌物增多，有鱼腥气味。阴道壁炎症不明显，可见均匀一致的灰白色分泌物。

（二）宫颈炎

宫颈炎是育龄妇女常见的疾病之一，可分为急性和慢性。临床以慢性宫颈炎多见，本节介绍慢性宫颈炎。

1. 病因和发病机制　慢性宫颈炎多见于分娩、流产或手术损伤宫颈后，病原体侵入引起感染。病原体主要为葡萄球菌、链球菌、大肠埃希菌及厌氧菌；其次为性传播疾病的病原体，如淋病奈瑟菌、沙眼衣原体等。卫生不良或雌激素缺乏，导致局部抗感染能力差，也易引起慢性宫颈炎。

2. 临床表现　主要表现为白带增多，呈乳白色或微黄色，或为黏稠状脓性，有时为血性或夹杂血丝。一般通过妇科检查不难诊断。宫颈局部多表现为子宫颈肥大、子宫颈管炎、子宫颈腺体囊肿及子宫颈鳞状上皮化生等。

（1）白带增多　有时为慢性宫颈炎的唯一症状。通常为黏稠的黏液或脓性黏液。有时分泌物中可带有血丝或少量血液，也可有接触性出血。由于白带的刺激可引起外阴瘙痒。

（2）疼痛　下腹或腰骶部经常出现疼痛，有时疼痛可出现在上腹部、大腿部及髋关节，每于月经期、排便或性生活时加重，有的患者甚至可引起恶心、呕吐。

（3）膀胱及肠道症状　慢性子宫颈炎可通过淋巴道播散或直接蔓延波及膀胱三角区或膀胱周围的结缔组织，因而膀胱一有尿液即有便意，出现尿频或排尿困难症状，但尿液清澈，尿常规检查正常。有些病例也会发生继发性尿路感染。肠道症状的出现较膀胱症状为少，有的患者在大便时感到疼痛。

（4）其他症状　如月经不调、痛经、盆腔沉重感等。

你知道吗

有性行为的妇女应该定期做宫颈癌的筛查，TCT 检查是液基薄层细胞检测的简称，它是目前常用的一种宫颈癌细胞学检查技术，检出率为 100%，同时还能发现部分癌前病变，微生物感染如霉菌、滴虫、病毒、衣原体等。

宫颈癌疫苗，又称为 HPV 疫苗，是一种预防宫颈癌发病的疫苗。宫颈癌主要由感染人乳头瘤病毒（HPV）引起，该疫苗通过预防 HPV 病毒感染，进而有效预防了宫颈癌的发病，可防止人体感染疫苗所涵盖的人乳头状瘤病毒亚型变异。

二、子宫肌瘤

（一）病因

目前尚未找到子宫肌瘤的确切病因。临床资料表明，其好发于育龄妇女，多数发生于 30 岁 ~ 50 岁之间（占 70% ~ 80%），多见于不孕症者。肌瘤在生育年龄期间可继续生长和发展，至绝经期停止生长，随后萎缩，提示子宫肌瘤的发生和生长可能与雌激素有关。

（二）临床表现

1. 症状

（1）月经紊乱　较大的肌壁间肌瘤使宫腔变大，子宫黏膜面积随之变大，子宫收缩不良或子宫黏膜增生过长等，使月经周期缩短、经期延长、经量增多、不规则阴道流血等。黏膜下肌瘤常表现为月经过多，随肌瘤增大，经期延长。一旦肌瘤发生坏死、溃疡、感染时，有持续性或不规则阴道流血，甚至脓血性排液等。

（2）腹部肿块　常因偶然发现腹部有块状物而就诊，尤其于清晨膀胱充盈将子宫指向上方，肿物更为明显易及。

（3）白带增多　肌壁间肌瘤使宫腔面积变大，黏膜腺体分泌物增多，盆腔充血，致白带增多。当黏膜下肌瘤脱出于阴道内并发生感染时，白带增多可为脓性或血性，或有腐烂组织经阴道排出。

（4）腹痛、腰酸、下腹坠胀　肌瘤常引起腰酸、腰痛、下腹坠胀，且经期加重。当浆膜下肌瘤发生蒂扭转时出现急性腹痛。

（5）压迫症状　较大的肌瘤可压迫邻近器官引起相应症状。肌瘤压迫膀胱时，可引起尿频、排尿障碍、尿潴留等。肌瘤压迫直肠可引起便秘、排便困难等。

（6）不孕　肌瘤压迫输卵管或使宫腔变形，可妨碍受精卵着床而致不孕。

（7）继发性贫血　长期月经过多可引起继发性贫血，严重者出现贫血面容、全身乏力、心慌、气急等症状。

2. 体征　肌瘤较大者在腹部可触及。妇科检查时，肌壁间肌瘤者常可触及增大的子宫，表面不规则、呈结节状。浆膜下肌瘤者可扪及有蒂与子宫相连的质地较硬的球状物。黏膜下肌瘤的子宫多均匀增大，有时可在宫颈口或阴道内见到红色、表面光滑的肌瘤。肌瘤发生感染时，渗出表层有炎性物覆盖或溃疡形成。

三、良性前列腺增生

良性前列腺增生简称前列腺增生，亦称良性前列腺肥大，是中老年男性常见疾病之一，也是导致中老年男性发生排尿困难最常见的病因。

（一）病因

目前，前列腺增生症的病因尚不明了。普遍认为发生前列腺增生，需有 2 个必备条件：老龄和有功能的睾丸。老年男性体内性激素（包括雄激素和雌激素）代谢失衡是导致前列腺良性增生的主要原因。

（二）临床表现

1. 症状

（1）尿频、夜尿增多　尿频为早期症状，先为夜尿次数增加，但每次量不多。夜尿增多是最为困扰患者的症状，会导致其他老年综合征的发生，如睡眠障碍、跌倒等。若伴有膀胱结石或感染，则尿频愈加明显，且伴有尿痛。

（2）尿急、尿失禁　下尿路梗阻时，50% ~ 80%的患者有尿急或急迫性尿失禁。

（3）排尿困难　进行性排尿困难是前列腺增生的典型症状。开始为排尿延缓，尿流缓慢无力，射程缩短，排尿时间延长。继之尿流变细，排尿中断，严重时用力排尿呈点滴状，由于膀胱残余尿量过多，常引起下腹胀痛。

（4）尿潴留　前列腺增生过程中随时可能发生尿潴留。受凉、饮酒、憋尿，服用药物或有其他原因引起交感神经兴奋时，可突然发生急性尿潴留，部分患者可以急性尿潴留为首发症状。当残余尿量很大，膀胱过度膨胀且压力高于尿道阻力时，尿自行从尿道溢出，称充溢性尿失禁。

（5）血尿　因前列腺静脉丛充血，可发生不同程度血尿。膀胱镜检查、金属导尿管导尿、急性尿潴留导尿时膀胱突然减压，均易引起严重血尿。

（6）泌尿系感染　尿潴留常导致泌尿系感染，可出现尿急、尿频、排尿困难等症状且伴有尿痛。当继发上尿路感染时，会出现发热、腰痛及全身中毒症状。

2. 体征　直肠指诊为简单而重要的诊断方法。在膀胱排空后进行，可在直肠前壁触及增生的前列腺，表面光滑，质地中等，边缘清晰，中间沟消失或隆起。

目标检测

一、单项选择题

1. 男性尿道最狭窄的位置位于（ ）。
   A. 尿道内口 B. 膜部 C. 尿道外口 D. 前列腺部

2. 女性的主性器官是（ ）。
   A. 卵巢 B. 子宫 C. 输卵管 D. 阴道

3. 关于输卵管的说法正确的是（ ）。
   A. 输卵管漏斗部最长 B. 输卵管壶腹部最粗
   C. 输卵管峡部最长 D. 输卵管可分为三部分

4. 睾酮的化学本质是（ ）。
   A. 固醇类激素 B. 类固醇激素
   C. 肽类激素 D. 蛋白质激素

5. 排卵一般发生在月经周期的（ ）。
   A. 第 12 天左右 B. 第 13 天左右
   C. 第 14 天左右 D. 第 15 天左右

6. 在排卵后形成的黄体所分泌的激素是（ ）。
   A. 雌激素 B. 孕激素
   C. 黄体生成素 D. 孕激素和雌激素

7. 临床上所称的子宫附件通常是指（ ）。
   A. 卵巢和阴道 B. 卵巢和输卵管
   C. 输卵管和阴道 D. 卵巢、输卵管和阴道

8. 念珠菌性阴道炎最典型的表现是（ ）。
   A. 外阴瘙痒 B. 阴道流血
   C. 豆腐渣样白带 D. 性交痛

9. 慢性宫颈炎最常见的病理类型是（ ）。
   A. 宫颈肥大 B. 宫颈腺体囊肿
   C. 宫颈糜烂 D. 宫颈息肉

10. 良性前列腺增生的早期症状是（ ）。
    A. 尿急、尿痛 B. 排尿困难
    C. 尿线中断 D. 尿频、夜尿增多

11. 患者女，28 岁。月经周期为 28 天，这位妇女月经周期的第 15 ~ 28 天属于
    （ ）。
    A. 排卵期 B. 分泌期

  C. 月经期   D. 增生期

12. 诊断前列腺增生最简便而重要的检查方法是（ ）。

  A. CT 检查   B. 直肠指检

  C. B 超检查   D. 尿液检查

13. 前列腺增生的典型症状是（ ）。

  A. 尿频   B. 尿痛

  C. 进行性排尿困难   D. 夜尿

二、思考题

1. 简述雄激素、雌激素和孕激素的生理作用。

2. 简述滴虫性阴道炎和念珠菌性阴道炎的临床表现。

3. 简述良性前列腺增生的临床表现。

书网融合……

  微课   划重点   自测题

第十二章　感觉器官

学习目标

知识要求

1. **掌握**　视器的层次，各部形态结构；眼球内容物的位置及形态结构；房水循环途径；外耳的形态结构特点；中耳的分部；咽鼓管的位置与功能；皮肤的组织结构特点。
2. **熟悉**　眼的折光系统及视觉形成的机制；结膜的结构和分部；咽鼓管的特点；感觉器官的常见疾病。
3. **了解**　眼球的外形；耳的构造及功能；皮肤构造和功能

能力要求

能识别与摆放脏器的位置。

第一节　感觉器官的形态结构

PPT

　　感觉器由感受器及其附属器共同构成。感受器是机体感受内、外环境各种刺激的结构。感受器能够把感受到的刺激转化为神经冲动，经感觉神经传入大脑皮质的相关区域，产生相应的感觉。

一、视器

　　视器又称眼，由眼球和眼副器组成。 微课

　　眼球（图12-1）位于眶内，近似圆球形，由眼球壁和眼球的内容物构成，能感受光的刺激。眼副器包括眼睑、结膜、泪器和眼球外肌等。

　　（一）眼球壁

　　眼球壁分3层，由外向内依次为眼球纤维膜、眼球血管膜和视网膜。

　　1. 眼球纤维膜　眼球纤维膜可分为角膜和巩膜两部分。角膜是眼球纤维膜前1/6的部分，无色透明，略向前凸，有折光作用；巩膜为眼球纤维膜的后5/6部分，呈乳白色，有维持眼球形态和保护眼球内容物的作用。在巩膜与角膜连接处的深部有一环行的管道，称为巩膜静脉窦。

　　2. 眼球血管膜　眼球血管膜含有丰富的血管和色素细胞，呈棕黑色。由前向后可分为虹膜、睫状体和脉络膜三部分。

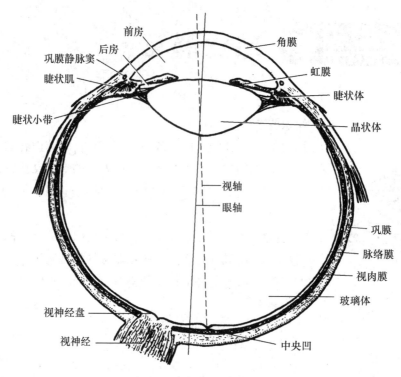

图 12 - 1　眼球的构造

（1）虹膜　位于角膜后方，呈圆盘形，中央有一圆孔，称瞳孔。虹膜有两组排列方向不同的平滑肌，一组围绕瞳孔呈环状排列，称瞳孔括约肌，可缩小瞳孔；另一组在瞳孔周围呈辐射状排列，称瞳孔开大肌，可开大瞳孔。两组肌在神经系统的支配下，互相协调，以适应光线强弱的变化。外界光线强时，瞳孔缩小；光线弱时，瞳孔开大。

（2）睫状体　位于虹膜的外后方，是眼球血管膜呈环状增厚的部分，内有睫状肌，睫状体参与视力调节并产生房水。

（3）脉络膜　占眼球血管膜的后 2/3 部分。具有营养眼球和吸收眼球内散射光线的作用。

3. 视网膜　为眼球的感光部分。视网膜的后部有一白色圆盘状隆起，称视神经盘或视神经乳头，无感光作用。在视神经盘的颞侧有一黄斑，其中央凹陷，称中央凹，是感光最敏锐的部分。

（二）眼球内容物

眼球的内容物包括房水，晶状体和玻璃体，均无色透明、无血管，并具有折光作用。

1. 房水　是无色透明的液体，由睫状体的上皮细胞分泌及其血管渗出所形成。房水从后房经瞳孔进入前房，然后经虹膜角膜角进入巩膜静脉窦，回流入静脉。房水除有折光作用外，还有营养角膜、晶状体和玻璃体，运走代谢产物，维持正常眼内压的作用。如房水回流受阻，则眼内压升高，视力受损，称为青光眼。

2. 晶状体　位于虹膜后方的房水与玻璃体之间，形如双凸透镜，具有弹性。老年人的晶状体弹性变小，所以看近物模糊，称为老视。晶状体发生浑浊时，透明度降低，将影响视力，称为白内障。

3. 玻璃体 为无色透明的胶状物质，充满于晶状体与视网膜之间，具有折光作用和对视网膜的支撑作用。

你知道吗

要注意眼压升高的情况，一旦出现青光眼就要及时治疗。预防青光眼要做到：避免情绪方面波动过大，保持良好的心态；劳逸结合，增强锻炼，饮食清淡，控制适量的进水量；注意用眼卫生，避免在强光环境中阅读，避开暗室停留太久，避免过度的用眼。

（三）眼副器

眼副器包括眼睑、结膜、泪器和眼球外肌等。

1. 眼睑 位于眼球的前方，分上睑和下睑。上下眼睑之间的裂隙称睑裂。眼睑的游离缘长有睫毛。上、下眼睑的内侧端各有一小孔，称泪点，与泪小管相通。眼睑有保护眼球的功能。

2. 结膜 是一层薄而透明的黏膜，衬托于眼睑内面的称睑结膜，覆盖于眼球前面的称球结膜，两者之间移行部形成的间隙分别称结膜上穹和结膜下穹。

3. 泪器 包括泪腺和泪道两部分。泪腺贴于眶上壁前外侧份，分泌泪液。泪液湿润角膜并经泪点入泪道，有保护作用。泪道包括泪小管、泪囊和鼻泪管。鼻泪管下段开口于下鼻道。

4. 眼球外肌 位于眼球的周围。包括6块运动眼球的肌和1块上睑提肌，它们均为骨骼肌。

5. 眶脂体 填充于眼眶内的脂肪组织，具有支持眼球，对眼球起弹性垫的作用。

二、前庭蜗器

前庭蜗器又称耳，由外耳、中耳和内耳三部分组成（图12－2）。外耳和中耳是收集、传导声波的结构，内耳有听觉和位置平衡觉的感觉器官。

1. 外耳 包括耳郭、外耳道、鼓膜三部分。耳郭以弹性软骨为支架，外覆皮肤和少量皮下组织。耳郭有丰富的血管和神经，是耳针疗法的部位。外耳道为一弯曲管道，全长约为2.5cm，其外1/3为软骨部，内侧2/3为骨部。鼓膜为椭圆形、灰白色的半透明薄膜，直径为1cm，位于外耳道底，周围固定于骨上。鼓膜能随声波的振动而振动，将声波刺激信号传入中耳。

2. 中耳 包括鼓室、咽鼓管等。鼓室是一个不规则的小腔，其外侧壁为鼓膜，内侧壁为内耳的外侧壁，骨性。其上有2个孔，上方的称为前庭窗，下方的称蜗窗，皆由薄膜封闭。鼓室内有3块听小骨：与鼓膜相接触的锤骨、与前庭窗膜相接触的镫骨以及连于两骨之间的砧骨。听小骨将声波由鼓膜传入内耳。咽鼓管为连通鼻咽腔与鼓室的通道，通过咽鼓管使鼓室与外界的空气压力取得平衡。

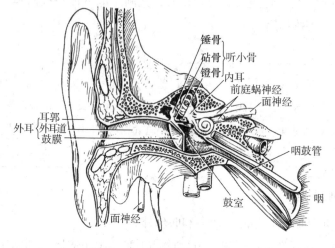

图 12 - 2 前庭蜗器

3. 内耳 位于颞骨岩部内，由一系列复杂的管道系统组成，又称迷路。迷路分骨迷路（图12 - 3）和膜迷路（图12 - 4）。

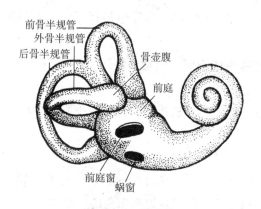

图 12 - 3 骨迷路

（1）骨迷路 是由骨密质构成的管道，由后外向前内依次分为骨半规管、前庭和耳蜗三部分。

（2）膜迷路 是一套封闭的膜性管道，大致相应地套于骨迷路内，由后外向前内分为膜半规管、椭圆囊和球囊、蜗管三部分，其内含内淋巴。

骨迷路和膜迷路之间的腔隙含有外淋巴。外淋巴与内淋巴互不相通。

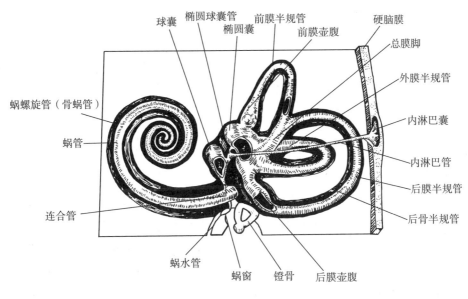

图 12 – 4　膜迷路

图中标注：球囊　椭圆球囊管　前膜半规管　硬脑膜　椭圆囊　前膜壶腹　总膜脚　蜗螺旋管（骨蜗管）　外膜半规管　蜗管　内淋巴囊　内淋巴管　后膜半规管　连合管　后骨半规管　蜗水管　蜗窗　镫骨　后膜壶腹

三、皮肤

皮肤被覆于身体表面，由表皮和真皮两部分组成，两部紧密联系，借皮下组织与深部的组织相连，皮肤内有由皮肤衍生的毛发、指（趾）甲、皮脂腺和汗腺，统称皮肤的附属器官。皮肤有保护深部结构，感受刺激、调节体温、排泄和吸收等功能。

（一）皮肤的组织结构（图 12 –5）

1. 表皮　是皮肤的最外层，由角化的复层扁平上皮构成。上皮细胞之间有丰富的游离神经末梢。表皮可分为五层，由浅向深依次为角质层、透明层、颗粒层、棘层和基底层，后两层合称生发层。表皮的基底层为一层低柱状的基底细胞，细胞分裂增生能力强，增生的细胞向浅层推移，逐渐分化为其余各层细胞。

表皮是皮肤的重要保护层，而角质层的保护作用尤为明显，它对多种

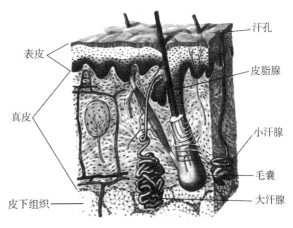

图 12 –5　皮肤结构示意图

图中标注：表皮　汗孔　皮脂腺　真皮　小汗腺　毛囊　皮下组织　大汗腺

物理性和化学性刺激具有很强的耐受力，能阻止异物和病原体侵入，并能防止体内水分的丢失。

2. 真皮　位于表皮深面，由致密结缔组织构成。真皮又分为乳头层和网状层，两层之间并无明显分界。乳头层内除含有丰富的毛细血管外，还含感觉神经末梢、触觉小体，皆为皮肤接受刺激的感受器。网状层在乳头层深面，较厚，是真皮的主要组成

部分。此层内有较大的血管、淋巴管、神经以及汗腺、毛囊和皮脂腺等。

（二）皮肤的附属器

1. 毛发　人体表面，除手掌、足底等处外，均有毛发分布。毛发可分为毛干和毛根两部分，毛发伸到皮肤之外的部分称毛干，埋藏于皮肤之内的部分称毛根。包绕在毛根周围的多层上皮细胞和结缔组织称毛囊。毛囊底部的上皮细胞不断分裂增殖而使毛根不断生长，毛干也随之增长。毛发的一侧附有一斜行的平滑肌束，称竖毛肌。它一端附于毛囊，另一端终止于真皮乳头层。竖毛肌受交感神经支配，收缩时使毛发竖直，皮肤呈鸡皮状。

2. 皮脂腺　皮脂腺多位于毛囊及竖毛肌之间，是一种泡状腺。腺细胞质中充满许多小脂滴，分泌时，整个细胞破溃形成皮脂。皮脂经很短的导管排入毛囊。毛囊开口于皮肤表面，皮脂经毛囊可排出体外，润滑皮肤及毛发。皮脂腺的分泌受雄激素和肾上腺皮质激素控制。在青春期分泌旺盛，当皮肤腺开口阻塞时，则形成粉刺。

3. 汗腺　汗腺为管状腺，由分泌部和导管部构成。分泌部位于真皮深部或皮下组织内，管道盘曲成团。导管部从真皮向表皮蜿蜒上行，开口于皮肤表面的汗孔。汗腺分布于身体大部分及皮肤，以手掌和足底处汗腺最多。分布于腋下、乳晕、阴部等处的汗腺较大称大汗腺。大汗腺分泌物较浓稠，经细菌分解后可发出特别臭味，由腋下发出的臭味俗称狐臭。

4. 指（趾）甲　指（趾）甲露于体表的部分称甲体，甲体下的皮肤称甲床，甲体近侧部埋入皮肤内称甲根，甲根深部的上皮为甲母质，为指（趾）甲的生长点。

（三）皮肤的再生

正常情况下，皮肤表皮细胞不断死亡脱落，又由生发层细胞不断增殖而得到补充。当皮肤受损，皮肤的再生可以是纯表皮的再生，也可由表皮和真皮共同修复。一般小面积表皮残损伤修复后不留疤痕。如损伤伤及真皮深部或皮下组织时，则需由表皮和真皮共同参与修复，修复后的真皮内纤维成分增多并皱缩，而表皮较薄，形成疤痕。当大面积皮肤损伤（烧伤）时，表皮生长较慢，为防止体液流失，预防感染，可从患者本人正常皮肤处切取薄层皮片，移植到创面，移植的皮肤可使创面愈合。

第二节　感觉器官的生理功能

PPT

一、视器的生理功能

（一）眼的折光系统（图12-6）

人眼是一个复杂的光学系统。射入眼内的光线，通过角膜、房水、晶状体和玻璃体四种折射率不同的介质，并通过四个屈光度不同的折射面（角膜的前、后表面，晶状体的前、后界面）才能在视网膜上成像。因此，角膜、房水、晶状体和玻璃体称为眼的折光系统。

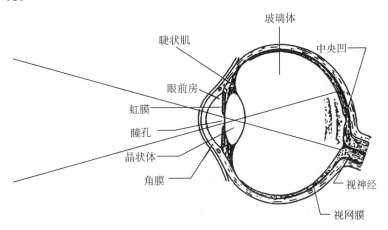

图 12－6　眼的折光系统

（二）视觉的形成

人眼能看清物体，是由于物体所发出的光线经过眼内折光系统（包括角膜、房水、晶状体、玻璃体）发生折射，成像于视网膜上，视网膜上的感光细胞——视锥细胞和视杆细胞将光刺激所包含的视觉信息转变成神经信息，经视神经传入大脑视觉中枢而产生的视觉。因此，视觉生理包括两个过程：第一，物体在视网膜上的成像过程；第二，视网膜感官细胞将物象转变为神经冲动的过程。

1. 眼的折光成像及眼的调节

（1）眼的折光成像　眼的折光成像原理与凸透镜成像的基本原理相似。来自6m以外的物体光线一般近似于平行光线，无须通过眼的调节活动，经眼的折光系统折射后，无须调节正好聚焦于视网膜上，形成一个清晰的倒立实像。过远或过近物体发出的光线均不能在视网膜上形成清晰的物像，只有经过人眼的调节作用才能将物像聚焦在视网膜上。

（2）眼的调节　眼的调节包括晶状体凸度的改变、瞳孔的变化以及双眼球的会聚。其中晶状体的调节作用是最主要的。

晶状体调节是一种反射性调节。当看近物时，模糊的视觉形象传至大脑皮质视觉区后，可引起下行冲动到达中脑动眼神经副交感核，经睫状神经传至睫状肌，使其收缩，则连接晶状体睫状小带松弛，晶状体借弹性回缩而变凸，屈光力增强。因此，近物的光线经折射后仍可聚焦于视网膜上，形成清晰的物像。物体距眼球越近，晶状体变凸程度越大，屈光力越强，反之，视远物时，晶状体凸度变小，屈光力也变小。

瞳孔的大小可随物体的改变而出现相应的变化。在看近物时，双侧瞳孔缩小，看远物时，双侧瞳孔散大。瞳孔的大小还可随光线的强弱而改变。强光刺激可使瞳孔缩小，暗光时瞳孔散大。临床常通过检查瞳孔对光反射，来判断中枢神经系统病变的部位、推测全身麻醉的作用深度及病情危重程度。

此外，看近物时，还会发生双眼眼球同时向鼻侧会聚，称为眼球会聚，以利于形成清晰的物像。

请你想一想

双眼视差与立体视觉的产生

大家拿两支笔一前一后稍许错开，分别用左眼单眼、右眼单眼以及双眼同时去看两支笔，说说看这3种情况下视觉产生的差异？

双眼视物时，主观上可产生被视物体的厚度以及空间的深度或距离等感觉，称为立体视觉。其主要原因是同一被视物体在两眼视网膜上的像并不完全相同，左眼从左方看到物体的左侧面较多，而右眼则从右方看到物体的右侧面较多。来自两眼的图像信息经过视觉高级中枢处理后，产生一个有立体感的物体的形象。

你知道吗

3D 立体电影

立体电影是利用人双眼的视角差和会聚功能制作的可产生立体效果的电影。拍摄时用两个镜头，拍摄下景物的双视点图像。再通过两台放映机，把两个视点的图像同步放映，使这略有差别的两幅图像显示在银幕上，所以我们裸眼看立体电影时会感觉模糊不清。要看到立体影像，就要采取措施，如在每架放映机前各装一块方向相反的偏振片，使放映机射出的光成了偏振光，观众使用对应上述的偏振光的偏振眼镜观看，使左眼只能看到左机映出的画面，右眼只能看到右机映出的画面，这样就会看到立体景像，这就是立体电影的原理。

请你想一想

试试动手制作红蓝双色眼镜，观看红蓝立体图片，看看双眼立体视觉。

（3）眼的折光异常　包括近视、远视、散光。

近视眼多数是由于眼球的前后径过长，使来自远处物体的平行光聚集成像在视网膜之前，以致视物模糊。纠正的方法是配戴一定焦度的凹透镜。

远视眼大多由于眼球的前后径过短，远处物体的平行光线入眼后聚集于视网膜后而致视物模糊。纠正的方法是配戴一定焦度的凸透镜。

散光眼则由于角膜的球面曲率不均匀，入眼的光线经折射后，聚集点不在同一平面，以致视物模糊，纠正的方法是配戴柱透镜。

2. 视网膜的感光换能作用　射入眼内的光线，刺激视网膜的感光细胞，人眼的感光细胞分为视杆细胞和视锥细胞，它们都含有特殊的感光物质，在光的作用下，感光物质发生化学反应，从而引起感光细胞发生一系列的电位变化，继而引起神经节细胞产生神经冲动。此即视网膜的感光换能作用。

3. 视觉的几种现象

（1）视力 又称视敏度，指眼对物体形态的精细辨别能力，临床上常用视力表来检查。

（2）视野 单眼固定不动地正视前方一点时，该眼所能看到的范围称为视野。各种颜色的视野范围不一致，白色视野最大，依次为黄色、蓝色、红色，绿色视野最小，临床上检查视野，可以帮助诊断视网膜、视神经方面的病变。

4. 暗适应与明适应 人从明亮处进入暗处时，最初看不清物体，须经过一定时间后，才逐渐恢复暗处的视力，此种现象称为暗适应。相反，从暗处突然到亮处时，最初也不能看清物体，需经一段时间才能恢复视觉，此种现象称为明适应。

二、前庭蜗器的生理功能

（一）听觉功能

声波经外耳道到达鼓膜，引起鼓膜相应的振动。经听小骨振动，继而前庭窗膜振动，冲击耳蜗内的外淋巴，引起基底膜和内淋巴振动，使毛细胞位置发生变化，毛细胞受到刺激而兴奋，产生相应的电位变化而引起蜗神经产生传入冲动，经几级神经元的传导最后到达大脑皮质颞叶的听觉中枢而产生听觉。

外耳和中耳部位发生病变所引起的听力减退称为传导性耳聋。内耳及听神经部位发生病变所致的听力丧失称神经性耳聋。如链霉素和卡那霉素等可损伤听神经，引起耳鸣、耳聋，使用这些药物时应格外小心。

（二）平衡功能

前庭蜗器是感受人体运动状态以及所处空间位置的感受器。内耳中的椭圆囊、球囊和三个膜半规管均含有感受性毛细胞。当人体头的位置改变，直线变速运动或旋转变速运动时，皆引起前庭器的内淋巴流动，刺激毛细胞而兴奋，产生神经冲动，沿前庭神经传入中枢，引起对机体所处空间位置及变速运动的感觉，同时还可反射性地引起身体姿势的改变，以保持身体的平衡。

前庭器受到异常刺激或其功能发生障碍时，常引起恶心、呕吐、眩晕等症状，称为前庭自主神经性反应。有人前庭功能过于敏感，受到轻微刺激就产生不适反应，严重时称为晕动病，如晕车、晕船等。

三、皮肤的生理功能

（一）保护作用

皮肤包裹全身，是保护机体的重要屏障，皮肤结构紧密，完整的皮肤使病原微生物很难侵入，角质层及脂肪酸使皮肤呈酸性，还能抑制细菌和真菌的生长。

（二）吸收作用

皮肤可吸收一些油脂及挥发性液体，对水及各种水溶性化学物质吸收少，但当皮肤损伤或发炎时，其吸收能力增强，因此，在使用外用药时，应注意药物的浓度，以免吸收过多而引起不良反应。有些毒物如有机磷，也可通过皮肤吸收而引起中毒，需注意防护。

（三）分泌与排泄作用

汗腺及皮脂腺具有分泌和排泄作用，汗液的排泄不仅排出大量水分。而且有部分氯化钠、尿素、尿酸与其他盐类等也随之排出。因此，在炎热天气下大量出汗时，除应补充水分外，还应适当补充一定的电解质。

（四）调节体温作用

人体代谢产生的热量大部分通过皮肤散于体外。在高温环境中，汗液的排泄和蒸发是机体散热的主要方式。

（五）感觉功能

皮肤中存在很多神经末梢和多种感受器，可感受外界的复杂变化及各种刺激，而引起痛、温、触、压等感觉，使人体出现相应的反射，尤其是损伤性刺激引起的痛觉，使人体产生防御性反射，是人体重要的保护性反射。

你知道吗

为什么人在转圈时总是感觉到天旋地转呢？这是前庭蜗器的平衡感知功能造成的。我们的半规管中充满了淋巴，随着头部的运动，半规管当然也跟着一起运动。人如果在原地不停地转圈，半规管里的淋巴也会随之跟着转动起来。然而，一旦突然停止转圈，管道里荡漾着的淋巴会因为惯性一时半会儿停不下来，就像晃动半瓶子水又突然住手后，水会在瓶子中仍然会持续打圈一样，持续对管壁产生运动，并让那些检测压力的细胞又活动起来，以致我们明明停下不动了，但只要单纯由惯性引发的"荡漾"不停，它们就持续向大脑报告我们还在转动。大脑就这样受了"蒙蔽"，因此，"天旋地转"的现象也就出现了。

第三节　感觉器官的常见疾病

PPT

一、近视、远视

（一）近视

1. 病因

（1）遗传因素　属于是一种常染色体隐性遗传，遗传因素在近视眼的发生中起到很重要的作用。

（2）环境因素　眼球发育成熟后，环境的改变对近视的发生发展有很大影响。青少年由于调节力很强，假如近距离用眼时间太久，可引起远视力减退，称为"假性近视"或"功能性近视"，经过休息或用睫状肌麻痹剂后，视力可部分或全部恢复。

2. 发病机制　近视的发生是由于眼球前后径过长或折光系统的折光能力过强，故远处物体发出的平行光线被聚焦在视网膜的前方，因而在视网膜上形成模糊的图像。近视眼看近物时，由于近物发出的是辐散光线，故不需调节或只需做较小程度的调节，就能使光线聚焦在视网膜上。因此，近视眼的近点和远点都移近。近视眼可用凹透镜加以矫正。

3. 临床表现

（1）远视力下降　表现为裸眼远视力下降。

（2）视野缩小　病理性近视可有周边视野缩小，可能由屈光状态不同、周边部视网膜病变所致。可出现生理盲点扩大或中心暗点，多由视盘周围的视网膜的器质性或功能性改变所致。

（3）视力疲劳　低度近视较常见，主要是因为调节与集合不协调所致。

（二）远视

1. 病因

（1）遗传因素　在发育过程中，遗传因素导致眼球出现异常改变，使眼球的前后轴缩短，是较为常见的发病原因。

（2）疾病因素　眼部肿瘤、炎性肿块、糖尿病、眼部外伤引起的晶状体异常都可以导致远视的发生。

2. 发病机制　远视的发生是由于眼球的前后径过短或折光系统的折光能力太弱所致。在远视眼，来自远物的平行光线聚焦在视网膜的后方，因而不能清晰地成像于视网膜上。远视眼的特点是在看远物时就需进行调节，看近物时，则需做更大程度的调节才能看清物体，因此远视眼的近点比正视眼远。由于远视眼不论看近物还是看远物都需要进行调节，故易发生调节疲劳，尤其是进行近距离作业或长时间阅读时可因调节疲劳而产生头痛。

3. 临床表现　远视主要有远视物正常，近视物模糊、眼睛疼痛等表现，也可以出现散光、视疲劳、神经衰弱等全身症状。

二、中耳炎

（一）病因和发病机制

中耳炎是累及中耳全部或部分结构的炎性病变，可发生于各个年龄阶段，多见于3岁以下的儿童。中耳炎可由细菌、病毒感染引起，多数是由于感冒、流感、鼻窦炎等疾病引起，也可见于耳道内异物、耳道肿瘤发展而来。

（二）临床表现

儿童中耳炎是指儿童中耳腔的炎症感染，伴有中耳黏膜的充血、肿胀及中耳渗出、积液及黏脓性分泌物，鼓膜穿孔或不穿孔。根据临床类型有急性中耳炎、分泌性中耳炎、慢性化脓性中耳炎、中耳胆脂瘤。临床表现为听力下降、耳痛、耳鸣、耳闷。治疗分为非手术治疗和药物治疗。

三、前庭功能紊乱

（一）病因和发病机制

前庭功能紊乱主要是由于前庭周围性眩晕、前庭中枢性眩晕、生理性、药物引起的，多见于耳蜗前庭眩晕症的人群。前庭主要作用是感受身体的位置、运动以及外界的刺激，帮助大脑维持人体平衡。一旦出现前庭功能障碍，就会出现平衡的失调。

（二）临床表现

由于炎症性病变、内耳血管栓塞、脑部病变等，患者会出现头晕、眩晕，视物模糊、旋转、不敢睁眼，面色苍白，出冷汗，伴有耳聋、耳鸣，耳部堵塞感，恶心呕吐等。辅助检查有内耳核磁共振、前庭功能测试、听力学检测等，治疗主要通过药物治疗，辅以前庭康复训练。

四、痤疮

痤疮是一种累及毛囊皮脂腺的慢性炎症性皮肤病，好发于皮脂溢出部位，可表现为粉刺、丘疹、脓疱、结节、囊肿及瘢痕等皮损。

（一）病因和发病机制

痤疮发病原因比较复杂，主要与皮脂分泌过多油脂、毛囊皮脂腺导管角化、堵塞、痤疮丙酸杆菌感染和炎症反应等因素密切相关。痤疮的发病机制是身体发育导致体内雄激素分泌旺盛，而雄激素支配皮脂腺产生更多皮脂，皮脂与脱落的表皮组织混合后堵塞毛孔引发痤疮。部分患者的发病还受遗传、免疫、内分泌、情绪及饮食等因素影响。

（二）临床表现

多累及 15～30 岁青年男女。好发于面颊、额部，其次是胸部、背部及肩部等皮脂溢出部位。皮损初起为与毛囊一致的圆锥形丘疹，早期皮脂淤积于皮脂腺开口处形成白头粉刺或黑头粉刺，白头粉刺（闭合性粉刺）中可挑挤出白色豆渣样物质，而黑头粉刺（开放性粉刺）内含脂栓，由皮脂氧化所致；病情稍重时形成炎性丘疹，顶端可有小脓疱；炎症继续发展，可形成大小不等的暗红色结节或囊肿，后者挤压时有波动感，经久不愈可形成脓肿，破溃后常形成窦道和瘢痕。皮损多对称性分布，常伴有皮脂溢出，以其中一、二种皮损为主。一般无自觉症状，炎症明显时可有疼痛。痤疮的病程为慢性，时轻时重，多数至青春期后逐渐缓解，可遗留色素沉着、肥厚性或萎缩性瘢痕。治疗原则为去脂、溶解角质、杀菌、消炎及调节激素水平。

实训十一　脏器的识别与位置摆放

【目的要求】

1. 能识别模型中各类器官的名称。
2. 能拆装人体模型的器官；能判断人体内主要器官所在的正确位置。
3. 能简单勾画主要器官的形状。

【操作用物】

人体器官图片、人体模型、记号笔。

【操作步骤】

1. 识别脏器，熟记器官名称、观察模型或人体标本。
2. 位置摆放。拆装人体器官模型，将脏器放置位于模型中的正确位置。
3. 简单勾画主要器官的形状。

温馨提示

1. 器官模型轻拿轻放，勿摔、撞等。
2. 人体内器官勿用力摸或敲。
3. 实验室内人体标本勿用手接触，不要近距离接触福尔马林。

目标检测

一、单项选择题

1. 以下不属于眼的折光系统的是（　　）。

　　A. 角膜　　　　　B. 虹膜　　　　　　C. 房水　　　　　　　D. 晶状体

2. 视近物时的调节包括（　　）。

　　A. 两眼发散　　　　　　　　　B. 晶状体变凸

　　C. 瞳孔对光反射　　　　　　　D. 瞳孔远反射

3. 发生老视的主要原因是（　　）。

　　A. 角膜曲率变小　　　　　　　B. 角膜透明度减小

　　C. 房水循环受阻　　　　　　　D. 晶状体弹性减弱

4. 内耳的听觉感受器是（　　）。

　　A. 壶腹嵴　　　　　　　　　　B. 螺旋器

　　C. 椭圆囊斑　　　　　　　　　D. 球囊斑

5. 正常人耳能听到的声波频率范围是（　　　）。

    A. 20Hz～200Hz　　　　　　　　B. 20Hz～2000Hz

    C. 20Hz～20000Hz　　　　　　　D. 200Hz～20000Hz

二、思考题

简述视觉形成的机制。

书网融合……

    微课　　　　　　　　划重点　　　　　　　　自测题

第十三章 免疫系统

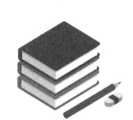

学习目标

知识要求

1. **掌握** 免疫的概念；风湿性关节炎、获得性免疫缺陷综合征的临床表现。
2. **熟悉** 免疫的三大功能；风湿性关节炎、获得性免疫缺陷综合征的病因。
3. **了解** 免疫系统的组成；免疫学基础知识；风湿性关节炎、获得性免疫缺陷综合征的发病机制。

技能要求

学会正确识别免疫器官

案例引导

案例 小明放学后和同学一起去公园玩，公园里人很多，也有不少人带着自家的宠物狗在公园里。小明看到有一只小狗很可爱，于是就想去逗逗它，但是没想到他的手刚碰到小狗，小狗毫不留情地咬了他一口。看到小明手上的伤口，小狗主人立刻带小明去了最近的医院，医生帮小明清洗了伤口并注射了狂犬疫苗。

讨论 为什么被狗咬伤后要注射狂犬疫苗？

第一节 免疫系统的构成与功能

 微课

PPT

医学研究显示，人体 90% 以上的疾病与免疫系统失调有关。人体免疫系统的结构是繁多而复杂的，并不在某一个特定的免疫器官，而是由人体多个免疫器官共同协调运作，使人体能够抵御病原微生物的侵袭。

一、免疫的概念

"免疫"顾名思义即免除疫病。现代免疫是指机体免疫系统识别自身和排除抗原性异物的一种保护性反应，以维持机体生理平衡的功能。免疫是人体的一种生理功能，人体依靠这种功能识别"自己"和"非己"成分，从而破坏和排斥进入人体的抗原物质，或人体本身所产生的损伤细胞和肿瘤细胞等，以维持人体的健康。研究免疫功能产生规律的科学称为免疫学。

（一）天然免疫

任何有生命的机体都具有抵御外来微生物侵袭的与生俱来的本领，称之为天然免疫。一般为非特异性免疫，如吞噬细胞对各种外来异物都有吞噬和消化的功能。

（二）获得性免疫

免疫系统在天然免疫系统的基础之上不断进化，即接受了环境中微生物或者其他外来物质的刺激之后，其本身状态发生了变化，一部分免疫细胞获得了针对该微生物或者抗原的免疫力，形成了获得性免疫系统。

1. 自动获得性免疫 一般免疫时间长，可待终身，如麻疹、天花、疟腮。自然获得：有被天花病毒感染发病史的人，一般不会再次感染。人工获得：如种牛痘免疫天花。

2. 被动获得性免疫 免疫时间短，人工获得时，已较少采用。自然获得：如婴儿在母体胎盘或初乳中获得的免疫。人工获得：如注射具有免疫力的免疫血清，获得免疫，如治疗蛇毒时注射的血清蛋白。

二、免疫的功能

正常免疫能发挥三大功能来维护机体内环境的稳定，包括免疫防御、免疫稳定和免疫监视（表13-1）。

（一）免疫防御

机体识别和清除入侵微生物和寄生虫及中和毒素的功能称为免疫防御。正常情况下免疫防御能发挥有效的抗感染作用。若其功能异常，免疫防疫功能过低或缺陷即成为免疫缺陷病，易引起感染。免疫防疫功能过高，有可能引起机体自身的损害，引起超敏反应即变态反应，也就是人们常说的"过敏"，如支气管哮喘、荨麻疹、过敏性鼻炎等。

（二）免疫稳定

是机体不断清除体内衰老、损伤和死亡的自身细胞，以维持机体生理平衡和稳定的功能。如果免疫系统异常，把人体正常组织给清除掉了，就会给机体带来损害，引起自身免疫性疾病。

（三）免疫监视

机体处于复杂的环境中，每时每刻都可能有许多细胞发生基因突变。这些突变的细胞，有一些可能成为肿瘤细胞，免疫系统能随时清理掉这些肿瘤细胞发挥抗肿瘤作用，称为免疫监视。如果免疫功能低下，肿瘤细胞得不到及时清除，人体肿瘤性疾病的发生率将大大增高。

表13-1 免疫功能及其表现

功能	正常表现	异常表现
免疫防御	清除病原体抗感染	超敏反应、感染
免疫稳定	清除衰老变性死亡组织	自身免疫性疾病
免疫监视	清除癌细胞，抗肿瘤	肿瘤

三、免疫系统的构成

免疫功能是由机体的免疫系统来完成的，免疫系统由免疫器官、免疫细胞和免疫活性物质组成。

（一）免疫器官

免疫器官是以淋巴组织为主的器官，包括中枢免疫器官和周围免疫器官。人和哺乳类动物的中枢免疫器官主要是胸腺和骨髓。胸腺是 T 细胞发育分化的器官。骨髓是干细胞和 B 细胞发育分化的场所。脾和分布在全身的淋巴结是周围免疫器官，它们是成熟 T 和 B 细胞定居的部位，也是发生免疫应答的部位。脾脏是血液循环的主要过滤器官，也是最大的免疫器官。外周免疫器官尚有扁桃体、阑尾等。

1. 胸腺　位于前纵隔、胸骨后。胸腺分为左、右两叶，外膜包被结缔组织；外膜伸入胸腺实质内形成隔膜，将胸腺分成许多小叶；小叶的外周部分称为皮质，中央部分称为髓质。胸腺的细胞分为淋巴细胞和非淋巴细胞两类。淋巴细胞包括原始 T 细胞向成熟 T 细胞分化过程中各种不同阶段的细胞，统称为胸腺细胞；胸腺细胞是胸腺内的主体细胞，其分布从皮质到髓质逐渐减少。非淋巴细胞包括上皮细胞、巨噬细胞、树突状细胞、抚育细胞、皮纤维细胞和网状细胞等。这些细胞一方面构成胸腺组织的支架，另一方面构成胸腺细胞营养和分化的微环境，统称为基质细胞。

在骨髓初步发育的淋巴细胞经由血液循环迁移至胸腺，定居在胸腺的皮质外层；这些形体较大的细胞为双阴性（$CD4^-/CD8^-$）细胞，约占胸腺细胞总数的 10%。外层细胞在胸腺微环境中迅速增殖，并推动细胞不断向内层迁移，个体形态逐渐变小；内层细胞为双阳性（$CD4^+/CD8^+$）细胞，约占胸腺细胞总数的 75%。双阳性细胞为过渡态细胞，其中 90% 以上在皮质内凋亡或被巨噬细胞吞噬；死亡细胞可能是针对自身抗原进行应答的细胞。少数胸腺细胞继续发育并迁移至髓质，成为单阳性（$CD4^+$ 或 $CD8^+$）细胞，约占胸腺细胞总数的 15%。只有这些单阳性细胞才是成熟的 T 细胞，通过髓质小静脉进入血液循环。

胸腺上皮细胞能产生多种激素，如胸腺素、胸腺生成素和胸腺体液因子等。这些激素可以诱导活化未成熟胸腺细胞的末端脱氧核苷转移酶，促进 T 细胞的分化成熟；不同的激素作用于不同的细胞发育阶段，有选择地发挥免疫调节功能。胸腺激素的作用没有种属特异性，所以目前临床应用的胸腺素都是从动物胸腺中提取出来的。

胸腺还可促进肥大细胞发育，调节机体的免疫平衡，维持自身的免疫稳定性。新生动物摘除胸腺，可引起严重的细胞免疫缺陷和总体免疫功能降低。由此可见胸腺在免疫系统中的地位。

2. 骨髓　是成年人和动物所有血细胞的唯一来源，各种免疫细胞也是从骨髓的多能干细胞发育而来。

你知道吗

淋巴和淋巴结

淋巴（拉丁文：lymph）也叫淋巴液，是人和动物体内的无色透明液体，内含淋巴细胞，部分由组织液渗入淋巴管后形成。淋巴管是结构跟静脉相似的管道，分布在全身各部。淋巴在淋巴管内循环，最后流入静脉，部分组织液经此流入血液往复循环。淋巴存在于人体的各个部位，对于人体的免疫系统有着至关重要的作用。

淋巴结是哺乳类动物特有的器官（水禽也有两对淋巴结）。由淋巴细胞集合而成，呈豆形，位于淋巴管行进途中，是产生免疫应答的重要器官之一。主要功能是滤过淋巴液，产生淋巴细胞和浆细胞，参与机体的免疫反应。当局部感染时，细菌、病毒或癌细胞等可沿淋巴管侵入，引起局部淋巴结肿大。

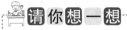 **请你想一想**

摸摸看，在我们下颌的间隙，能不能摸到颌下淋巴结。

（二）免疫细胞

免疫应答有关的细胞称为免疫细胞。包括淋巴细胞和树突状细胞、巨噬细胞、中性粒细胞等。其中，淋巴细胞中的 T 细胞和 B 细胞最为重要，它们合称为免疫活性细胞。T 细胞具有多种生物学功能，如直接杀伤靶细胞，辅助或抑制 B 细胞产生抗体，对特异性抗原和促有丝分裂原的应答反应以及产生细胞因子等。T 细胞产生的免疫应答是细胞免疫，细胞免疫的效应形式主要有两种：与靶细胞特异性结合，破坏靶细胞膜，直接杀伤靶细胞；另一种是释放淋巴因子，最终使免疫效应扩大和增强。B 细胞在抗原刺激下可分化为浆细胞，浆细胞可合成和分泌抗体（免疫球蛋白），主要执行机体的体液免疫。

（三）免疫活性物质

免疫活性物质包括免疫球蛋白、补体、溶菌酶或其他细胞产生的发挥免疫作用的物质等。

第二节　免疫学基础

PPT

一、抗原

（一）抗原的概念

目前认为凡能刺激机体免疫系统发生特异性免疫应答，产生抗体和（或）致敏淋巴细胞等免疫应答的物质，并能与之在体内或体外发生特异性结合的物质，称为抗原。

1. 抗原的两种基本特性　即免疫原性（或抗原性）和免疫反应性。刺激机体免疫系统产生抗体和（或）致敏淋巴细胞的能力称为抗原的免疫原性；与相应抗体和致敏淋巴细胞特异性结合的能力称为抗原的免疫反应性。

2. 完全抗原及不完全抗原 有免疫原性和免疫反应性的物质称为完全抗原，只有免疫反应性而无免疫原性（即仅具有与抗体结合能力、单独不能诱导抗体产生）的物质称为半抗原或不完全抗原。半抗原物质进入机体与载体蛋白结合后，就具有了免疫原性，成为完全抗原。故完全抗原由两部分组成：载体和半抗原。前者赋予抗原免疫原性，后者赋予抗原免疫反应性。

3. 抗原决定簇 抗原上存在着某些能决定抗原特异性的特殊化学基团被称为抗原决定簇。它是与抗体特异性结合的部位，也是与免疫细胞抗原受体特异结合的部位，是抗原特异性的基础。大部分不同的抗原有着不同的抗原决定簇，但是也有少数不同抗原之间存在着相同或者相似的抗原决定簇，它们能刺激机体产生相同的抗体或与同一抗体起反应。我们把含有相同抗原决定簇的抗原称为共同抗原。一种抗体与共同抗原起反应被称为交叉反应。

（二）形成抗原的条件

1. 异物性 也称异己性，凡是免疫细胞在胚胎期不曾接触过的物质均称异物，如微生物。有一些自身物质是出生后才出现的成分也会被免疫系统认为是"异物"，如晶状体蛋白、生殖细胞等，均被当作异物而称为抗原。

一般来说，抗原物质与机体种属关系越远，组织结构差异越大，异物性就越强，抗原的免疫原性也越强。

2. 化学结构与分子量 抗原分子结构的复杂性及分子量与免疫原性有关，一般抗原分子量在 10000 以上。抗原分子量越大，在体内停留时间越长，越能刺激机体引起免疫应答。绝大多数蛋白质都是很好的抗原。

3. 与免疫细胞的易接近性 抗原决定簇与免疫抗原受体能否结合是引起免疫应答的关键，主要取决于抗原决定簇的空间构型和电荷状况与免疫受体之间的吻合程度，吻合度越好越匹配，免疫原性就越强。

4. 机体状况 机体的遗传因素、年龄、生理状态等也能显著影响免疫应答，故同样的抗原在不同人体内免疫原性的表现也可能出现不同。

（三）抗原主要类型

1. 异种抗原 即非人体中的物质，如细菌、病毒等就是免疫原性很强的抗原。此外还有一些非人体物质如细菌外毒性、鱼类虾类蛋白等也有很好的免疫原性。

你知道吗

类毒素

细菌产生的外毒素有很强的毒性，但是将外毒素用甲醛处理后毒性便会消失，但是仍然保留了抗原性，称为类毒素。将类毒素注射至机体内，可使机体产生相应抗体而有效地中和外毒素。将类毒素等抗原注射至动物体内（如马等），获得的动物免疫血清中即有相应抗体，可用于疾病的治疗和预防。但是免疫血清中的抗体对于人体来说是异种蛋白，有很强的免疫原性，是抗原，可诱导机体产生抗动物血白蛋白的免疫血清抗体。如果再次接触动物免疫血清时有可能引起很强的超敏反应，因此在使用之前需进行皮试。

2. 自身抗原　是能引起自身免疫应答的自身组织结构成分。一些自身组织成分虽具有免疫原性，但在正常情况下，由于组织屏障，不能进入血流，因此不能与免疫细胞接触，也不能激发免疫应答，称此种抗原为隐蔽性自身抗原。如脑组织、眼晶状体蛋白及精子等。一旦因外伤或手术等原因，可使此种抗原进入血流时，则可引起自身免疫应答。

3. 异嗜性抗原　一类与种属无关，存在于人、动物及微生物之间的共同抗原。如溶血性链球菌一些抗原可与肾小球基底膜及心肌组织有共同抗原成分，它们可能与急性肾小球肾炎和风湿病的发病有关。

4. 同种异型抗原　由于遗传基因的差异，同一种属不同个体间存在的不同抗原称为同种异型抗原。比较典型的就是人体的血型抗原以及人类白细胞抗原。

（1）血型抗原　见第三章血液。

（2）人类白细胞抗原（HLA）　HLA 是人的主要组织相容性抗原，在进行器官移植时，这些移植器官能否被宿主免疫系统相容，主要取决于宿主与供体的 HLA 是否相同，如果不同就会被排斥。这就是我们经常所说的移植排斥反应。

二、抗体

（一）抗体的概念

抗体是指机体由于抗原刺激而产生的并能与相应抗原特异性结合的球蛋白。免疫球蛋白是抗体与无抗体活性但化学结构与抗体相似的球蛋白的统称，因此，可以这么说，抗体都是免疫球蛋白，但是免疫球蛋白未必都是抗体。

（二）抗体的分类

免疫球蛋白用符号 Ig 表示，Ig 可形成"Y"字形结构，称为 Ig 单体，是构成抗体的基本单位。根据其结构和抗原性的不同，抗体可以分为五大类：IgG、IgA、IgM、IgD 和 IgE。

抗体的主要功能是与抗原（包括外来的和自身的）相结合，从而有效地清除侵入机体内的微生物、寄生虫等异物，中和它们所释放的毒素或清除某些自身抗原，使机体保持正常平衡，但有时也会对机体造成病理性损害，如抗核抗体、抗双链 DNA 抗体、抗甲状腺球蛋白抗体等一些自身抗体的产生，对机体可造成危害。人体血清中免疫球蛋白的主要成分是 IgG，约占 75%，IgG 能选择性地与胎盘母体一侧的滋养层细胞结合，转移到滋养层细胞的吞饮泡内，并主动外排到胎儿血液循环中，对新生儿出生后数周内的抗感染有着很大的影响。此外，母乳中还含有分泌型 IgA，因此母乳喂养可以提高婴儿抵抗力，值得提倡。

三、免疫应答

（一）免疫应答的概念

免疫应答是指机体受抗原刺激后，免疫活性细胞对抗原的识别、自身活化、增殖、分化及产生一定生物学效应的过程。一般可以分为三个阶段。

1. 感应阶段 T 细胞和 B 细胞识别抗原，其中 T 细胞识别的抗原必须由抗原提呈细胞来提呈。

2. 反应阶段 淋巴细胞识别抗原后，在协同刺激分子的参与下，发生细胞的活化、增殖、分化，产生效应细胞（如杀伤性 T 细胞）、效应分子（如抗体、细胞因子）和记忆细胞。

3. 效应阶段 效应细胞和效应分子与相应抗原结合产生细胞免疫效应。

（二）免疫应答的类型

1. 体液免疫 由于抗体存在于体液中，故将抗体介导的免疫应答称为体液免疫。体液免疫抗体的产生有一定的规律性。

（1）初次应答 机体初次接受抗原刺激后，经过一定时间的诱导期才能在血液中出现抗体。此时产生的抗体数量不多，持续时间较短，首先产生 IgM，IgM 消失后才出现 IgG。

（2）再次应答 机体再次接受相同抗原刺激时，诱导期大大缩短，且产生抗体的量比初次应答多数倍甚至数十倍，以 IgG 为主。此时抗体产生快、多而持久的原因是初次应答时留下了记忆细胞。

2. 细胞免疫 通常是指 T 细胞介导的免疫应答。免疫效应的产生主要为致敏 T 细胞及单核吞噬细胞，故称为细胞免疫。发挥细胞免疫效应的 T 细胞亚群主要有细胞毒 T 细胞（Tc）和迟发型超敏反应 T 细胞（TDTH）。前者能杀伤带有抗原的靶细胞；后者介导炎症反应，与相应抗原结合能产生多种生物活性物质，称为淋巴因子，可以调节、扩大免疫效应。

四、抗感染免疫

抗感染免疫是机体抵抗病原微生物及其有害产物，以维持机体生理稳定的功能。

（一）非特异性抗感染免疫

非特异性抗感染免疫是人类在长期进化过程中形成的对抗原物质的天然防御功能。其特点是：①与生俱来，且能传递给下一代；②具有种族差异性；③无特异性，对各种类型的抗原都有一定的防御作用。非特异性抗感染免疫由屏障结构、吞噬细胞和体液因素构成。

1. 屏障作用 包括体表屏障（皮肤与黏膜）、血－脑屏障、胎盘屏障。

2. 吞噬细胞 主要包括中性粒细胞和单核吞噬细胞两大类。

3. 体液因素 补体、溶菌酶、干扰素等。

（二）特异性抗感染免疫

特异性抗感染免疫是指机体在生活过程中受到抗原物质刺激而自动产生，或者输入免疫效应物质（抗体、转移因子）而被动获得的免疫力。主要是依赖致敏 T 细胞的直接杀伤、淋巴因子的协同杀伤作用及抗体的特异性结合等途径来对抗病原体的感染。特异性抗感染免疫的特点是具有特异性且只对相应的抗原物质具有防御作用。

抗感染免疫通常对人体是有利的，机体正是由于有了抗感染免疫，才能在一个被微生物包围的世界中生存、繁衍。但某些传染病的免疫应答可引起继发性疾病。如有些链球菌感染后常可导致肾小球肾炎、风湿性关节炎等。研究并根治这一类疾病，是抗感染免疫的一项重要内容。另外，有些患者在感染恢复后，常会出现带菌状态。他们是传播病原体的主要因素，常是造成某些传染病大流行的主要原因。特异性抗感染免疫，按其发生机制可分为四种类型，即：自然自动免疫、自然被动免疫、人工自动免疫、人工被动免疫。

五、超敏反应

超敏反应即异常的、过高的免疫应答，是机体对某些抗原性物质进行初次应答后，再次接受相同抗原刺激时，发生的一种以生理功能紊乱或组织细胞损伤为主的特异性免疫应答，亦称过敏反应或变态反应。引起超敏反应的抗原性物质叫变应原。它可以是完全抗原（微生物、寄生虫、动物血清、组织细胞、植物花粉、兽类皮毛等），也可以是半抗原（如青霉素、磺胺、非那西汀等药物）。可以是外源性的，也可以是内源性的。超敏反应的临床表现多种多样，可因变应原的性质、进入机体的途径、参与因素、发生机制和个体反应性的差异而不同。

根据发生机制和临床特点，可将超敏反应分为Ⅰ型（速发型超敏反应）、Ⅱ型（细胞毒型或细胞溶解型超敏反应）、Ⅲ型（免疫复合物型或血管炎型超敏反应）、Ⅳ型（迟发型超敏反应）。

1. Ⅰ型超敏反应 是指人体相同抗原入侵后，与肥大细胞和嗜碱性粒细胞上的 IgE 发生交联，导致脱颗粒和活性介质的释放，数分钟内出现血管扩张、通透性增强、平滑肌收缩和腺体分泌增多等反应。常见的Ⅰ型超敏反应有过敏性休克，药物引起的药疹，食物引起的过敏性胃肠炎，花粉或尘埃引起的过敏性鼻炎、支气管哮喘等。

（1）Ⅰ型超敏反应特点 ①由 IgE 抗体介导，无补体参与；②反应发生快、消退快，以生理功能紊乱为主；③具有明显的遗传背景和个体差异。

（2）参与Ⅰ型超敏反应的抗原 临床上常见的变应原有吸入性变应原（植物花粉、真菌、螨等）；食物变应原（牛奶、鸡蛋、鱼、虾等）；药物及生物制品（青霉素、异种动物血清）；其他（某些酶类物质、动物皮屑等）。

（3）Ⅰ型超敏反应防治原则 ①变应原皮肤试验；②脱敏治疗；③药物防治：抑制生物活性介质合成与释放的药物、生物活性介质阻断剂、改善效应器官反应性的药物。

2. Ⅱ型超敏反应　IgG 或 IgM 类抗体与靶细胞表面相应抗原结合，在补体、吞噬细胞和 NK 细胞作用下，引起以细胞溶解或组织损伤为主的病理性免疫反应，称为Ⅱ型超敏反应或细胞毒型超敏反应。如血型不符的输血反应，新生儿溶血反应和药物性溶血性贫血都属于Ⅱ型超敏反应。

3. Ⅲ型超敏反应　中等大小可溶性抗原抗体免疫复合物沉积于局部或全身毛细血管基底膜，通过激活补体并在血小板、嗜碱性粒细胞或中性粒细胞参与下，引起以充血水肿、局部坏死和中性粒细胞浸润为主要特征的炎症反应和组织损伤，称为Ⅲ型超敏反应或免疫复合物型或血管炎症型超敏反应。如链球菌感染后的部分肾小球肾炎，外源性哮喘等。

4. Ⅳ型超敏反应　由致敏淋巴细胞再次接触相同抗原所致，以单个核细胞（单核细胞、淋巴细胞）浸润为主的炎症损伤，称为Ⅳ型超敏反应。由于免疫细胞激活、增殖、分化及炎症细胞的聚集需较长时间，炎症反应发生较迟，持续时间较长，故称为迟发型超敏反应（DTH），如结核病、梅毒等。

第三节　免疫系统的常见疾病

PPT

一、类风湿关节炎

类风湿关节炎（RA）是一种以关节滑膜炎及对称性、破坏性的关节病变为主要临床表现的慢性全身性自身免疫性疾病。本病是一种反复发作性疾病，致残率高，是造成我国人群丧失劳动力和致残的主要原因之一。

（一）病因和发病机制

RA 的病因和发病机制目前尚未明确，普遍认为是遗传易感因素、环境因素及免疫系统失调等各种因素综合作用的结果。其中，免疫紊乱是 RA 主要的发病机制，MHC – Ⅱ 型阳性

> **请你想一想**
>
> 同学们，请问类风湿性关节炎和风湿性关节炎是一样的疾病吗？

的抗原递呈细胞（APC）和活化的 CD4⁺T 细胞浸润关节滑膜。RA 的基本病理改变是滑膜炎和血管炎。滑膜炎是关节表现的基础，血管炎是关节外表现的基础，也是 RA 预后不良的因素之一。

（二）临床表现

RA 可发生于任何年龄，80% 的患者发病于 35～50 岁，女性与男性的发病率之比约为 3∶1。多为缓慢隐匿起病，在出现明显关节症状前可有数周的低热，少数患者可有乏力、高热、全身不适、体重下降等全身症状，然后逐渐出现典型关节症状。

1. 关节表现

（1）晨僵　早晨起床后病变的关节及其周围出现较长时间的僵硬感，称为晨僵。

95%以上的RA患者均出现晨僵，持续时间超过1小时者意义较大，其持续时间与炎症的严重程度成正比。晨僵常作为观察疾病活动的指标之一。其他病因引起的关节炎也可导致晨僵，但不如本病明显和持久。

（2）疼痛　关节痛多为最早出现的症状。疼痛多呈对称性、持续性，伴关节压痛。常见病变关节为腕关节、掌指关节和近端指间关节。受累关节的皮肤可出现褐色色素沉着。

（3）关节肿胀　多由关节腔内积液或关节周围软组织炎症引起。受累关节均可出现肿胀，常见部位与关节痛部位相同，多呈对称性。

（4）关节畸形　多见于较晚期患者。最常见的关节畸形是手指关节的半脱位如尺侧偏斜、屈曲畸形、"天鹅颈"样或"纽扣花样"畸形。足的畸形有跖骨头向下半脱位引起的仰趾畸形、外翻畸形、跖趾关节半脱位、弯曲呈锤状趾及足外翻畸形。重症者关节呈纤维性或骨性强直失去关节功能，致使患者失去生活自理能力。关节周围肌肉的萎缩、痉挛会使畸形更加严重。

（5）关节功能障碍　关节肿痛和结构破坏均可引起关节的活动障碍。

你知道吗

类风湿关节炎分级

美国风湿病学会将因RA而影响生活的程度分为四级。

Ⅰ级：能照常进行日常生活和各项工作。

Ⅱ级：可进行一般的日常生活和某种职业工作，但参与其他项目活动受限。

Ⅲ级：可进行一般的日常生活，但参与某种职业工作或其他项目活动受限。

Ⅳ级：日常生活的自理和参与工作的能力均受限。

2. 关节外表现

（1）类风湿结节　20%～30%的患者可出现，是RA较常见的关节外表现，其存在提示疾病活动。多发生于关节隆突部及受压部位的皮下，如前臂伸面、肘鹰嘴突附近、枕及跟腱等处。结节大小不一，直径由数毫米至数厘米不等，质硬、无压痛，呈对称性分布。

（2）类风湿血管炎　多发生于病情较重的患者，可发生于任何脏器，少数可引起局部组织的缺血性坏死。

（3）肺的病变　较常见。男性更易受累，有时可为首发症状。可出现肺间质病变、肺内的结节样改变、胸膜炎等。

（4）其他　还可出现干燥综合征、心包炎、周围神经受压、脊髓受压、贫血等。

二、艾滋病

获得性免疫缺陷综合征（AIDS），简称艾滋病，是由人类免疫缺陷病毒（HIV）引起的慢性全身性传染病。HIV 主要攻击和破坏 CD4$^+$T 淋巴细胞，使机体细胞免疫缺陷，最终并发各种严重的机会性感染和恶性肿瘤，病死率较高。HIV 在人体内的潜伏期平均为 8~9 年，在艾滋病病毒潜伏期内，患者可以没有任何症状地生活和工作多年。

（一）病原学与流行病学

1. 病原学 人类免疫缺陷病毒（HIV）为单链 RNA 病毒，属于反转录病毒科慢性病毒属。HIV 在外界环境中生存力较弱，56℃ 30 分钟可灭活，0.2% 次氯酸钠、0.1% 漂白粉、25% 以上浓度的乙醇等均可灭活，但对紫外线和 γ 射线有较强的抵抗力。

你知道吗

HIV 病毒的来源

2015 年 3 月 4 日，多国科学家研究发现，HIV 病毒已知的 4 种病毒病株（M、N、O、P），均来自喀麦隆的黑猩猩及大猩猩，是人类首次完全确定 HIV 病毒毒株的所有源头。

2. 流行病学

（1）传染源 HIV 感染者、无症状病毒携带者和艾滋病患者均为本病传染源。

（2）传播途径 性传播、血液和血制品传播、母婴传播是艾滋病的主要传播途径，尤其是男同性恋经肛门性交传播是近年来我国新增艾滋病感染者的主要感染途径。

（3）易感人群 普遍易感，青壮年居多。同性恋、双性恋、多性伴侣及性乱交者，静脉药瘾者，多次接受输血或血制品者，HIV 感染母亲所生的婴儿，以及处置 HIV 感染者并发生针刺伤等意外暴露的医务人员是 HIV 感染的高危人群。

（二）临床表现

潜伏期较长，HIV 感染后最初数年可无任何临床表现。本病的临床分期可分为以下 4 期。

1. 急性感染期（Ⅰ期） 通常初次感染 HIV 后 2~4 周，部分患者可出现类似血清病的表现，如发热、咽痛、全身不适、头痛、厌食、恶心、肌痛、关节痛和淋巴结肿大等，大多数患者临床症状轻微，持续 1~3 周后症状消失。此时血中可以检出 HIV–RNA 与 p24 抗原，CD4$^+$T 淋巴细胞减少。

2. 无症状感染期（Ⅱ期） 临床上没有任何症状，但血清中可检出 HIV 抗体、p24 和包膜蛋白抗体，具有传染性，可持续 2~10 年甚至更长。

3. 持续性全身淋巴结肿大期（Ⅲ期） 主要表现为除腹股沟淋巴结肿大外，全身其他部位 2 处或 2 处以上出现淋巴结肿大。肿大的淋巴结直径多 >1cm，质地韧，无压痛，无粘连。淋巴结一般持续肿大 3 个月以上，患者多无自觉症状。

4. 艾滋病期（Ⅳ期） 本病的最终阶段。除发热、乏力、盗汗、体重下降、慢性腹泻、消瘦及淋巴结肿大、肝脾大、贫血等表现以外，还可发生多种机会性感染和全身各系统器官的恶性肿瘤，如肺孢子菌肺炎、卡波济肉瘤和非霍奇金淋巴瘤等。其中肺孢子菌肺炎是本病因机会感染而死亡的主要原因。

目标检测

一、单项选择题

1. 类风湿关节炎最早出现的关节症状是（　　　）。
   A. 晨僵　　　　　B. 关节痛　　　　　C. 关节肿胀　　　　　D. 关节畸形

2. 常被作为观察类风湿关节炎疾病活动指标的症状是（　　　）。
   A. 低热　　　　　B. 乏力　　　　　C. 晨僵　　　　　D. 类风湿结节

3. 导致艾滋病患者死亡的最常见的机会性感染是（　　　）。
   A. 肺孢子虫肺炎　　　　　　　　　B. 弓形虫感染
   C. 隐球菌感染　　　　　　　　　　D. 巨细胞病毒感染

4. 下列哪项不是艾滋病的传播途径（　　　）。
   A. 性接触　　　B. 粪 – 口传播　　　C. 输血　　　　　D. 母婴传播

5. 清除癌细胞称为（　　　）。
   A. 免疫监视　　　B. 免疫防御　　　C. 免疫稳定　　　D. 免疫反应

6. 正常人血清中最多的免疫蛋白是（　　　）。
   A. IgG　　　　　B. IgM　　　　　C. IgA　　　　　D. IgD

7. Ⅲ型超敏反应重要的病理特征是（　　　）。
   A. 红细胞浸润　　　　　　　　　　B. 巨噬细胞浸润
   C. 淋巴细胞浸润　　　　　　　　　D. 中性粒细胞浸润

二、思考题

1. 免疫系统的功能有哪些？功能异常会出现什么现象？
2. 免疫系统是如何构成的？免疫器官有哪些？
3. 抗原应该具备哪些条件？常见抗原有哪些类别？
4. 抗体有哪些类别？人体内主要抗体是哪一类？
5. 类风湿关节炎的临床表现有哪些？

书网融合……

e 微课

划重点

自测题

参考答案

第一章

1. B 2. D 3. A 4. B 5. B 6. B 7. B 8. A 9. A 10. B 11. B 12. D 13. B 14. C 15. A 16. D 17. C

第二章

1. A 2. D 3. B 4. A 5. C 6. A 7. B 8. A 9. A 10. B 11. D 12. D 13. A 14. D 15. D 16. A 17. A 18. B 19. C 20. D

第三章

1. D 2. B 3. A 4. C 5. D 6. B 7. D 8. C 9. A 10. D 11. D 12. B 13. D 14. B

第四章

1. D 2. A 3. B 4. A 5. B 6. D 7. C 8. A 9. D 10. C 11. B 12. D 13. A 14. B 15. B 16. D

第五章

1. D 2. D 3. B 4. D 5. A 6. C 7. B 8. D 9. B

第六章

1. A 2. A 3. A 4. D 5. C 6. B 7. A 8. C 9. C 10. B 11. A 12. B 13. D 14. C 15. B 16. B

第七章

1. B 2. A 3. C 4. B 5. C 6. D 7. C 8. D 9. B 10. D 11. C 12. B 13. D 14. D 15. D 16. B 17. A 18. C 19. A 20. C

第八章

1. A 2. B 3. B 4. B 5. C 6. D 7. B 8. B 9. A 10. C 11. D 12. A 13. A 14. A 15. A

第九章

1. D 2. B 3. D 4. D 5. D 6. B 7. B 8. A 9. C 10. A 11. A 12. B 13. A 14. B 15. C 16. D 17. A

第十章

1. C 2. D 3. D 4. B 5. C 6. C 7. B 8. D 9. D 10. D 11. C 12. B 13. D 14. A 15. C

第十一章

1. C 2. A 3. B 4. B 5. C 6. D 7. B 8. C 9. C 10. D 11. B 12. B 13. C

第十二章

1. B　2. B　3. D　4. B　5. D

第十三章

1. B　2. C　3. A　4. B　5. A　6. A　7. A

参考文献

［1］季华，高玲．基础医学［M］．北京：中国医药科技出版社，2020.

［2］韩中保，苏衍萍．人体解剖学与组织胚胎学［M］．北京：中国医药科技出版社，2018.

［3］周小雅．医学基础［M］．北京：中国医药科技出版社，2011.

［4］赵统臣，林玲．医学基础［M］．北京：中国医药科技出版社，2016.

［5］王之一，高云兰．解剖学基础［M］．北京：科学出版社，2016.

［6］黄莉军，张楚．人体解剖学生理基础［M］．北京：人民卫生出版社，2018.

［7］唐四元．生理学［M］．北京：人民卫生出版社，2012.

［8］周洁，方义湖．基础医学概要［M］．北京：人民卫生出版社，2016.